PROMIR®

Epidemiología, Estadística, Planificación y Gestión Sanitaria y Medicina Legal y Bioética

PROMIR®

Epidemiología, Estadística, Planificación y Gestión Sanitaria y Medicina Legal y Bioética

4ª edición

Epidemiología, Estadística, Planificación y Gestión Sanitaria, Medicina Legal y Bioética

Ana Royuela Vicente. Jefa de Unidad de Bioestadística, Hospital Universitario Puerta de Hierro, Majadahonda, IDIPHISA. CIBERESP, ISCIII, Madrid.

Javier Zamora Romero. Jefe de Unidad de Bioestadística, Hospital Universitario Ramón y Cajal, Madrid.

Víctor Abraira Santos. Exdirector de la Unidad de Bioestadística Clínica, Hospital Universitario Ramón y Cajal, Madrid.

Esther García García-Esquinas. Especialista en Medicina Preventiva y Salud Pública, Centro Nacional de Epidemiología, Instituto de Salud Carlos III. Departamento de Medicina Preventiva y Salud Pública, Facultad de Medicina, Universidad Autónoma de Madrid.

Patricia López Pereira. Especialista en Medicina Familiar y Comunitaria, Especialista en Medicina Preventiva y Salud Pública, Médico Titular, Jefa de Área de Control Sanitario en la Subdirección General de Sanidad Exterior, Ministerio de Sanidad, Madrid.

Alfonso Muriel García. Bioestadístico, Unidad de Bioestadística Clínica, Hospital Universitario Ramón y Cajal, Madrid.

Óscar Peñuelas Rodríguez. Médico especialista en Medicina Intensiva, Unidad de Cuidados Intensivos y Grandes Quemados, Hospital Universitario de Getafe, Madrid.

Nieves Plana Farras. Médico Especialista en Medicina Preventiva y Salud Pública, Unidad de Evaluación de Tecnologías Sanitarias, Hospital Ramón y Cajal (IRYCIS), Madrid. CIBER de Epidemiología y Salud Pública, CIBERESP.

Medicina Legal y Bioética

Cristina López de la Torre. Directora de Departamento de Odontología y Biomedicina, Profesora Adjunta, Facultad Ciencias Biomédicas y Deporte, Universidad Europea, Madrid.

+70 AÑOS | EDITORIAL MEDICA panamericana

Desde 1953 formando Profesionales de la Salud

Buenos Aires - Bogotá - Madrid - México
www.medicapanamericana.com

Las ciencias de la salud están en permanente cambio. A medida que las nuevas investigaciones y la experiencia clínica amplían nuestro conocimiento, se requieren modificaciones en las modalidades terapéuticas y en los tratamientos farmacológicos. Los autores de esta obra han verificado toda la información con fuentes confiables para asegurarse de que esta sea completa y acorde con los estándares aceptados en el momento de la publicación. Sin embargo, en vista de la posibilidad de un error humano o de cambios en las ciencias de la salud, ni los autores, ni la editorial o cualquier otra persona implicada en la preparación o la publicación de este trabajo, garantizan que la totalidad de la información aquí contenida sea exacta o completa y no se responsabilizan por errores u omisiones o por los resultados obtenidos del uso de esta información. Se aconseja a los lectores confirmarla con otras fuentes. Por ejemplo, y en particular, se recomienda a los lectores revisar el prospecto de cada fármaco que planean administrar para cerciorarse de que la información contenida en este libro sea correcta y que no se hayan producido cambios en las dosis sugeridas o en las contraindicaciones para su administración. Esta recomendación cobra especial importancia con relación a fármacos nuevos o de uso infrecuente.

1ª edición, enero 2020
2ª edición, enero 2022
3ª edición, septiembre 2023
4ª edición, septiembre 2025

EDITORIAL MEDICA panamericana

Visite nuestra página web:
http://www.medicapanamericana.com

ARGENTINA
Maipú 1300, piso 3 (C1006ACT)
Ciudad Autónoma de Buenos Aires, Argentina
Tel.: (54-11) 5031-6919
e-mail: cinfo@medicapanamericana.com

COLOMBIA
Carrera 7a A. N.º 69-19 - Bogotá DC - Colombia
Tel.: (57-1) 235-4068
e-mail: infomp@medicapanamericana.com.co

ESPAÑA
Sauceda, 10 - 5ª planta - 28050 Madrid, España
Tel.: (34-91) 131-78-00
e-mail: info@medicapanamericana.es

MÉXICO
Av. Miguel de Cervantes Saavedra, n.º 233, piso 8, oficina 801
Col. Granada, Alcaldía Miguel Hidalgo
CP 11520 Ciudad de México, México
Tel.: (52-55) 5250-0664
e-mail: infomp@medicapanamericana.com.mx

ISBN: 978-84-1106-501-6

Sauceda, 10, 5ª planta - 28050 Madrid
Depósito legal: M-17937-2025
Impreso en España

Equipo académico PROMIR®

Directores científicos

Miguel Castillo Orive. Facultativo Especialista de Área, Servicio de Cardiología, Hospital Universitario Ramón y Cajal, Madrid.

Jesús Corres González. Facultativo Especialista de Área, Servicio de Urgencias, Hospital Universitario Ramón y Cajal, Madrid.

Coordinadores académicos

Carlos Armiñanzas Castillo. Facultativo Especialista de Área, Servicio de Enfermedades Infecciosas, Hospital Universitario Marqués de Valdecilla, Santander, Cantabria.

Javier Martínez González. Facultativo Especialista de Área, Servicio de Gastroenterología y Hepatología, Hospital Universitario Ramón y Cajal. Madrid.

Ana Royuela Vicente. Jefa de Unidad de Bioestadística, Hospital Universitario Puerta de Hierro Majadahonda, IDIPHISA. CIBERESP, ISCIII, Madrid.

Coordinadores de asignatura

Alergología

Belén de la Hoz Caballer. Jefa de Servicio de Alergología, Hospital Universitario Ramón y Cajal, Madrid.

David González de Olano. Facultativo Especialista de Área, Servicio de Alergología, Hospital Universitario Ramón y Cajal, Madrid.

Anestesiología y Reanimación

Javier Moya Moradas. Facultativo Especialista de Área, Servicio de Anestesiología, Reanimación y Terapéutica del Dolor, Hospital Universitario Ramón y Cajal, Madrid.

Óscar Ordóñez Recio. Facultativo Especialista de Área, Servicio de Anestesiología, Reanimación y Terapéutica del Dolor, Hospital Universitario Ramón y Cajal, Madrid.

Cardiología

Miguel Castillo Orive. Facultativo Especialista de Área, Servicio de Cardiología, Hospital Universitario Ramón y Cajal, Madrid.

Cuidados Paliativos y Geriatría

Lourdes Rexach Cano. Médica Especialista en Geriatría, Coordinadora de la Unidad de Cuidados Paliativos, Hospital Universitario Ramón y Cajal, Madrid.

Dermatología

Luis Alfonso Pérez González. Facultativo Especialista de Área, Servicio de Dermatología, Hospital Vital Álvarez Buylla, Mieres, Asturias.

Endocrinología y Nutrición

Andrés Ortiz Flores. Facultativo Especialista de Área, Servicio de Endocrinología y Nutrición, Hospital Universitario Ramón y Cajal, Madrid.

Elisa Santacruz Cerdá. Facultativo Especialista de Área, Servicio de Endocrinología y Nutrición, Hospital General Universitario Dr. Balmis, Alicante.

Equipo académico PROMIR®

Enfermedades Infecciosas

Carlos Armiñanzas Castillo. Facultativo Especialista de Área, Servicio de Enfermedades Infecciosas, Hospital Universitario Marqués de Valdecilla, Santander, Cantabria.

Epidemiología, Estadística, Planificación y Gestión Sanitaria

Ana Royuela Vicente. Jefa de Unidad de Bioestadística, Hospital Universitario Puerta de Hierro Majadahonda, IDIPHISA. CIBERESP, ISCIII, Madrid.

Gastroenterología

Javier Martínez González. Facultativo Especialista de Área, Servicio de Gastroenterología y Hepatología, Hospital Universitario Ramón y Cajal, Madrid.

Genética e Inmunología

Ana García-Soidán González. Facultativo Especialista de Área, Servicio de Inmunología, Hospital Universitario de Gran Canaria Doctor Negrín, Las Palmas de Gran Canaria.

Ginecología y Obstetricia

María de los Reyes Oliver Pérez. Facultativo Especialista de Área, Servicio de Ginecología y Obstetricia, Unidad de Ginecología Oncológica, Hospital Universitario 12 de Octubre, Madrid.

Laura Sotillo Mallo. Facultativo Especialista de Área, Servicio de Ginecología y Obstetricia, Unidad de Ecografías y Medicina Fetal, Hospital Universitario La Paz, Madrid.

Hematología

José Valentín García Gutiérrez. Facultativo Especialista de Área, Servicio de Hematología y Hemoterapia, Hospital Universitario Ramón y Cajal, Madrid. Profesor Asociado, Facultad de Medicina y Ciencias de la Salud, Universidad de Alcalá, Alcalá de Henares, Madrid.

María Concepción Tenorio Núñez. Facultativo Especialista de Área, Servicio de Hematología y Hemoterapia, Hospital Universitario Ramón y Cajal, Madrid.

Medicina Legal

Cristina López de la Torre. Directora de Departamento de Odontología y Biomedicina y Profesora Adjunta, Facultad Ciencias Biomédicas y Deporte, Universidad Europea, Madrid.

Nefrología

Víctor Burguera Vion. Facultativo Especialista de Área, Servicio de Nefrología, Hospital Universitario Ramón y Cajal, Madrid.

Neumología

Ignacio Boira Enrique. Facultativo Especialista de Área, Servicio de Neumología, Hospital Universitario San Juan de Alicante.

Neurología

Rodrigo Álvarez Velasco. Médico Especialista en Neurología, Servicio de Neurología, Hospital Universitario Ramón y Cajal, Madrid.

Oftalmología

Víctor Aguado Casanova. Facultativo Especialista de Área, Servicio de Oftalmología, Hospital Clínico Universitario Lozano Blesa, Zaragoza.

Oncología Médica

Federico Longo Muñoz. Facultativo Especialista de Área, Servicio de Oncología Médica, Hospital Universitario Ramón y Cajal, Madrid.

Otorrinolaringología

Raúl del Castillo López. Facultativo Especialista de Área, Servicio de Otorrinolaringología, Unidad de Rinología y Base de Cráneo Anterior, Hospital Universitario Ramón y Cajal y Hospital Universitario Quirónsalud, Pozuelo de Alarcón, Madrid.

Pediatría

Raquel Buenache Espartosa. Facultativo Especialista de Área, Servicio de Pediatría, Hospital Universitario Ramón y Cajal, Madrid.

Psiquiatría

Irene Sánchez Rivero. Especialista en Psiquiatría, Unidad de Cuidados Psiquiátricos Prolongados, Centro San Juan de Dios, Ciempozuelos, Madrid.

Radiología y Urgencias

Jesús Corres González. Facultativo Especialista de Área, Servicio de Urgencias, Hospital Universitario Ramón y Cajal, Madrid.

Reumatología

Carlos de la Puente Bujidos. Facultativo Especialista de Área, Servicio de Reumatología, Hospital Universitario Ramón y Cajal, Madrid.

Traumatología

Ignacio Cebreiro Martínez-Val. Facultativo Especialista de Área, Coordinador de la Sección de Traumatología y Ortopedia Tarde, Hospital Universitario Ramón y Cajal, Madrid. Jefe de Unidad de Rodilla, Hospital Universitario HM Sanchinarro, Madrid.

Urología

Irene de la Parra Sánchez. Facultativo Especialista de Área, Servicio de Urología, Hospital Universitario Ramón y Cajal, Madrid.

César Mínguez Ojeda. Facultativo Especialista de Área, Servicio de Urología, Hospital Universitario Ramón y Cajal, Madrid.

Presentación

El manual que tienes entre tus manos, así como el resto de los **Manuales PROMIR®**, tiene como propósito proporcionar al estudiante de Medicina y opositor MIR una herramienta de gran ayuda para el estudio de las asignaturas clínicas del grado, así como para la preparación del examen MIR. El contenido del manual procede del temario de esta asignatura incluido en la **Plataforma PROMIR®**.

Una preparación virtual como **PROMIR®** presenta tres ventajas fundamentales:

- El **aprendizaje basado en preguntas** mediante la vinculación entre teoría y práctica, en un equilibrio perfecto que permite estudiar a partir de las preguntas, tanto con el comentario razonado como accediendo desde la pregunta a los puntos específicos del temario que tratan ese tema, y practicar desde el estudio teórico con preguntas integradas en el texto.
- La **inteligencia artificial**, que permite una **preparación integral e individualizada del MIR** (aprendizaje adaptativo que analiza el progreso del alumno) a partir de una única plataforma con todos los recursos necesarios para superar con éxito el MIR, accesible desde cualquier dispositivo. Desde el 2024 incorpora **MIRI®**, un ***chatbot* de inteligencia artificial generativa** entrenado específicamente con los contenidos de **PROMIR®**, que está a disposición de los alumnos 24×7 como un tutor virtual para ayudarles a realizar resúmenes, tablas comparativas, esquemas, algoritmos, mapas mentales o clarificar dudas.

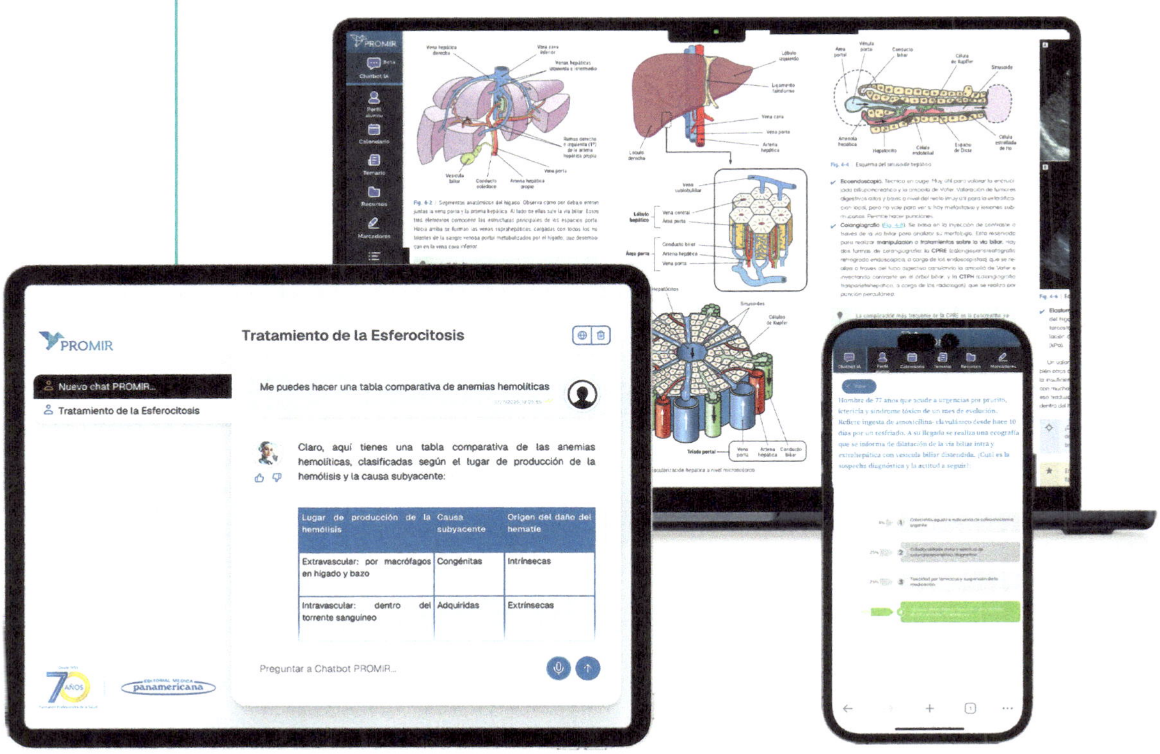

- La **permanente actualización de los contenidos**, que permite ajustar siempre el temario a las preguntas de la última convocatoria del examen MIR y a las últimas recomendaciones de la práctica clínica. Esto supone la incorporación de aquellos temas necesarios para su consulta y la actualización continua del temario.

Como en cada nueva edición, los contenidos reflejan no solo los últimos avances clínicos que se han incorporado al corpus de conocimiento de las distintas especialidades, sino también las tendencias del examen MIR. El temario de **PROMIR®** en plataforma revisa 30 asignaturas clínicas, que se recogen en 22 manuales impresos, para aquellos alumnos que, además del contenido *online*, prefieran estudiar en papel o para los que solo utilicen los manuales impresos.

Para esta edición se han revisado todas las asignaturas que componen el temario **PROMIR®**, muchas de ellas con cambios relevantes, tanto por los avances médicos y científicos, como por el abordaje específico que los coordinadores han querido implementar. Cabe destacar los siguientes cambios:

- **Urgencias.** En **PROMIR®** se ha apostado desde el inicio por incluir una asignatura dedicada a las Urgencias. Recientemente se ha reconocido por el Ministerio como nueva especialidad médica lo que confiere incluso más sentido a nuestra propuesta. Como novedad se ha incluido un nuevo tema dedicado a las *Urgencias por agentes externos*.
- **Contenidos más orientados al estudio.** En la mayoría de las asignaturas se ha optado por incluir nuevas tablas y algoritmos que facilitan el estudio ordenado de contenidos complejos. Como ejemplo, en Gastroenterología se han incluido tablas de comparación de los tipos de linfoma intestinal y en Neumología se incluyen nuevos algoritmos como el de la evaluación de la función pulmonar previa a la resección pulmonar en pacientes con cáncer de pulmón.
- **Importancia de la actualización de los tratamientos.** Un valor de **PROMIR®** es la posibilidad de actualizar casi a tiempo real los avances en los tratamientos que recogen las guías clínicas. Los manuales impresos, por lo tanto, reflejan estos últimos cambios validados. Por ejemplo, entre otras, en la asignatura de Enfermedades infecciosas se ha realizado un gran esfuerzo para que todos los tratamientos estén al día, dado que es un área con cambios significativos en el área terapéutica.
- **Asignaturas con un nuevo enfoque.** A veces no solo es necesaria la inclusión de las novedades en las clasificaciones clínicas o en el tratamiento, sino que los coordinadores optan por una revisión más completa de la materia y la forma de orientarla al estudio. En esta edición se han revisado de forma pormenorizada las asignaturas de Hematología, Ginecología y Obstetricia, Gastroenterología y Dermatología.

Los **Manuales PROMIR®** siguen fieles a su esencia: proponer un contenido sintético muy orientado a la clínica, con una redacción suficiente para permitir un estudio autónomo con sentido, acompañado de una profusa iconografía de excelente calidad (dibujos anatómicos, imágenes histológicas, de anatomía patológica, clínicas, de diagnóstico por imagen y técnicas diagnósticas y quirúrgicas, entre muchas otras) y multitud de recursos pedagógicos desplegados a lo largo de los distintos temas, como *Orientación MIR* al comienzo del tema y *Puntos clave*, con los conceptos más importantes como ayuda para realizar un repaso final. Además, a lo largo del texto se destacan trucos, reglas mnemotécnicas y todos los aspectos relevantes para el examen con el fin de lograr un estudio más eficaz.

La Orientación MIR destaca los puntos relevantes del tema dirigidos a la preparación del examen.

Orientación MIR

Es un tema poco importante del que sólo ha habido tres preguntas en los últimos 10 años. Las patologías más importantes son la neurofibromatosis de tipo 1 y la esclerosis tuberosa. Céntrate en los datos patognomónicos o muy típicos del resto de los cuadros.

Recuerda incluye reglas mnemotécnicas y trucos para ayudar a recordar y afianzar la memoria a largo plazo

Neurofibromatosis ⇒17 letras ⇒ cromosoma 17.
Neurofibromatosis tipo 2 ⇒ cromosoma 22.
Von Hippel-Lindau ⇒ 3 palabras ⇒ cromosoma 3.

Con el Enfoque MIR se orienta al alumno en el estudio de determinados contenidos para un resultado más eficaz.

Este tema quizás vaya cobrando mayor importancia dada la tendencia a incluir más preguntas en forma de casos clínicos.

Los **Conceptos clave** resaltan aspectos importantes del texto.

El **signo de Kussmaul** es un aumento de la presión venosa central durante la inspiración que se manifiesta como una distensión de la yugular. Indica un problema de llenado de las cavidades derechas, como ocurre en la pericarditis constrictiva.

En los Puntos clave se resumen los contenidos más importantes tratados en el tema

Puntos clave

- ✔ La mayor parte de los casos de pericarditis aguda son idiopáticos siendo la inmensa mayoría cuadros de bajo riesgo. En estos casos no es rentable realizar un diagnóstico etiológico ya que se asume que la mayor parte son por virus.
- ✔ El tratamiento de la pericarditis aguda se basa en el reposo, el uso de antiinflamatorios no esteroideos y la colchicina.

Nuestra intención es incorporar en cada edición de los **Manuales PROMIR®** los contenidos actualizados de la plataforma, de manera que el estudiante tenga la información más relevante para el próximo examen. Pero, sobre todo, queremos invitaros a conocer nuestra plataforma *online* para descubrir la verdadera potencia de un método diferente, más individualizado y eficiente, no solo para la preparación del MIR, sino también como complemento para el estudio de las asignaturas clínicas de Medicina o como compendio sintético de las distintas especialidades clínicas durante las rotaciones de los residentes en formación.

En la **Plataforma PROMIR®**, además del temario completo, los usuarios podrán encontrar una base de datos de más de 36.000 preguntas comentadas y razonadas, con las que aprender Medicina de una manera distinta, de la mano de nuestra metodología innovadora, que vincula teoría y práctica, para un aprendizaje más profundo, práctico y efectivo. Además, la inteligencia artificial permite al alumno, por un lado, su autodiagnóstico y la individualización de la preparación para adaptar el calendario y el estudio a cada perfil de alumno, y, por otro, disponer de un tutor virtual (MIRI®) que lo acompaña y facilita su preparación. En la plataforma, los usuarios también podrán encontrar centenares de videoclases y *masterclass* integradas en el temario, la posibilidad de realizar consultas en línea y resolver dudas a diario con los profesores de PROMIR®, un calendario completo de simulacros para entrenar en las mismas condiciones que el examen MIR, tutorías y revisiones de simulacros, tutorías de metodología, seminarios especiales para trabajar aspectos específicos del MIR, tutores *coach* y talleres de bienestar emocional y salud mental para cuidar los aspectos emocionales de los opositores. En definitiva, todo lo necesario para preparar el MIR en una única plataforma de excelente usabilidad.

Nuestro sistema de aprendizaje está alineado con las nuevas corrientes de educación médica que deben inspirar a las facultades de Medicina y que, a su vez, están en sintonía con el estilo de aprendizaje de las nuevas generaciones de alumnos. Este es el reto de transformación de la educación y formación médica que, desde Editorial Médica Panamericana y de la mano del **Equipo PROMIR®**, nos hemos trazado y al que creemos que con PROMIR® damos una respuesta satisfactoria.

El equipo PROMIR®

Índice de contenidos

Epidemiología

Estadística

Planificación y gestión sanitaria

Medicina Legal y Bioética

PROMIR® | Epidemiología

Epidemiología

1 Introducción a la Epidemiología. Causalidad

Orientación MIR

Es un tema poco preguntado en el MIR. La mayoría de la preguntas giran alrededor de los criterios de causalidad de Bradford-Hill.

1. Concepto de Epidemiología

Su significado deriva del griego *epi* ('sobre'), *demos* ('pueblo') y *logos* ('ciencia'). La epidemiología es una disciplina científica dedicada al estudio de la **frecuencia y la distribución** de condiciones relacionadas con la salud y la enfermedad y al estudio de sus condicionantes y **determinantes en poblaciones específicas.** Los resultados de estos estudios pueden ser aplicados a la prevención y al control de problemas de salud.

A partir de esta definición se distinguen:

- **Epidemiología descriptiva:** organiza y resume la información de los individuos de acuerdo con las dimensiones de tiempo, lugar y persona; estas tres dimensiones son las llamadas variables epidemiológicas. Se caracteriza por la vigilancia y la observación de fenómenos para medir su magnitud y sugerir hipótesis sobre su origen.

- **Epidemiología analítica:** busca asociaciones entra causas y efectos. Analiza por qué y cómo surge la enfermedad. La epidemiología analítica sirve para cuantificar la asociación entre exposiciones y resultados de salud y para probar hipótesis sobre relaciones causales. Aunque, dado el método epidemiológico, con frecuencia no se puede demostrar que una exposición particular es causa de una enfermedad específica, sí puede proporcionar evidencia suficiente para promover actividades de prevención y control de enfermedades. La observación de los fenómenos en la realidad exige **método**, un procedimiento sistemático y ordenado. El método epidemiológico básico consiste en **observar, medir, comparar y proponer** (describir, analizar, explicar e intervenir):
  - La observación debe ser **sistemática y protocolizada,** es decir, basada en normas y estándares de procedimiento.
  - La medición debe garantizar **validez y fiabilidad** de los datos.
  - La comparación debe considerar **precisión** y **variabilidad** de los datos.
  - La explicación debe evaluar **el azar, los sesgos y la confusión.**

La epidemiología es una disciplina básica de la **salud pública** y de la **medicina clínica.** Las aplicaciones de la epidemiología permiten su clasificación en dos ramas:

- **Epidemiología en salud pública:** estudia la parte inicial de la cadena de sucesos presentes desde los determinantes de salud a la aparición de la enfermedad. Estudia la frecuencia y distribución de la enfermedad y sus determinantes, sus factores de riesgo o factores de protección. Para ello observa sujetos sanos, generalmente en la comunidad, a los que sigue para observar cómo, cuándo, dónde y por qué enferman.
- **Epidemiología clínica:** estudia la frecuencia y la distribución de las consecuencias de la enfermedad y sus determinantes, los factores de riesgo y factores pronósticos de la evolución de la enfermedad. Para ello suele observar sujetos enfermos (pacientes) en los que se miden posibles factores pronósticos y se les sigue hasta observar desenlaces durante el curso de la enfermedad.

2. Usos de la Epidemiología

La epidemiología puede usarse para diferentes finalidades. Los usos más comunes son: la vigilancia de enfermedades determinando la historia natural de la enfermedad, la búsqueda de las causas, la valoración de las pruebas de diagnóstico, la evaluación de la eficacia de los tratamientos y de nuevas intervenciones y la evaluación del desempeño de los servicios de salud:

Medición del nivel de salud de las poblaciones. Vigilancia epidemiológica:

- Determinar la carga de enfermedad para así planificar los requerimientos de servicios sanitarios y priorizar la asignación de recursos.
- Identificar cambios en los patrones de la enfermedad y sus consecuencias.
- Detectar tendencias en la incidencia o prevalencia de enfermedades.
- Identificar grupos de riesgo en la población.
- Determinar el estado de salud y el nivel de discapacidad de una población.

Descripción de la historia natural de la enfermedad: para identificar asociaciones con otras variables, que pueden actuar como factores de riesgo o factores protectores:

- Definir los rangos de normalidad y/o valores esperados de variables clínicas.
- Completar el cuadro clínico de una enfermedad e identificar factores etiológicos o predisponentes. Identificar la extensión de períodos de etapa asintomática.
- Ayudar en la predicción (pronóstico) de la evolución clínica con y sin intervenciones.

Identificación de los determinantes de las enfermedades: este objetivo epidemiológico busca establecer la relación entre determinantes y condiciones relacionadas con la salud. Esto permite distinguir entre:

- Asociaciones de dependencia estadística entre dos o más eventos, características o variables. Estas asociaciones pueden ser causales o no.
- Determinantes o factores que pueden producir cambios en las condiciones de salud. Éstos son factores que tienen una relación causal directa con problemas de salud.

Control y prevención de enfermedades:

- Eliminando los agentes primarios causantes, analizando los reservorios naturales y la forma de diseminación así como los mecanismos de acción.
- Protegiendo a los individuos mejorando sus condiciones del medio (higiene).
- Incrementando la resistencia del huésped mediante inmunización o aumento de la resistencia biológica.
- Modificación del comportamiento humano para impedir riesgos o promover acciones saludables.

En la selección de métodos de control y prevención:

- Identificando (estudios descriptivos) grupos de mayor riesgo.
- Identificando factores cuantitativamente importantes (epidemiología analítica).
- Métodos efectivos para el control y prevención (estudios experimentales).

Planificación y evaluación de los servicios de salud: la planificación lógica y la efectiva administración de los servicios de salud dependen de la estimación de la demanda y de las necesidades. Para esta tarea se requiere información válida referente a:

- Identificación de los principales riesgos para la salud de la población.
- Conocimiento de la eficacia, efectividad y eficiencia de las intervenciones.

★

- Variables epidemiológicas: tiempo, lugar y persona; son características de la epidemiología descriptiva.
- Sus métodos se aplican para el estudio de poblaciones humanas, animales o vegetales.
- La epidemiología se emplea en vigilancia epidemiológica, descripción de la historia natural de la enfermedad, búsqueda de las causas, control y prevención de la enfermedad, evaluación de pruebas diagnósticas, de la eficacia de intervenciones y tratamientos, planificación y evaluación de servicio de salud.
- Su enfoque puede ser aplicado tanto a enfermedades transmisibles agudas como crónicas.

3. Causalidad

La **causalidad** se define como el estudio de la asociación entre una **exposición** (denominada **causa**) y la aparición de un **efecto.** Los componentes de una relación causal son un elemento inicial o causa, un elemento final o efecto y una relación entre ambos.

3.1. Modelos causales

Los modelos causales más destacados se pueden resumir en los que seguidamente se explican.

3.1.1. Modelo unicausal o determinista

El rol de los microorganismos en el desarrollo de enfermedades infecciosas inspiró la definición del modelo unicausal. Este modelo establece que una enfermedad tiene una única causa. Este concepto de una causa provocando un efecto es la base de los postulados de **Koch** para establecer de forma inequívoca si un microorganismo específico es el causante de una enfermedad infecciosa. En este modelo unicausal, una causa es considerada condición **necesaria y suficiente** para producir un efecto. Se entiende como necesaria porque es una condición imprescindible sin la cual el efecto no puede ser observado. Se entiende como suficiente porque es una condición que si está presente provoca la aparición del efecto.

3.1.2. Modelo multicausal

Que puede ser:

- **Modelo multicausa-efecto único:** aparece dada la imposibilidad de utilizar el modelo unicausal para explicar algunas observaciones en enfermedades infecciosas, como por ejemplo el hecho de que no todos los expuestos al agente infeccioso enfermaban. Así nace el modelo multicausal, que propugna que para obtener un efecto (enfermedad) se requiere la concurrencia de varias causas (factores), que son conocidos como **factores contribuyentes.** Este modelo se utiliza para el estudio de enfermedades complejas.
- **Modelo multicausa-multiefecto:** es un desarrollo más elaborado del modelo anterior y establece que un conjunto de causas distintas produce un conjunto diverso de efectos. Es útil para estudiar fenómenos complejos como los efectos de la contaminación ambiental.

3.1.3. Modelo determinista modificado

Propuesto por **Rothman,** mantiene la teoría determinista pero defiende la multicausalidad y rechaza el antiguo concepto de causa necesaria y suficiente redefiniéndolas:

- **Causa suficiente:** si el factor (causa) está presente, la enfermedad (efecto) siempre ocurre. No es un factor único, es un conjunto de factores o causas contribuyentes que conjuntamente generan una enfermedad (por ejemplo, la leucemia puede ser producida por la exposición a la radiación y por la exposición al benceno, causa suficiente pero no necesaria).
- **Causa necesaria:** si el factor (causa) está ausente, la enfermedad (efecto) no puede ocurrir. Es aquélla que necesariamente tiene que estar presente para que se produzca el efecto (por ejemplo, un microorganismo en una enfermedad infecciosa es un factor necesario pero no suficiente).

- **Causa componente o contribuyente:** si el factor (causa) está presente y activo aumenta la probabilidad de que la enfermedad (efecto) ocurra. Cada factor componente de una causa suficiente (por ejemplo, tabaquismo, hipertensión, estrés, obesidad, antecedentes familiares, colesterol, etc.) es una causa contribuyente para la aparición del efecto (infarto de miocardio), pero ninguna es necesaria, ni suficiente, por sí sola.

De acuerdo con este modelo no es necesario conocer todas las causas contribuyentes para prevenir una enfermedad. Si se elimina una causa contribuyente de la causa suficiente se pueden prevenir todos los casos de enfermedad que produce esa causa suficiente.

3.1.4. Modelo probabilístico

Derivado de los postulados de **Evans.** Se basa en la **teoría de probabilidades** y los **métodos estadísticos** relacionados con ellos para demostrar la existencia de una hipótesis causal basada en la observación. Busca estimar, más que probar, la magnitud de las relaciones causales.

3.2. Criterios de causalidad

Son un conjunto de criterios que permiten establecer nexos de relación causal entre un «factor» determinado y la aparición de una enfermedad. Los más aceptados son los propuestos por **Bradford Hill** (MIR 2024-2025, P207; MIR 2007-2008, P224; MIR 2019-2020, P032):

- **Fuerza de asociación:** determinada por la relación entre la causa y el efecto sobre la salud y su magnitud cuantificada con una medida de asociación como el riesgo relativo (RR) o la *odds ratio* (OR). La asociación causal es de gran fuerza cuando el factor de riesgo está asociado a un alto RR (por ejemplo, los enfermos de VIH tienen hasta un 50 % más de probabilidad de contraer patologías infecciosas). Las asociaciones fuertes, con RR elevado, suelen ser causales con más probabilidad que las asociaciones débiles, pero el hecho de que una asociación sea débil no descarta una asociación causal.
- **Consistencia:** la asociación causa-efecto es consistente si ha sido demostrada por estudios de investigación independientes en diferentes poblaciones y bajo circunstancias heterogéneas. La falta de consistencia no excluye la asociación causal.
- **Especificidad:** una causa es específica para originar un efecto particular. Este criterio se puede emplear para soportar la existencia de asociación causal y no puede emplearse para lo contrario, dado que existen enfermedades multicausales. La ausencia de este criterio no descarta una asociación causal.
- **Temporalidad:** es preciso que la relación temporal entre la causa y el efecto vaya de la causa hacia el efecto. El análisis de la temporalidad es complejo y requiere diseños de investigación epidemiológica cuidadosos y complicados. Este análisis puede ser particularmente complejo en el estudio de enfermedades con prologados períodos de latencia. Este criterio es considerado crucial y comúnmente aceptado como imprescindible para la existencia de una relación causal.
- **Gradiente biológico (relación dosis-respuesta):** la frecuencia o gravedad de la enfermedad aumenta con la dosis o el nivel de exposición al agente causal. Algunas asociaciones causales no muestran evidencias de una relación dosis-respuesta y, por el contrario, puede haber asociaciones con una aparente relación dosis-respuesta y no ser causales como es frecuente observar, por ejemplo, con factores de confusión.
- **Plausibilidad biológica:** el razonamiento biológico y fisiopatológico debe explicar la relación etiológica por la cual una causa produce un efecto.
- **Coherencia:** la asociación causal debe aparecer coherente con lo que se conoce de la historia natural de la enfermedad. Este criterio combina aspectos de consistencia y plausibilidad biológica.
- **Evidencia experimental:** es un criterio altamente deseable para determinar la veracidad de una relación causal. Las evidencias experimentales pueden abundar en la existencia de una asociación causal, reproducible. Sin embargo, es complejo obtener evidencias experimentales con poblaciones humanas a no ser en el contexto de la investigación clínica en ensayos clínicos aleatorizados.
- **Analogía:** una asociación causal debe ser análoga a otras relaciones de causa-efecto conocidas.

Para Bradford Hill, ninguno de los criterios anteriores puede servir como prueba indiscutible de la hipótesis causal y ninguna puede ser exigida como *conditio sine qua non.* Para Rothman, la secuencia temporal es un criterio exigible (Fig. 1-1).

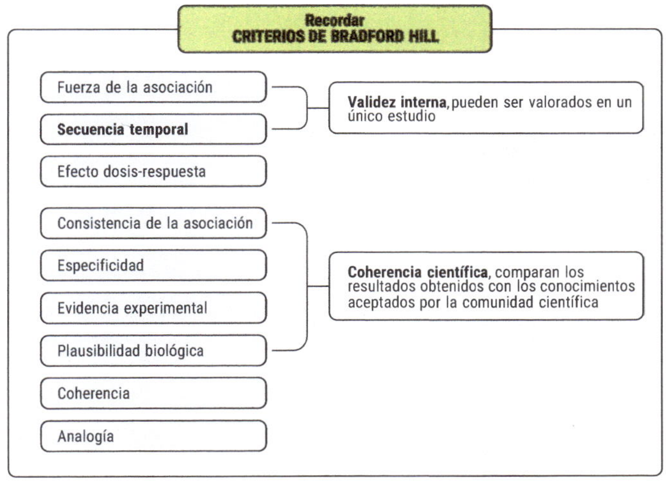

Fig. 1-1 | Criterios de Bradford Hill.

Puntos clave

- La epidemiología estudia la frecuencia y la distribución de condiciones relacionadas con la salud y la enfermedad, sus condicionantes y determinantes en poblaciones específicas.
- Existen dos tipos de estudios epidemiológicos: descriptivos y analíticos.
- La epidemiología es una disciplina básica de la salud pública y de la medicina clínica.
- Los resultados de los estudios epidemiológicos pueden ser aplicados a la prevención y al control de problemas de salud.
- Los usos más comunes de la epidemiología son: la vigilancia de enfermedades determinando la historia natural de la enfermedad, la búsqueda de las causas, la valoración de las pruebas de diagnóstico, la evaluación de la eficacia de los tratamientos y de nuevas intervenciones y la evaluación del desempeño de los servicios de salud.
- La causalidad se define como el estudio de la asociación entre una exposición (denominada causa) y la aparición de un efecto.
- Los modelos causales más destacados son:
  - Modelo unicausal o determinista.
  - Modelo multicausal.
  - Modelo determinista modificado.
  - Modelo probabilístico
- Criterios Bradford Hill. Permiten establecer nexos de relación causal entre un «factor» determinado y la aparición de una enfermedad. Son los más utilizados:
  - Fuerza de asociación.
  - Consistencia.
  - Especificidad.
  - Temporalidad.
  - Gradiente biológico.
  - Plausibilidad biológica.
  - Coherencia.
  - Evidencia experimental.
  - Analogía.

2 Clasificación de los estudios de investigación

Orientación MIR

Tema muy preguntado en el examen MIR. Es muy importante conocer los principales estudios utilizados en investigación: estudios transversales, estudios de casos y controles, estudios de cohortes, estudios ecológicos y ensayo clínico, así como conocer sus características (ventajas y limitaciones) y sus aplicaciones fundamentales.

Los estudios de investigación se clasifican en función de varios parámetros: su **objetivo**, la **unidad de análisis** que utilizan, el **control** que ejerce el investigador sobre los factores de estudio y la **secuencia temporal** que se sigue durante su desarrollo (Fig. 2-1 y Vídeo 2-1).

En función del **objetivo**, los estudios de investigación se clasifican en descriptivos o analíticos.

- **Estudios descriptivos:** son aquéllos cuyo principal objetivo es estudiar la frecuencia y distribución de los fenómenos de salud y enfermedad. Responden a preguntas del tipo: ¿**dónde** se está dando el problema de salud?, ¿desde **cuándo** ocurre?, ¿**quién** está afectado? En general son más baratos y fáciles de realizar que los estudios analíticos.

Criterio de clasificación	Clasificación	Tipo de estudios
Objetivo	Descriptivo	Estudios descriptivos de prevalencia, estudios ecológicos
	Analítico	Estudios transversales, estudios ecológicos, estudios de casos y controles, estudios de cohortes, estudios experimentales (ensayos)
Unidad de análisis	Ecológico	Estudios ecológicos
	Individual	Estudios transversales, estudios de casos y controles, estudios de cohortes, estudios experimentales
Control del investigador	Experimental	Ensayos clínicos, ensayos de campo, ensayos de intervención comunitaria Tratamiento 1 Tratamiento 2 Modificamos la realidad
	Observacional	Estudios ecológicos, estudios transversales, estudios de casos y controles, estudios de cohortes Observamos la realidad
Tiempo	Transversal	Estudios ecológicos, estudios transversales Evento ↕ Exposición
	Longitudinal	**Prospectivo**: estudios de cohortes, ensayos clínicos **Retrospectivo**: estudios de cohortes, estudios de caso y controles Exposición → Evento Exposición ← Evento

Fig. 2-1 | Clasificación de los estudios de investigación.

- **Estudios analíticos:** son aquéllos cuyo principal objetivo es estudiar las causas de la enfermedad. Responden a preguntas del tipo: ¿**por qué** ha ocurrido el problema de salud?, ¿**cuáles** son los **factores determinantes** de su aparición?

En la Fig. 2-2 se muestra la calidad de la evidencia científica según el tipo de estudio.

1. Estudios descriptivos

Dentro de los estudios descriptivos a su vez se distinguen varios tipos.

1.1. Descripción de un caso o series de casos

Describen las características de un solo paciente o de un grupo de pacientes con un diagnóstico similar, y permiten identificar enfermedades emergentes o enfermedades existentes con un curso clínico atípico. Se generan a través de la actividad asistencial o de la notificación a los sistemas de vigilancia epidemiológica. Pueden ser transversales o longitudinales.

1.2. Estudios descriptivos de prevalencia

Estudios transversales cuya característica principal es que toda la información se recoge en un mismo momento del tiempo. Aportan información sobre la prevalencia y características de una enfermedad (especialmente útiles para enfermedades crónicas). Un ejemplo serían las encuestas de salud. Su **principal ventaja** es que son rápidos y baratos. La principal limitación de los estudios transversales descriptivos de prevalencia es que tienden a sobrestimar la prevalencia de las enfermedades de mayor duración y a infraestimar las de menor duración (efecto

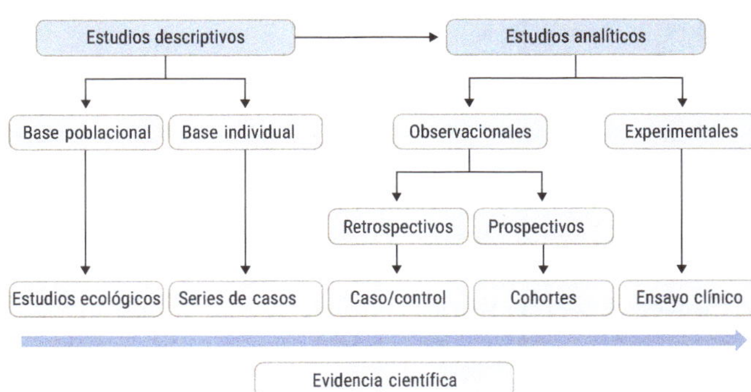

Fig. 2-2 | Calidad de la evidencia científica de los estudios de investigación.

de la prevalencia) (MIR 2009-2010, P182; MIR 2008-2009, P218).

1.3. Estudios ecológicos

Lo más característico de los estudios ecológicos es que su unidad de análisis son grupos de individuos o poblaciones (conglomerados). No cuentan, por tanto, con información de cada uno de los sujetos de estudio, sino sólo con información del grupo en su conjunto (medidas agregadas). Se realizan comparaciones geográficas (entre territorios) o temporales (entre periodos). Un ejemplo sería un estudio cuyo objetivo es relacionar el consumo de carne per cápita en distintos países europeos con su incidencia de cáncer. En este ejemplo no se dispone de información para cada individuo (¿cuánta carne consume cada individuo?, ¿ha desarrollado cáncer ese individuo?) sino para cada país (¿cuánta carne consume de media cada individuo de ese país?, ¿cuál es la incidencia de cáncer en ese país?) (MIR 2015-2016, P192; MIR 2012-2013, P183; MIR 2010-2011, P181; MIR 2006-2007, P195; MIR 2005-2006, P196; MIR 2004-2005, P194; MIR 2020-2021, P045; MIR 2021-2022, P041).

Su **principal ventaja** es que utilizan fuentes de datos secundarias, lo que hace que sean rápidos y baratos.

Y sus **principales limitaciones** son:

- ✔ No se puede establecer la asociación entre exposición y evento a nivel individual (si se hiciese, se incurriría en el sesgo de falacia ecológica). Sí son útiles para generar hipótesis.
- ✔ Falta de secuencia temporal.

2. Estudios analíticos: estudios observacionales

En los estudios observacionales el investigador observa la realidad, no la manipula.

2.1. Estudios de corte transversal o de prevalencia

Son estudios transversales en los que se recoge información no sólo sobre la enfermedad sino también sobre posibles factores relacionados (MIR 2015-2016, P193; MIR 2012-2013, P178; MIR 2008-2009, P218; MIR 2020-2021, P045).

Sus **principales ventajas** son:

- ✔ Son rápidos y baratos.
- ✔ Son sencillos en su diseño y ejecución.
- ✔ Están especialmente indicados en el estudio de enfermedades frecuentes.
- ✔ Permiten estudiar varias enfermedades y factores de riesgo a la vez.
- ✔ Estudios indicados para estimar la prevalencia de las enfermedades y factores de riesgo. Son los estudios fundamentales en la planificación sanitaria.

Las **principales limitaciones** son:

- ✔ Al recoger en el mismo momento la información sobre el evento y sobre posibles factores asociados no se puede establecer causalidad (se desconoce qué ocurrió antes, si la enfermedad o el factor estudiado). Sí permiten generar hipótesis.
- ✔ No están indicados para el estudio de enfermedades poco frecuentes.
- ✔ Los estudios transversales (como se vio en los estudios descriptivos de prevalencia) sobrestiman la prevalencia de las enfermedades de mayor duración e infraestiman las de menor duración (efecto de la prevalencia).
- ✔ Es posible que si existe un efecto dosis-respuesta, las personas con mayor exposición fallezcan antes, por lo que la duración de su enfermedad será menor y en el estudio se encontrará principalmente a los menos expuestos (sesgo de supervivencia).

2.3. Estudios de casos y controles

Al inicio del estudio se seleccionan dos grupos de individuos: uno con la enfermedad que se quiere estudiar (casos) y otro sin la enfermedad (controles). Posteriormente se investiga hacia el pasado (de forma retrospectiva) si los sujetos estuvieron o no expuestos a los factores que se quiere estudiar (Fig. 2-4). Si los casos estuvieron más frecuentemente expuestos a un factor que los controles, ese factor es un factor de riesgo de la enfermedad (la *odds ratio* será > 1). Si los casos estuvieron menos frecuentemente expuestos a un factor que los controles, ese factor es un factor de protección de la enfermedad (la odds ratio será < 1) (MIR 2014-2015, P183; MIR 2011-2012, P180; MIR 2010-2011, P182; MIR 2009-2010, P183; MIR 2009-2010, P186; MIR 2008-2009, P213; MIR 2008-2009, P199; MIR 2007-2008, P200; MIR 2006-2007, P198; MIR 2006-2007, P199; MIR 2005-2006, P197; MIR 2004-2005, P193; MIR 2004-2005, P206; MIR 2003-2004, P205; MIR 2003-2004, P200).

Sus **principales ventajas** son:

- ✔ Son de corta duración (especialmente si se comparan con las cohortes prospectivas).
- ✔ Requieren menor número de participantes que un estudio de cohortes para llegar a las mismas conclusiones.
- ✔ Al requerir menos tiempo y menos pacientes son más baratos que los estudios de cohorte.

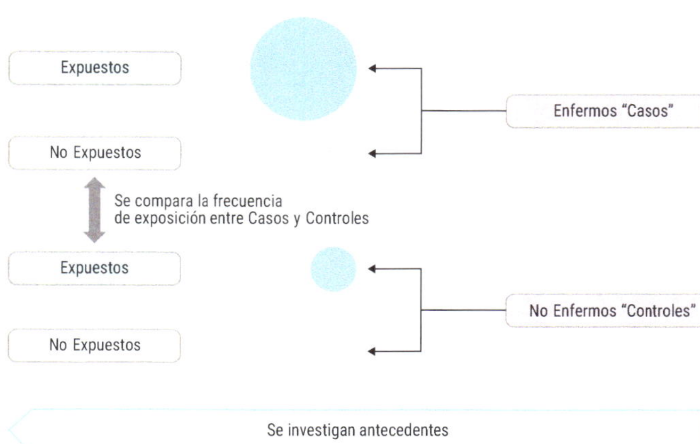

Fig. 2-4 | Estudio de casos y controles.

- Son el diseño ideal para estudiar enfermedades de largo período de inducción (porque al seleccionar directamente sujetos enfermos no hay que esperar hasta que ocurra la enfermedad).
- Permiten estudiar enfermedades raras.
- Permiten evaluar varios factores de riesgo de forma simultánea.
- No existen problemas de pérdidas al seguimiento.

Y las **principales limitaciones:**

- Son más susceptibles a sesgos que los estudios de cohortes.
- No son útiles para estudiar exposiciones raras.
- No son útiles para estudiar más de una enfermedad, es decir, no permiten valorar múltiples efectos de una exposición.
- No permiten conocer la incidencia ni la prevalencia de la enfermedad.
- La selección de los controles con frecuencia es complicada (MIR 2007-2008, P202).

Subtipos de estudios de casos y controles:

- Casos incidentes **frente a** casos prevalentes: los estudios de casos y controles pueden clasificarse en incidentes y prevalentes dependiendo de si se incluyen todos los casos existentes en un momento dado (estudio con casos prevalentes) o, por el contrario, se van reclutando a lo largo de un cierto tiempo sólo los casos nuevos que vayan surgiendo (estudio con casos incidentes). Como se verá más adelante, siempre es preferible hacer estudios de casos incidentes puesto que esto minimiza el riesgo de sesgos *(ver tema 3, apartado sobre sesgos)*. Sin embargo, para enfermedades con pocos casos o si se tiene prisa en hacer el estudio, los estudios con casos prevalentes son una buena alternativa, ya que los casos prevalentes tienen la ventaja de estar disponibles (no hay que esperar hasta que ocurra la enfermedad).
- Base primaria **frente a** base secundaria: los casos de un estudio de casos y controles provienen principalmente de dos fuentes: 1) hospitalarias: se incluyen todos los casos que han sido tratados en un determinado centro hospitalario durante un período determinado de tiempo (base secundaria del estudio); y 2) poblacionales: se escogen todos los casos que provienen de una población claramente definida, como un país o una ciudad, durante un período determinado de tiempo (base primaria del estudio). Para identificar a todos los casos, los estudios de base primaria suelen recurrir a fuentes de datos existentes (por ejemplo, registros de cáncer, registros de malformaciones congénitas, etc.) (MIR 2013-2014, P199; MIR 2011-2012, P184).

2.4. Estudios de cohortes

En este tipo de estudios los sujetos participantes se seleccionan en función de la exposición, pero **no** respecto a la enfermedad. Los sujetos son seguidos a lo largo del tiempo para observar la ocurrencia de nuevos casos (**casos incidentes**) de la enfermedad de interés (MIR 2023-2024, P047; MIR 2021-2022, P048; MIR 2022-2023, P043). Son, por tanto, estudios prospectivos. La estrategia de análisis consistirá en comparar la incidencia de la enfermedad a lo largo del seguimiento en el grupo expuesto y en el no expuesto (MIR 2020-2021, P045) (Fig. 2-3).

Con el fin de asegurar que los casos son incidentes es necesario que en el momento inicial del estudio ningún sujeto esté enfermo (es decir, hay que eliminar los casos prevalentes).

Tras los ensayos clínicos aleatorios son los estudios de mayor evidencia científica. La medida de asociación que se obtiene en un estudio de cohortes es el riesgo relativo (RR) (MIR 2023-2024, P044); si el RR es igual a 1 no hay riesgo; si el RR es mayor de 1, hay riesgo en el grupo de expuestos, y si el RR es menor de 1 hay protección en el grupo de expuestos.

Sus **principales ventajas** son:

- Permiten calcular tasas de incidencia en expuestos y en no expuestos.
- Permiten calcular el riesgo de enfermar entre los expuestos en relación a los no expuestos.
- Son los mejores estudios para verificar hipótesis causales.
- Permiten valorar múltiples efectos de una exposición.
- Son útiles para evaluar los efectos de exposiciones poco frecuentes.
- Tienen menos riesgo de sesgos que otros estudios observacionales.
- Se asegura una adecuada secuencia temporal, en la que el factor de riesgo precede a la enfermedad; permiten por ello describir la historia natural de una enfermedad.

Las **principales limitaciones** son:

- No son eficientes para estudiar enfermedades raras.
- No son útiles para estudiar más de una exposición a la vez.
- Los estudios de cohortes prospectivos no son adecuados para estudiar enfermedades con un largo período de latencia.
- Pueden producirse pérdidas de seguimiento.
- Son más caros que los estudios de casos y controles. Requieren un mayor número de participantes.

Subtipos de estudios de cohortes:

- Cohortes prospectivas **frente a** retrospectivas: los estudios de cohortes prospectivas son aquéllos en los que el investigador identifica a los sujetos expuestos y no expuestos y les sigue hacia el futuro para observar la ocurrencia de enfermedad. El investigador debe, por tanto, esperar tiempo (generalmente años) hasta que los sujetos desarrollen la enfermedad de interés. Los estudios de cohortes retrospectivas son aquéllos en los que el investigador utiliza datos históricos (registrados, por ejemplo, en historias clínicas) para identificar a los suje-

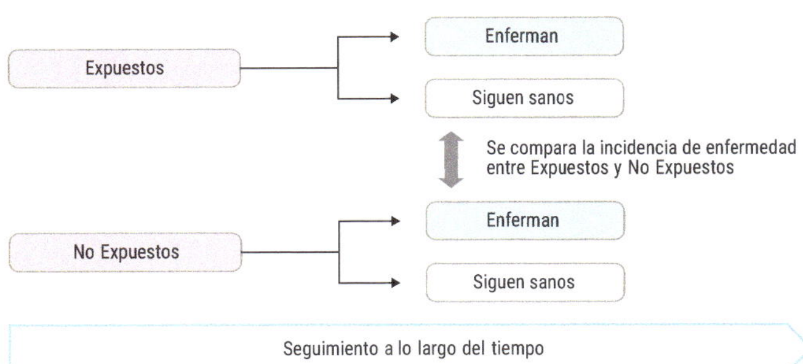

Fig. 2-3 | Estudio de cohortes.

tos expuestos y no expuestos, y a través de esos mismos registros evalúa quiénes desarrollaron la enfermedad. Aunque los estudios de cohortes retrospectivas se hagan con información registrada en el pasado, la direccionalidad desde la exposición hacia la enfermedad se mantiene, con la ventaja de que el investigador acorta el tiempo de estudio (MIR 2012-2013, P186).

2.5. Estudios de casos y controles anidados en una cohorte

Es un estudio de casos y controles (es decir, se parte de un grupo de sujetos con la enfermedad y de un grupo de sujetos sanos) en el cual tanto los casos como los controles son tomados de una población que participa en un estudio de cohortes.

Ejemplo: Imaginemos que somos investigadores de la cohorte «Study of osteoporotic fractures» que incluye a unas 10.000 mujeres que donan una muestra de sangre y son seguidas durante 3 años. En estos 3 años 97 mujeres han desarrollado cáncer de mama. Escogemos esas 97 mujeres como casos para formar parte de un estudio de casos-controles anidado, y de las casi 10.000 mujeres restantes escogemos una muestra aleatoria de 244 mujeres control (sin cáncer de mama). Una vez escogidos casos y controles, medimos sus niveles de estradiol y testosterona basales y comparamos la exposición en ambos grupos.

Sus **principales ventajas** residen en que ahorran muchos costes, porque en un estudio de cohortes «puro» se habría tenido que medir los niveles hormonales a 10.000 mujeres para encontrar a los 3 años que tan «sólo» 97 mujeres han desarrollado cáncer de mama. Además, como los datos de casos y controles provienen de una cohorte bien definida, se reduce la posibilidad de sesgos (MIR 2012-2013, P184; MIR 2010-2011, P180).

Puntos clave

Los estudios descriptivos se limitan a **describir** la realidad, los analíticos buscan **asociaciones** entre factores de riesgo y enfermedades. Los estudios de casos y controles y los estudios de cohortes son analíticos observacionales. Los estudios de casos y controles son retrospectivos, por lo que requieren menos tiempo, menos dinero, y son ideales para estudiar enfermedades de largo periodo de latencia. Los estudios de cohortes son prospectivos, tienen menos riesgo de sesgos que los estudios de casos y controles y permiten calcular riesgos de enfermedad en expuestos y no expuestos.

3 Validez y fiabilidad de los estudios epidemiológicos

Orientación MIR

Es un tema frecuentemente preguntado en el MIR. Estudia principalmente lo siguiente:

- ✔ Concepto de validez y tipos de validez (interna/externa).
- ✔ Concepto de fiabilidad.
- ✔ Diferencias entre error aleatorio y sistemático (sesgo).
- ✔ Tipos de sesgos más importantes; los más preguntados son el sesgo de memoria, el de confusión y el del observador. Debes conocer el efecto Hawthorne.
- ✔ Técnicas para disminuir estos sesgos.

1. Validez (exactitud)

La validez es el grado en el que una medición representa el verdadero valor del atributo que está siendo medido, es decir, el grado en el que se ajusta a un valor estándar o verdadero. Es la ausencia de sesgo o error sistemático, que se puede producir por parte del individuo que estamos estudiando, por el observador o por parte del instrumento de medida.

Esta validez tiene dos componentes:

- ✔ Validez interna: relacionada con la capacidad de inferir los resultados desde el grupo de personas estudiadas hasta la población base, población elegible o población de referencia. Se ve afectada por los sesgos o errores sistemáticos. Se puede aumentar la validez interna de una investigación realizando un muestreo aleatorio (MIR 2013-2014, P197; MIR 2011-2012, P181).
- ✔ Validez externa: capacidad de generalización de los resultados desde el grupo de personas estudiadas hasta la población diana o población general (conjunto de personas que están fuera de la población de estudio y para las que se pretende obtener conclusiones válidas de los resultados obtenidos). Depende de la validez interna, de la fiabilidad o precisión, de la representatividad de la población diana, de la existencia de mecanismos plausibles biológicamente que expliquen razonablemente un efecto y de la consistencia de los resultados con otros estudios. *Ejemplo:* Si hacemos un estudio con un fármaco en pacientes ingresados y luego queremos aplicar los resultados a la población ambulatoria, podemos estar cometiendo errores por falta de validez externa (MIR 2010-2011, P177).

Las posibles **formas de evaluación de la validez** en la medida de una variable son:

- ✔ **Validez de constructo:** define si una prueba o experimento está a la altura de sus pretensiones o no. Se refiere a si la definición operacional de una variable refleja realmente el significado teórico verdadero de un concepto. *Ejemplo*: Un médico quiere ver la eficacia de los analgésicos en los enfermos con artrosis. Para ello les pide a sus pacientes que cada día anoten su nivel de dolor, utilizando una escala del 1 al 10. En este caso, la validez de constructo probaría que el médico estaba midiendo el grado de dolor y no el malestar, el agarrotamiento, el adormecimiento u otro factor.
- ✔ **Validez de contenido:** la validez de contenido, también llamada **validez lógica o racional,** determina en qué grado una medida representa a cada elemento de un constructo, es decir, si abarca todas las dimensiones del fenómeno que se quiere medir. *Ejemplo:* Un test tendrá validez de contenido si las preguntas incluidas en él constituyen una muestra suficientemente extensa y representativa de aquello que queremos medir.
- ✔ **Validez de criterio:** grado en que la variable se correlaciona con un criterio de referencia estándar, que no siempre existe. Para medir el criterio de validez de una prueba los investigadores deben compararlo con un estándar conocido (*gold standard*) que actúa como referencia o con él mismo. *Ejemplo*: Para la detección del cáncer de mama, queremos comparar la mamografía con la biopsia y con el resultado de la anatomía patológica (*gold standard*).

2. Fiabilidad (precisión, reproducibilidad, consistencia)

Es el grado en el que una medición proporciona resultados similares cuando se lleva a cabo en más de una ocasión en las mismas condiciones. Se ve afectada por el error aleatorio.

La precisión es una propiedad contraria a la de la variabilidad. Una manera de evitar errores aleatorios en los estudios científicos es reducir al máximo la variabilidad. Las fuentes de la variabilidad pueden ser la variación individual (individuo estudiado), la debida al instrumento de medida, al observador o la debida a errores en el registro de los datos o a su introducción en la base de datos electrónica.

La fiabilidad se puede **evaluar a través de diferentes técnicas:**

- ✔ Coherencia examen-reexamen: es el grado de concordancia entre dos mediciones (antes y después) en un grupo de individuos. No debe dejarse pasar mucho tiempo entre las dos mediciones ya que, si es así, es posible que las diferencias que se encuentren puedan tener una explicación distinta de la del azar.

- Coherencia interna: es la concordancia entre dos variables que miden la misma característica. Se aplica generalmente en cuestionarios, realizando dos o más preguntas sobre un mismo aspecto.
- Coherencia interobservador e intraobservador: la primera se refiere a la relación de los valores obtenidos por dos o más observadores distintos en una misma muestra de individuos; la segunda es la obtención de los mismos valores obtenidos por un mismo observador cuando mide al mismo individuo varias veces.

Se suele utilizar la analogía con la diana para explicar la validez y la fiabilidad (Fig. 3-1); así, cuanto más agrupados estén los disparos, independientemente de que estén centrados, mayor fiabilidad, y cuando están centrados, sin tener en cuenta la dispersión, se habla de validez.

3. Error aleatorio y sistemático

Los estudios epidemiológicos tienen por objetivo estimar valores de frecuencia de enfermedad, de una exposición o de una serie de variables, o bien miden el efecto de una exposición sobre una enfermedad. La exactitud y precisión en esa medición se puede ver afectada por errores que pueden ser aleatorios o sistemáticos:

- El error aleatorio **(al azar, no sistemático)** es un error inevitable, que ocurre al repetir una medición, ya sea en un mismo sujeto o en diferentes miembros de la población en estudio, variando de manera no predecible. Afecta a la precisión o fiabilidad del estudio (MIR 2023-2024, P045). La ausencia de error aleatorio se conoce como precisión, fiabilidad o reproducibilidad. Para reducir este error el elemento más importante del que disponemos es incrementar el **tamaño de la muestra** aumentando así la precisión. Los intervalos de confianza y el error estándar se reducen al aumentar el tamaño muestral. Por lo tanto, es fundamental desde un principio preocuparse por el tamaño muestral del estudio que vamos a realizar definiendo la precisión y la seguridad del mismo. La precisión también se puede mejorar modificando el **diseño del estudio** para aumentar la eficiencia de la información que se obtiene de los sujetos del estudio.
- El error sistemático **(no aleatorio) o sesgo** ocurre cuando estas mediciones varían de manera predecible, se cometen en cada una de las mediciones realizadas en los sujetos y se producen siempre en la misma dirección, por lo tanto, se tiende a sobreestimar o subestimar el valor verdadero en medidas repetidas. Afecta a la validez. La carencia del error sistemático se conoce como validez o exactitud (MIR 2022-2023, P044).

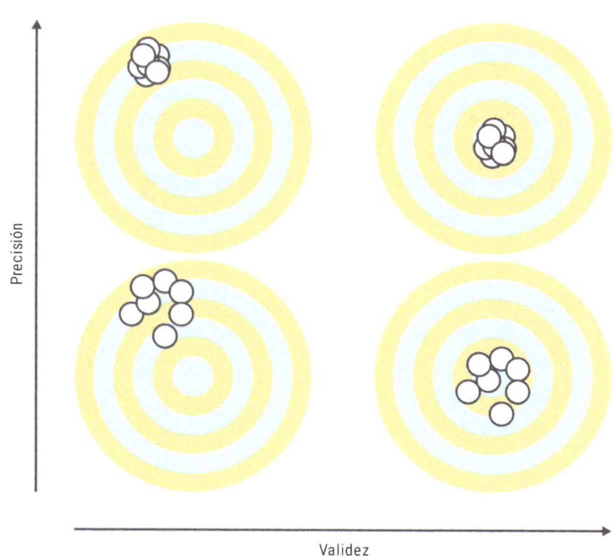

Fig. 3-1 | Validez y precisión.

Sus principales características pueden verse en la Tabla 3-1.

4. Sesgos

Se pueden cometer sesgos en todas las fases de la investigación. Dependiendo de la etapa del estudio en que se originan, los sesgos se han clasificado en tres grandes grupos (Tabla 3-2):

- **Sesgos de selección:** se refieren a los errores que se introducen durante la selección o el seguimiento de la población en estudio. Los individuos pertenecientes a los grupos de estudio no reflejan las características de la población de la que proceden. *Ejemplo*: En un estudio de cohortes se obtienen muestras de estudio de una población donde la proporción de hombres es del 35 %; cometemos un sesgo de selección cuando la proporción de hombres en los grupos de expuestos y no expuestos no es la misma del 35 %. En un estudio de casos y controles, si seleccionamos los casos entre los enfermos hospitalizados, en esta situación los hospitalizados no reflejan la realidad de los enfermos ya que, por lo general, los casos ingresados son los que tienen una mayor gravedad o están en un período más avanzado de la enfermedad.
- **Sesgos de información o clasificación:** son errores en los que se incurre durante los procesos de medición en la población en estudio. Se cometen cuando los individuos participantes en el estudio están incorrectamente clasificados en el grupo de expuesto/no expuesto o de enfermo/sano. El sesgo de información se puede originar en las fases de diseño y ejecución del estudio debido a una incorrecta obtención de la información sobre las personas estudiadas.
- **Sesgo de confusión:** hace referencia a la situación en la que se observa una asociación no causal entre una determinada exposición y una enfermedad como resultado de la influencia de una tercera variable (o grupo de variables). A diferencia de lo que ocurre con los sesgos de selección e información, el sesgo de confusión se puede cuantificar y, sobre todo, siendo éste el gran hecho diferencial, se puede controlar en el análisis. Es decir, si no se ha podido prevenir en el diseño, el sesgo de confusión se puede controlar en la fase de análisis.

Aunque así definidos aparentemente están claramente diferenciados, en la realidad en ocasiones es difícil poder distinguir entre estos tres tipos de sesgos, ya que no siempre aparecen tan claramente delimitados. Por tanto, esta clasificación de los sesgos es una simplificación de la realidad, que se hace con propósitos fundamentalmente didácticos y no debe entenderse como una taxonomía rígida y mutuamente excluyente.

Tabla 3-1. Error aleatorio y error sistemático

Error aleatorio	Error sistemático o sesgo
Se produce por la variabilidad en el muestreo y las mediciones	Se puede producir durante el diseño del proyecto de investigación por errores en la selección de los sujetos o recogida de la información
Se reduce incrementando el tamaño de la muestra	No se modifica al aumentar el tamaño muestral
No puede predecirse	Variaciones predecibles, tiende a sobreestimar o subestimar el valor verdadero de mediciones repetidas
Es un error que se puede cuantificar mediante el cálculo del intervalo de confianza y el nivel de seguridad con el que se da ese intervalo	No se puede cuantificar
Afecta a la precisión o fiabilidad del estudio	Afecta a la validez (el sesgo de selección sólo a la externa; el resto a las interna y a la externa)

Además de los sesgos producidos en las fases de diseño y ejecución de un estudio, también pueden darse sesgos en la fase de difusión o publicación de los resultados:

- ✔ **Sesgo de publicación:** cualquier influencia que reduzca la cantidad de ciencia válida que aparece en la literatura científica, es decir, cuando lo que se publica no es representativo de lo que se investiga. Habitualmente se debe a la tendencia a pu-

Tabla 3-2. Tipos de sesgos

Sesgos de selección	Sesgos de información o de medida (MIR 2022-2023, P049)	Sesgos de confusión
Se refieren a los errores que se introducen durante la selección o el seguimiento de la población en estudio	Distorsión en la estimación del efecto por errores de medición en la exposición o enfermedad o en la clasificación errónea de los sujetos	El sesgo de confusión (*confounding*) es la distorsión del efecto estimado de la exposición sobre la enfermedad debido a la interposición de un efecto nuevo producido por un factor extraño (factor de confusión)
Poco probables en los estudios de cohortes prospectivos porque la exposición se determina antes de la presencia de la enfermedad de interés. Pueden aparecer en cualquier tipo de estudio epidemiológico	Pueden aparecer en cualquier tipo de estudio epidemiológico	Pueden aparecer en cualquier tipo de estudio epidemiológico
Sesgo debido al individuo, sesgo de diagnóstico, sesgo de detección, sesgo de pérdida, sesgo de inclusión, sesgo del trabajador sano, sesgo del voluntario, sesgo de pertenencia, sesgo de prevalencia o incidencia	Sesgo debido al observador, sesgo de medición, sesgo de procedimiento, sesgo de memoria, sesgo del instrumento poco sensible, sesgo de detección, sesgo de cumplimiento, sesgo de migración, errores de clasificación, sesgo por evolución natural, sesgo por regresión a la media, efecto Hawthorne, efecto placebo, falacia ecológica	Tres requisitos de una variable de confusión: a) Estar asociado con la exposición b) Estar asociado con la enfermedad c) No ser un paso intermedio en la secuencia causal entre exposición y enfermedad
Posibles soluciones: muestreo representativo, minimización de pérdidas	Posibles soluciones: sistematización de procedimientos, desconocimiento del observador de la categoría de exposición, validación, control de calidad	Pueden controlarse en la fase de diseño (aleatorización, restricción, apareamiento) y en la fase de análisis (estratificación, ajuste y análisis multivariante)
NO son susceptibles de reducir su impacto cuando se aumenta el tamaño muestral	NO son susceptibles de reducir su impacto cuando se aumenta el tamaño muestral	NO son susceptibles de reducir su impacto cuando se aumenta el tamaño muestral
Afectan a la validez de los estudios	Afectan a la validez de los estudios	Afectan a la validez de los estudios
Pueden controlarse en la fase de diseño	Pueden controlarse en la fase de diseño	Pueden controlarse en la fase de diseño y en la fase de análisis

blicar más los estudios que obtienen resultados positivos (encuentran diferencias estadísticamente significativas) frente a los negativos (no encuentran diferencias estadísticamente significativas). Esto produce una visión incompleta y sesgada de la evidencia disponible.

En función de la magnitud de la distorsión producida por la acción del sesgo, un efecto que existe en la realidad puede llegar a anularse por el sesgo o, incluso, si la distorsión es aún mayor, puede llegar a invertirse, cambiando el sentido de la asociación, produciendo una modificación **cualitativa** del efecto. De esta forma, un sesgo sería capaz de hacer que un factor de riesgo apareciera como factor de protección o al revés. Este fenómeno tan peligroso, que en el sesgo de confusión recibe el nombre de **«paradoja de Simpson»**, afortunadamente es muy poco frecuente, y para que se produzca se requiere que la magnitud del efecto real sea pequeña y que la distorsión producida por el sesgo sea grande. Se suelen preferir los sesgos negativos a los positivos, ya que si a pesar de haber un sesgo negativo se encuentra un efecto debido a una exposición, es que esa asociación realmente existe, aunque sea de una magnitud algo mayor que la observada (MIR 2007-2008, P201).

Habitualmente no se va a tener la certeza de si un sesgo está presente o no, y sólo se podrá argumentar sobre su presencia, sentido y magnitud, con la excepción del sesgo de confusión, que a diferencia del resto de los sesgos (selección e información) sí se puede cuantificar y controlar en el análisis (MIR 2005-2006, P210).

4.1. Sesgos de selección

Estos sesgos se refieren a cualquier error que se deriva del proceso de identificación de la población a estudiar. Pueden ser originados por el investigador o ser el resultado de relaciones complejas en la población. Pueden ocurrir en cualquier estudio epidemiológico, pero son más frecuentes en estudios transversales o de encuesta. Los sesgos de selección son un importante problema en los estudios de casos y controles y en los estudios de cohortes retrospectivos, donde la exposición y el resultado final ya han ocurrido en el momento en que los individuos son seleccionados para el estudio. Los sesgos de selección son poco probables en los estudios de cohortes prospectivos porque la exposición se determina antes de la presencia de la enfermedad de interés.

En todos los casos, cuando el sesgo de selección ocurre, el resultado produce una relación entre exposición y enfermedad que es diferente entre los individuos que entraron en el estudio que entre los que pudiendo haber sido elegidos para participar no fueron elegidos.

La distorsión resulta de la forma en que los sujetos han sido seleccionados. Estos sesgos se pueden cometer:

- Al seleccionar el grupo control.
- Al seleccionar el espacio muestral donde se realizará el estudio.
- Por pérdidas en el seguimiento.
- Por la presencia de una supervivencia selectiva.

Cuando son **estudios de cohortes**, puede que el grupo al que se va a seguir (cohorte) no refleje la misma distribución de variables tales como edad, sexo, etc. que la población general, debido, por ejemplo, a que algunos de los individuos originalmente seleccionados se niegan a participar. Dado que los estudios de cohortes son fundamentalmente de exposición a un determinado factor de riesgo de padecimiento de una enfermedad, otro de los posibles sesgos viene determinado por la desigualdad a esa exposición entre la cohorte y la población general.

En el caso de los **ensayos clínicos**, en los que el grupo activo y de tratamiento pueden escogerse, y evitar así los sesgos de los estudios de cohortes y de casos y controles, pueden producirse también sesgos. El más característico es el **sesgo de procedimiento de selección**, que se da cuando la asignación a los grupos de tratamiento se hace en base a algunas características de los pacientes, lo que puede provocar que los grupos acaben no siendo realmente iguales. Puede producirse cuando se compara un tratamiento quirúrgico con uno médico: es posible que los pacientes del tratamiento quirúrgico requieran un mejor estado general para su intervención y que inconscientemente se deje para tratamiento médico a los pacientes que no pueden ser intervenidos. Está claro que los pacientes intervenidos están menos afectados por la enfermedad, por lo que no sería de extrañar que el tratamiento quirúrgico resultara superior al médico (MIR 2008-2009, P204).

Los sesgos de selección se pueden clasificar en:

- **Sesgo debido al individuo.** Las personas que participan en el estudio también pueden producir desviaciones sistemáticas de las mediciones. Se trata generalmente de sesgos de selección, ya que el error se comete en el proceso de selección de los individuos que se incluirán en la muestra.
- **Sesgo de diagnóstico.** Los sesgos de selección pueden presentarse también en los estudios de casos y controles, cuando el procedimiento utilizado para identificar a los sujetos enfermos (sesgo diagnóstico) varía o se modifica en función de si está o no expuesto.
- **Sesgo de detección.** Se produce cuando el estar expuesto influye en la selección. En las personas que por estar expuestas o por presentar una clínica relacionada con la exposición tienen una vigilancia mayor, se va a facilitar la detección de la enfermedad. De esta forma se producirá un sesgo de selección.
- **Sesgo de pérdida (abandono, ausencia).** Los estudios de cohortes, en los que se sigue a los individuos durante bastante tiempo, pueden sufrir sesgos debidos a las pérdidas en la participación. Si el número de pérdidas es equivalente en el grupo de expuestos y en el de no expuestos, no habrá problemas, siempre que la tasa de enfermedad sea la misma en los perdidos que en el grupo de donde proceden. Si no es así, entonces las cohortes se desequilibrarán y la validez interna se resentirá. También se da en los ensayos clínicos (MIR 2021-2022, P045).
- **Sesgo de inclusión.** Este sesgo se produce cuando la probabilidad de que un sujeto se incluya en un estudio está ligada a alguno de los factores que se trata de estudiar. Su origen puede estar en la selección de los casos; por ejemplo, si se seleccionan en el ámbito hospitalario, probablemente sean casos más graves que los de la población general y no sean representativos de la población general. También podrían producirse en los controles, en cuyo caso se denomina:
- **Sesgo de la tasa de ingresos («falacia de Berkson»).** Este sesgo fue descrito por Berkson en 1946 cuando evaluaba un estudio de casos y controles que concluía que la tuberculosis

protegía frente al cáncer: la prevalencia de tuberculosis entre los pacientes diagnosticados de cáncer era menor que entre los enfermos ingresados, no diagnosticados de cáncer. El problema radicaba en que la probabilidad de que un enfermo con las dos patologías estuviera ingresado era mucho menor que la de cualquiera de las enfermedades por separado. Dicho de otro modo: los pacientes con las dos enfermedades tienen más probabilidades de estar muertos y por tanto menos de estar ingresados en el momento del estudio. Es decir, las tasas de ingreso eran distintas para las patologías unidas y para las patologías por separado. La mejor manera de evitar este sesgo es conseguir un grupo control adecuado. En este caso hubiera sido suficiente elegir los controles de entre la población sana: debía haberse comparado la prevalencia de cáncer entre los tuberculosos con la prevalencia de cáncer en la población general no tuberculosa. En resumen, **debe tenerse cuidado al utilizar controles hospitalarios.** *Podría reducirse cuestionándonos los criterios de inclusión de nuestro estudio y tratar de no seleccionar un grupo que difiera del conjunto de la población a estudiar.*

- **Sesgo del trabajador sano.** Es parecido al anterior y se puso en evidencia cuando trabajadores sometidos a ambientes peligrosos parecían tener una tasa de supervivencia superior que la población general. La explicación no es que el ambiente peligroso proteja a los trabajadores, sino que para trabajar en esos ambientes es necesario tener una buena salud, lo cual no ocurre en la población general.
- **Sesgo del voluntario (autoselección).** Los estudios de casos y controles en los que la participación es baja o moderada son susceptibles de tener sesgos de autoselección que surgen del rechazo a participar (o no respuesta) que está relacionado con la exposición y la enfermedad. La aceptación para participar está relacionada con la exposición y la enfermedad. *Para reducir este riesgo hay que tratar de conseguir el máximo de respuestas (más del 80 %), y dentro del grupo de no respuesta tratar de conseguir un subgrupo de sus características esenciales (edad, sexo, etc.) para ver si son comparables al grupo de participantes.*
- **Sesgo de pertenencia.** Constituye un problema cuando se estudian grupos preexistentes que el investigador no puede formar a su criterio. Se da cuando uno de los grupos se relaciona con la variable de estudio.
- **Sesgo de prevalencia o incidencia (Neyman).** Descrito por Neyman en 1955. Se produce cuando se estudia una determinada patología que produce muertes precoces y en el momento del inicio del estudio esos individuos muertos ya no pueden incluirse en el grupo de los casos. Se trata de un sesgo por inclusión de casos prevalentes de la enfermedad, en lugar de incidentes, cuando la exposición es una de las variables predictivas de la supervivencia. Por ello, si las personas expuestas tienen mayor o menor supervivencia la utilización de casos prevalentes (supervivientes) distorsionará la asociación de la enfermedad con la exposición, sesgando el estudio en la dirección de sobreestimar o subestimar el efecto. *El sesgo de prevalencia se puede evitar con la utilización exclusiva de casos incidentes en los estudios de casos y controles.*

4.2. Sesgos de información o de medida

Los sesgos de información son alteraciones en la estimación del efecto por errores de medición en la exposición o enfermedad o en la clasificación errónea de los sujetos. Las fuentes de sesgo de información más frecuentes son:

- Instrumento de medida no adecuado.
- Criterios diagnósticos incorrectos.
- Omisiones.
- Imprecisiones en la información.
- Errores en la clasificación.
- Errores introducidos por los cuestionarios o los encuestadores.

Los diferentes sesgos de información o medida son:

- Sesgo debido al observador (subjetividad del encuestador). Alteración constante y en el mismo sentido realizada por un observador, de manera consciente o inconsciente. *Ejemplo*: El conocimiento de que un determinado grupo de pacientes está siendo tratado con una medicación antihipertensiva puede hacer que, inconscientemente, se tienda a infravalorar las cifras de la presión arterial. *Los ensayos clínicos doble ciego, en los que ni el paciente ni el evaluador conocen el tipo de tratamiento, evitan este sesgo.* En estudios de otro tipo, como los de cohortes, en los que se valora un factor de riesgo de padecer una enfermedad, la decisión sobre si un determinado individuo la padece o no debe ser tomada sin conocer si dicho individuo está sujeto al factor de riesgo (MIR 2010-2011, P234).
- Sesgo de medición. Se debe fundamentalmente al mal funcionamiento del instrumento de medición, que desvía los resultados siempre en el mismo sentido. Ese instrumento puede ser tanto un aparato como una encuesta mal diseñada y no suficientemente bien validada.
- Sesgo de procedimiento. Se produce cuando los grupos de sujetos no son tratados de la misma manera. Por ejemplo, los pacientes del grupo tratado (en el caso de los ensayos clínicos) o expuestos al factor de riesgo (cuando son cohortes o casos-control) pueden ser seguidos con un mayor interés y una mayor profundidad, por lo que puede influirse en el sentido de que sean más obedientes al tratamiento (ensayos) o de que se investigue mejor el factor de riesgo, encontrándolo más frecuentemente. *Someter a los grupos exactamente a los mismos procedimientos y examinar las variables de estudio con los mismos criterios son las mejores formas de evitar este sesgo.*
- Sesgo de recuerdo o memoria (*recall bias*). También puede aparecer como **sesgo amnésico.** Se produce cuando uno de los grupos tiene una mayor facilidad para recordar algo que se le pregunta. En un estudio de casos y controles es más fácil que los casos recuerden mejor si han estado sometidos al factor de riesgo. *Ejemplo*: En el caso de malformaciones congénitas, las madres habrán reflexionado sobre las posibles causas en mayor medida que las madres de hijos sanos. *Para tratar de reducirlo debemos buscar información adicional de otras fuentes* (MIR 2013-2014, P198; MIR 2008-2009, P211).
- Sesgo del instrumento poco sensible. Los instrumentos empleados para evaluar al individuo pueden no ser los adecuados para medir las variables del estudio, o pueden estar mal calibrados. Es evidente, por ejemplo, que en un estudio de nutrición no puede emplearse cualquier tallímetro, ni cualquier báscula, y que los que se empleen deben calibrarse periódicamente.
- Sesgo de detección. Se da cuando se introduce una nueva técnica para el diagnóstico de una enfermedad, capaz de detec-

tarla en un estadio anterior al que lo hacían los instrumentos clásicos: la detección precoz puede implicar una mayor supervivencia independientemente del tratamiento al que los enfermos sean sometidos.

- Sesgo de cumplimiento. Se provoca cuando el paciente encuentra más agradable seguir un tratamiento que otro. Este sesgo debe tenerse muy en cuenta cuando en la evaluación de tratamientos antiasmáticos, por ejemplo, se compara la medicación oral con la inhalada: la comodidad de la administración o de la posología pueden determinar un mayor o menor grado de cumplimiento y, como consecuencia, un efecto terapéutico mayor o menor.
- Sesgo de migración. Cuando un factor de riesgo de una enfermedad es conocido desde hace tiempo, los enfermos son enseñados a evitarlo, de manera que, en vez de encontrarse una relación factor de riesgo-enfermedad, lo que se encuentra es lo contrario, debido a la «migración» de los afectados.
- Errores de clasificación (*misclassification*). Son una consecuencia directa del sesgo de información. Se trata de una distorsión en la estimación de la medida de asociación que surge cuando la medición de la exposición y/o de la enfermedad se realiza sistemáticamente de manera inexacta. Esta clasificación puede ser:
  - Diferencial, si el error de clasificación es independiente para ambos grupos; se trata por lo tanto, de un auténtico sesgo. Pueden aumentar o disminuir la relación entre exposición y enfermedad.
  - No diferencial, si el error de clasificación es igual para ambos grupos de estudio, produciéndose una dilución del efecto con una subestimación del mismo. Generalmente son aleatorios y suelen estar causados por una mala calidad en los instrumentos de medida. No son verdaderos sesgos, por lo tanto afectan a la precisión o fiabilidad del estudio no a su validez. Este tipo de errores tienden a diluir el efecto de la exposición sobre la enfermedad.

Para reducirlos hay que intentar enmascarar el grupo al que pertenece el individuo estudiado, y tener unos criterios de inclusión y exclusión muy estrictos.

El **grupo control**, o de referencia, es imprescindible para garantizar que los resultados del estudio se deben a la exposición o tratamiento analizados y no a otros factores, que pueden producir variados sesgos:

- Evolución natural. Si una enfermedad suele evolucionar hacia la resolución natural, al analizar el efecto de un determinado tratamiento podríamos sobrevalorar dicho efecto si no dispusiéramos de un grupo control.
- Sesgo por regresión a la media. Fenómeno por el cual una variable con un valor extremo tiende a tener valores más cercanos a los valores centrales de su distribución en sucesivas mediciones, en ausencia de algún tipo de intervención. Ocurre con determinados valores analíticos, como por ejemplo los valores de ciertos parámetros analíticos cono la glucemia, el colesterol, o las cifras de tensión arterial.
- Efecto Hawthorne. El hecho de que los pacientes se sepan observados puede variar sus hábitos de vida u exposición a factores de riesgo, conduciendo a una estimación incorrecta del verdadero papel que desempeña el factor de estudio.
- Efecto placebo. Podría considerarse un tipo especial del anterior. Un paciente, por el simple hecho de saber que está bajo un tratamiento, puede producir una mejoría que atribuiríamos completamente al fármaco, pero si lo comparamos con aquéllos que reciben placebo, podríamos determinar el efecto debido realmente al fármaco.
- Falacia ecológica. Cuando se hacen inferencias a nivel individual a partir de información procedente del nivel ecológico (poblacional), debido a que existe heterogeneidad en la exposición y los efectos entre los individuos que forman el grupo.

4.3. Sesgos de confusión

Se originan por la imposibilidad de asignar la exposición de manera aleatoria en los estudios observacionales que básicamente se produce por una no comparabilidad de los grupos en estudio. Una variable de confusión es una variable asociada (desde el punto de vista causal) con el efecto o enfermedad que se está analizando; esa variable, por sí misma, de forma independiente a otras variables analizadas en el estudio, es responsable de un número determinado de casos del efecto. Además, esta variable de confusión está relacionada con el resto de las variables. No debe ser un paso intermedio en la asociación entre el factor de estudio y la enfermedad.

Ejemplo: Se investiga la asociación causal entre el consumo de alcohol y la aparición de enfermedades cardiovasculares. La magnitud de la asociación entre el alcohol, como factor de riesgo, y la enfermedad cardiovascular, como efecto, puede estar sesgada por la presencia de individuos que fuman. El tabaco es una variable asociada independiente al consumo o no de alcohol y a la aparición de enfermedades cardiovasculares; el tabaco está relacionado con el alcohol y no es un efecto del mismo (la proporción de fumadores es mayor entre los consumidores de alcohol). Para no infravalorar o sobreestimar el efecto de un factor de riesgo es necesario controlar estas variables de confusión (MIR 2003-2004, P196; MIR 2004-2005, P208; MIR 2013-2014, P200).

Las variables de confusión pueden controlarse tanto en la **fase de diseño** de la investigación como en la **fase de análisis** (MIR 2010-2011, P178; MIR 2011-2012, P177):

- Control en la fase de diseño: se pueden controlar mediante:
  - Aleatorización: consiste en asignar, de forma aleatoria, los individuos a los diferentes grupos de estudio, garantizando que todos los individuos tengan la misma probabilidad de pertenecer a cualquiera de los dos grupos. Se garantiza la homogeneidad de los grupos respecto a las variables de confusión, tanto conocidas como no conocidas.
  - Restricción: consiste en seleccionar para el estudio la población que está en una única categoría de la variable de confusión; por ejemplo, realizar el estudio de alcohol y enfermedades cardiovasculares sólo en fumadores.
  - Apareamiento (emparejamiento): en el apareamiento se comparan dos grupos de población que se diferencian en la exposición al factor de riesgo (un grupo consumen alcohol y otro no consume alcohol) y son idénticos en cuanto a la variable de confusión (aspectos vistos en los estudios de casos-controles apareados).

- Control en fase de análisis: se pueden controlar mediante:
  - Estratificación: en la fase de análisis se puede realizar el análisis tantas veces como categorías tenga la variable de confusión. *Ejemplo*: Si la variable de confusión es el sexo (variable con dos categorías), el análisis se puede hacer para los hombres y para las mujeres de forma separada. Si buscamos la asociación entre sedentarismo y obesidad hacemos el análisis para hombres (comparamos en la muestra de hombres un grupo de sedentarios con otro grupo de no sedentarios y vemos la aparición de la obesidad) y para mujeres (comparamos en la muestra de mujeres un grupo de sedentarias con otro grupo de no sedentarias y vemos la aparición de la obesidad), de forma independiente.
  - Ajuste: permite obtener medidas del efecto una vez eliminada la influencia de la variable de confusión (medidas ajustadas). *Ejemplo*: La mortalidad en una población está condicionada por la edad de la población. No es lo mismo que sea una población joven que una población anciana. Para eliminar la influencia de la edad, es necesario comparar tasas de mortalidad estandarizadas, es decir, comparar tasas calculadas en el supuesto de que ambas poblaciones de estudio tuvieran la misma distribución de edad.
  - Análisis multivariante: permite determinar la influencia sobre el efecto de más de un factor de riesgo y estimar parámetros ajustados para cada variable a igualdad de situación respecto a las otras variables de confusión. Es un concepto similar al de ajuste de tasas pero teniendo en cuenta a la vez la influencia de más de una variable de confusión.
- **Sesgos de evaluación.** Si hemos sido capaces de evitar todos los sesgos anteriores, aún cabe la posibilidad de encontrar algún error en la fase de evaluación de los resultados.

Todo diseño epidemiológico no experimental en mayor o menor medida es susceptible de este tipo de sesgos, por lo que es un imperativo para los investigadores planear adecuadamente cada una de las etapas de un estudio con el propósito de evitar o disminuir al máximo la posibilidad de incurrir en dichos errores. Sin duda, la etapa más crítica de un estudio corresponde a la del diseño ya que resulta casi imposible corregir a posteriori los sesgos introducidos durante esta etapa.

> Los sesgos se pueden cometer en cualquier etapa de una investigación, por lo que la mejor manera de evitarlos es realizar un buen diseño de la investigación que vamos a llevar a cabo.

Puntos clave

- El error sistemático o sesgo afecta a la validez de un estudio (el sesgo de selección sólo a la externa; el resto a interna y externa). No se puede cuantificar. No se modifica al aumentar el tamaño muestral.
- El error aleatorio afecta a la precisión o fiabilidad de un estudio. Es cuantificable y se reduce al aumentar el tamaño muestral.
- Los sesgos de selección y de información o de medida pueden controlarse en la fase de diseño.
- Tres requisitos de un sesgo de confusión: a) estar asociado con la exposición; b) estar asociado con la enfermedad; c) no ser un paso intermedio en la secuencia causal entre exposición y enfermedad. Pueden controlarse en la fase de diseño o de análisis.
- El hecho de que los pacientes se sepan observados puede variar sus hábitos de vida u exposición a factores de riesgo, conduciendo a una estimación incorrecta del verdadero papel que juega el factor de estudio, este sesgo se conoce como *Efecto Hatwthorne* (sesgo de información o de medida).
- En un estudio de casos y controles es más fácil que los casos recuerden mejor si han estado sometidos al factor de riesgo, este sesgo se conoce como sesgo de recuerdo, memoria, amnésico o *recall bias*.

4 Análisis epidemiológico de la asociación

Orientación MIR

- Tema frecuentemente preguntado en el MIR (Vídeo 4-1).
- Es fundamental tener claro que el «riesgo relativo» y la «*odds ratio*» se calculan mediante cocientes y varían de 0 a infinito, siendo 1 cuando no existe asociación. Valores menores de 1 indican que la exposición «protege» del evento y mayores de 1 indican «más riesgo» de evento.
- La «reducción absoluta del riesgo» y la «diferencia absoluta del riesgo» son índices que se calculan mediante diferencias y varían de -100 % a 100 %, siendo 0 cuando no existe asociación.
- El «número necesario a tratar» es el número necesario de pacientes que se estima que es necesario tratar con el nuevo tratamiento, en lugar de con el tratamiento habitual, para evitar un evento adicional.

1. Medidas de asociación y efecto

Uno de los objetivos más frecuentes en investigación clínica es cuantificar la asociación que hay entre dos variables. Las medidas de asociación permiten evaluar si existe una asociación, la cuantifican y establecen la dirección de la asociación.

1.1. Riesgo relativo

El riesgo relativo (**RR**) se calcula como cociente de riesgos, entendiendo por riesgo la probabilidad de enfermar. Este índice proviene de la epidemiología y surge con el objetivo de estimar el efecto de una exposición en el riesgo de enfermar; se estima el riesgo relativo como riesgo en los expuestos dividido por el riesgo en los no expuestos (MIR 2024-2025, P045).

Propiedades del riesgo relativo:

- No tiene dimensiones (MIR 2019-2020, P034).
- El riesgo relativo toma valores entre 0 e infinito (Fig. 4-1).
- Si los riesgos entre expuestos y no expuestos coinciden, el riesgo relativo es igual a 1.
- Si el resultado principal es negativo, como recidiva, recaída o ingreso, un riesgo relativo menor que 1 indica un efecto protector de la exposición.
- Riesgos relativos por encima de 1 indican que los pacientes expuestos tienen más riesgo que los no expuestos.

Ejemplo: Si en un estudio el riesgo relativo es 2, ello indica que el riesgo de enfermar es dos veces más frecuente en los expuestos que en los no expuestos. Riesgos relativos por debajo de 1 indican que el riesgo de enfermar es menor en los expuestos que en los no expuestos (MIR 2003-2004, P204; MIR 2005-2006, P198; MIR 2007-2008, P203; MIR 2011-2013, P175; MIR 2012-2013, P181; MIR 2012-2013, P182; MIR 2013-2014, P205; MIR 2013-2014, P201; MIR 2014-2015, P181).

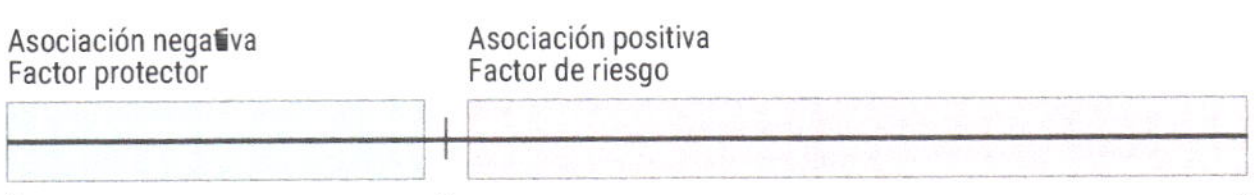

Fig. 4-1 | Interpretación de las medidas de asociación.

En investigación clínica se utiliza el término «riesgo» como la probabilidad de que ocurra un evento independientemente de si este evento es positivo y deseable (curación, alta, etc.) o es negativo (recaída, muerte, reingreso, enfermar, etc.). En un ensayo clínico el riesgo relativo se estima mediante el cociente del riesgo del evento en el grupo de pacientes tratados con el tratamiento experimental dividido por el riesgo del evento en el grupo de pacientes tratados con placebo o con el tratamiento habitual, en general el grupo control.

Ejemplo: Si en un ensayo clínico para prevenir la recidiva de una cierta enfermedad, en el grupo experimental se observa que 5 pacientes de los 50 tratados con el nuevo tratamiento recidivan y en el grupo con el tratamiento habitual se observa recidiva en 10 pacientes de los 50 tratados, el riesgo en el grupo experimental es 5/50 = 0,1, mientras que en el grupo control el riesgo es 10/50 = 0,2. El riesgo relativo es, por tanto, 0,1/0,2 = 0,5.

Hay que recordar que los diseños de estudios condicionan la medida de impacto a utilizar. El riesgo relativo se puede calcular en estudios de cohortes o ensayos clínicos, donde se selecciona de acuerdo a la exposición al tratamiento. No se puede emplear en casos y controles o en estudios transversales donde se muestree a los pacientes de acuerdo a la ocurrencia o no del evento. En un estudio de cohortes se puede estimar el riesgo relativo como cociente de las incidencias en cada grupo.

El riesgo relativo puede variar de 0 a infinito. Además de la estimación puntual, se debe acompañar del intervalo de confianza. Si ese intervalo de confianza incluye el 1, indicaría que no existe asociación estadísticamente significativa entre la exposición y el evento.

Aunque en la definición más habitual el riesgo relativo se calcula como el cociente de riesgos entre expuestos y no expuestos, es posible encontrar en la literatura el riesgo relativo estimado de la forma inversa, es decir, mediante el cociente de riesgos entre no expuestos y expuestos (Tabla 4-1).

(MIR 2003-2004, P201; MIR 2003-2004, P202; MIR 2004-2005, P204; MIR 2005-2006, P198; MIR 2008-2009, P205; MIR 2011-2012, P182; MIR 2012-2013, P181; MIR 2014-2015, P181)

- Riesgo relativo (RR) es el cociente del riesgo en expuestos dividido por el riesgo en no expuestos.
- En un ensayo clínico es el cociente del riesgo en tratados (fármaco experimental) dividido por el riesgo en no tratados (fármaco habitual).

Tabla 4-1. Cálculo del riesgo relativo

	Evento	No evento	TOTAL
Tratamiento nuevo	a	b	a+b
Tratamiento control	c	d	c+d
TOTAL	a+c	b+d	

RR = Rt/Rc, siendo Rt = a/(a+b) y Rc = c/(c+d)

1.2. Razón de prevalencias

En los estudios transversales se utiliza la razón o cociente de las prevalencias como estimador del riesgo relativo. Este cálculo es adecuado si en el estudio transversal se ha muestreado a los pacientes entre los expuestos y entre lo no expuestos. Si se ha seleccionado a los pacientes de acuerdo a la presencia o no del evento o si no ha habido selección, entonces no es posible estimar los riesgos del evento en expuestos y no expuestos y por tanto no se puede calcular el riesgo relativo. Para estas situaciones se calcula la *odds ratio* como medida de asociación.

1.3. *Odds ratio*

La *odds ratio* (OR) se define como el cociente del *odds* en el grupo de exposición dividido por el *odds* en el grupo de no expuestos. El *odds* es el resultado del cociente entre el riesgo y su complementario (Tabla 4-2).

La *odds ratio*, al igual que el riesgo relativo, varía entre 0 e infinito, siendo 1 la no asociación. Tiene como ventaja con respecto al riesgo relativo que se puede estimar en todos los diseños, pero es más complejo de entender, por lo que suele ser interpretado como si fuera un riesgo relativo, lo que supone un error, tanto mayor cuanto mayor es la prevalencia del evento. Sólo se aproxima su valor al del riesgo relativo si la prevalencia del evento es muy baja. Para un mismo estudio, la *odds ratio* siempre está más alejada del 1 que el riesgo relativo; la diferencia entre las dos estimaciones es mínima cuando la prevalencia es baja. La *odds ratio* tiene la ventaja de poder ajustarse por otras variables confusoras de forma sencilla mediante modelos de regresión logística (Tabla 4-3).

El cálculo es sencillo: OR = a×d/b×c

1.3.1. Propiedades de la *odds ratio*

- La *odds ratio* toma valores entre 0 e infinito.

Tabla 4-2. *Odds ratio*

Riesgo	*Odds* (riesgo/(1-riesgo)
0,2	0,2/0,8 = 0,25
0,4	0,4/0,6 = 0,667
0,5	1
0,6	0,6/0,4 = 1,5
0,8	0,8/0,2 = 4

Tabla 4-3. Cálculo de la odds ratio

	Evento	No evento	TOTAL
Expuesto	a	b	a+b
No expuesto	c	d	c+d
TOTAL	a+c	b+d	OR = a×d/b×c

- Si los riesgos entre expuestos y no expuestos coinciden, la *odds ratio* es igual a 1.
- Si resultado principal es negativo, como recidiva, recaída o ingreso, una *odds ratio* menor que 1 indica un efecto protector de la exposición. Una *odds ratio* por encima de 1 indica que los pacientes expuestos tienen más riesgo que los no expuestos.
- No tiene dimensiones. Se puede ajustar mediante regresión logística.

Ejemplo: En el caso anterior del ensayo clínico, donde las proporciones de evento en los pacientes tratados en el grupo experimental son 0,1 y 0,2 en los pacientes del grupo control, la *odds ratio* sería: (0,1/0,9)/(0,2/0,8) = 0,44 (MIR 2007-2008, P203; MIR 2010-2011, P174; MIR 2013-2014, P201; MIR 2014-2015, P189).

- La *odds ratio* tiene similar interpretación que el riesgo relativo y su valor es muy parecido a éste sólo si la prevalencia es muy baja.
- Su cálculo es sencillo mediante producto cruzado.
- Se puede utilizar en diseños de estudios caso-control.
- Se puede estimar la *odds ratio* ajustada mediante regresión logística.

2. Medidas de impacto

Dentro de estas medidas están las reducciones absoluta y relativa del riesgo, el número necesario a tratar y la diferencia de incidencias o riesgo atribuible.

2.1. Reducción absoluta del riesgo

La reducción absoluta del riesgo (**RAR**) se define como la diferencia de riesgo en el grupo no expuesto y el riesgo en el grupo expuesto. La **diferencia absoluta de riesgo (DAR)** se define como la complementaria, es decir, la diferencia de riesgo en el grupo expuesto y el riesgo en el grupo no expuesto. Como se puede notar, DAR es igual a RAR pero cambiado de signo.

Estas dos medidas tienen las mismas características:

- Su rango es de -1 a 1.
- Si el valor es 0, indica que no hay asociación.
- Al ser diferencias de proporciones no tienen dimensiones.
- Y también por ser diferencias de proporciones en algunos estudios se presentan en %.

(MIR 2006-2007, P211; MIR 2013-2014, P195; MIR 2010-2011, P186)

Ejemplo: En un ensayo clínico en el que se evalúa el efecto de un nuevo tratamiento para prevenir un nuevo ingreso, el riesgo de reingreso en el grupo de pacientes con tratamiento nuevo (grupo experimental o de expuestos) es el 3 %. En el grupo control con el tratamiento habitual (o no expuesto) el riesgo es del 10 %. La reducción absoluta del riesgo (RAR) es 10 % - 3 % = 7 %, es decir, se reduce un 7 % el riesgo de ingresos. La diferencia absoluta del riesgo (DAR) es 3 % - 10 % = -7 %. Es decir, el grupo de expuestos a la nueva intervención tiene un 7 % menos de riesgo de reingreso que el grupo de no expuestos.

2.2. Reducción relativa del riesgo

La reducción relativa del riesgo (RRR) se define como la diferencia de riesgo entre el grupo control (no expuesto) y el experimental (reducción absoluta del riesgo) dividida por el riesgo en el grupo control (no expuestos). De forma equivalente se puede definir la diferencia relativa de riesgo (DRR) como la diferencia de riesgo entre el grupo experimenta (expuesto) y el control (diferencia absoluta del riesgo) y como en el caso anterior, dividida por el riesgo en el grupo control (no expuestos) (MIR 2005-2006, P259).

Ejemplo: En el ejemplo anterior la reducción relativa del riesgo es RRR = RAR/Rc = 7 %/10 % = 0,7. Se interpreta como que se ha reducido con el tratamiento experimental un 70 % del riesgo que se tiene en el grupo control.

Esta RRR es la medida que proporciona los valores más grandes de todas las medidas analizadas en este tema. A veces se calcula la RRR como 1 – RR. En el ejemplo, el RR = 0,03/0,1 = 0,3 y por tanto RRR = 1 – 0,3 = 0,7.

2.3. Número necesario a tratar

El número necesario a tratar **(NNT)** es un índice útil en la evaluación de tratamientos y está relacionado con los dos índices absolutos anteriores. Se define como el inverso de la reducción absoluta del riesgo o de la diferencia absoluta de riesgo. Se interpreta como el número necesario de pacientes a tratar con el tratamiento experimental para evitar un evento adicional de los que se observarían con el tratamiento control.

Ejemplo: En el ejemplo anterior, con una diferencia absoluta de riesgos del 7 %, se necesitaría tratar a 14 pacientes para evitar un reingreso. Es fácil ver que si cada 100 pacientes se evitan 7 reingresos (RAR = 7 %), hace falta tratar a 14 para evitar 1 reingreso (NNT = 14) (MIR 2024-2025, P041; MIR 2021-2022, P046; MIR 2020-2021, P054; MIR 2013-2014, P195; MIR 2012-2013, P182; MIR 2012-2013, P182; MIR 2010-2011, P184; MIR 2007-2008, P211; MIR 2006-2007, P205; MIR 2005-2006, P201).

Cuando se evalúan los efectos adversos de un tratamiento se utiliza el **NND (número necesario para dañar) en lugar del NNT**. Este índice indica el número necesario de pacientes a tratar con el nuevo tratamiento para tener un daño más de los que se tienen en el grupo control (MIR 2014-2015, P198).

- ✔ EL NNT y el NND son índices cuyas unidades son personas.
- ✔ Cuanto mayor sea el NNT, menos eficaz será el tratamiento.
- ✔ Si el efecto del tratamiento no es estadísticamente significativo:
  - ✔ El intervalo de confianza al 95 % del RAR incluye el 0.
  - ✔ El intervalo de confianza del RR y de la OR incluye el 1.
  - ✔ El intervalo de confianza del NNT incluye el infinito (al dividir por 0).

2.4. Diferencia de incidencias o riesgo atribuible

En epidemiología, el riesgo atribuible (**RA**) en una población expuesta a un factor de riesgo es la diferencia entre la incidencia de la enfermedad en los expuestos al factor de riesgo menos la incidencia en los no expuestos al factor de riesgo (**RAe=Ie-Io**). La diferencia entre ambos valores proporciona el valor del riesgo de enfermedad en la cohorte expuesta, que se debe exclusivamente a la exposición al factor de riesgo (MIR 2014-2015, P181).

La proporción de riesgo atribuible o fracción etiológica se estima mediante el cociente entre el riesgo atribuible y el riesgo en expuestos y representa la proporción de nuevos casos que se podrían eliminar si se eliminará el factor de exposición (**RAPe = (Ie-Io)/Ie = 1-(1/RR) = (RR-1)/RR**) (MIR 2003-2004, P203; MIR 2003-2004, P204).

El riesgo atribuible en la población general (RAp) es la diferencia entre la incidencia de la enfermedad en la población general (Ip) y la incidencia en los no expuestos (Io). La fórmula correspondiente sería: **RAp = Ip-Io**. Aunque también puede calcularse a partir del RAPe, multiplicándolo por la prevalencia de exposición en el conjunto de la población, es decir: **RAp = RAPe x Pe.**

En la Tabla 4-4 se refleja un resumen de los índices expuestos en el tema.

Tabla 4-4. Resumen de índices

	RR	OR	RAR	NNT	RRR
Fórmula	RR = Rt/Rc	OR = (Rt/(1-Rt)) / (Rc/(1-Rc))	RAR = Rt-Rc	NNT = 1/RAR	RRR = RAR/Rc
Valores	0 a ∞	0 a ∞	-1 a 1 (-100 % a 100 %)	1 a ∞	-∞ a ∞
Dimensión	Adimensional	Adimensional	Adimensional	Personas	Adimensional

NNT: número necesario a tratar; OR: *odds ratio*; RAR: reducción absoluta del riesgo; Rc: riesgo en los controles (no expuestos); RR: riesgo relativo; RRR: reducción relativa del riesgo; Rt: riesgo en los tratados (expuestos).

Puntos clave

- ✔ Distintas medidas se pueden estimar del efecto de un tratamiento.
- ✔ Riesgo relativo y *odds ratio* son calculados mediante cocientes de riesgos (o de sus odds).
- ✔ Reducción absoluta del riesgo, reducción relativa del riesgo y número necesario a tratar se basan en diferencias de riesgos.
- ✔ En el caso de cocientes un valor de 1 indica no efecto.
- ✔ En el caso de diferencias un valor de 0 indica no efecto.
- ✔ Riesgo relativo sólo se puede estimar en estudios de cohortes o ensayos clínicos.
- ✔ *Odds ratio* se puede estimar en un estudio de casos y controles.

5 Medidas epidemiológicas de frecuencia de la enfermedad

Orientación MIR

Es un tema poco preguntado pero conviene tener claros dos conceptos:

- ✔ Diferencia entre incidencia y prevalencia.
- ✔ Diferencia entre incidencia acumulada y densidad de incidencia (o tasa de incidencia).

La epidemiología clínica ha desarrollado instrumentos para medir la frecuencia no sólo de la enfermedad sino también de otros eventos que ocurren en la práctica clínica. Como conceptos generales repasaremos las formas básicas de medición, diferenciando entre medidas de frecuencia absolutas y relativas.

1. Proporciones y razones

Hay que distinguir entre medidas absolutas y medidas relativas.

1.1. Medidas absolutas

Representa el **número de veces** que ocurre un evento en la población. Por ejemplo, el número de casos notificados de infección por VIH en España durante el año 2014 fue de 444 (Ministerio de Sanidad, *Vigilancia epidemiológica del VIH y SIDA en España*). **Conocer el número absoluto de afectados puede ser útil para asignar recursos.**

1.2. Medidas relativas

Se trata de medidas relativas de frecuencia de enfermedad (Tabla 5-1). Para poder establecer comparaciones o investigar posibles determinantes es preciso **relacionar el número de eventos con el número total de individuos que componen la población:**

- ✔ **Proporción:** el numerador está incluido en el denominador. *Ejemplo*: Proporción de fumadores en una consulta de neumología.

Tabla 5-1. Medidas relativas

	Proporción	Razón	Tasa
Fórmula	P = a/(a+b)	R = a/b	Tasa = a/(personas × tiempo)
Valores	0 a 1	0 a ∞	0 a ∞
Dimensión	Adimensional	Adimensional	Dimensión temporal ($tiempo^{-1}$)

- ✔ **Razón o ratio:** es la relación entre dos fenómenos independientes, por tanto, el numerador **no** está incluido en el denominador. *Ejemplo*: Ratio de mujeres/hombres fumadores.
- ✔ **Tasa:** es una razón que indica la **velocidad de aparición de eventos** en una población. El denominador lo forman la **suma de los tiempos de riesgo** que cada individuo aporta mientras permanece en el estudio o desarrolla el evento.

Persona Tiempo = Suma de los tiempos de todos los individuos en riesgo.

2. Prevalencia e Incidencia

Otras dos medidas epidemiológicas frecuentemente usadas son la prevalencia y la incidencia (Tabla 5-2).

2.1. Prevalencia

Es la **proporción** de individuos de una población que presentan el evento en un momento, o período de tiempo, determinado *Ejemplo*: Se calcula que en 2014 la prevalencia mundial de la diabetes fue del 9 % entre los adultos mayores de 18 años (OMS). Es un indicador **estático.** Cuando se aplica una prueba diagnóstica, la prevalencia puede ser un indicador de la **probabilidad preprueba** que tienen los individuos de la población de padecer la enferme-

Tabla 5-2. Prevalencia e incidencia

	Prevalencia (PV)	Incidencia acumulada (IA)	Densidad o tasa de incidencia (DI)
Fórmula	PV = nº total de eventos / población en riesgo	IA = nº de eventos nuevos / población en riesgo al inicio del período	DI = nº de casos nuevos en un período de tiempo / (personas × tiempo)
Valores	0 a 1	0 a 1	0 a ∞
Dimensión	Adimensional	Adimensional	Dimensión temporal ($tiempo^{-1}$)
		Cohorte fija	Cohorte dinámica

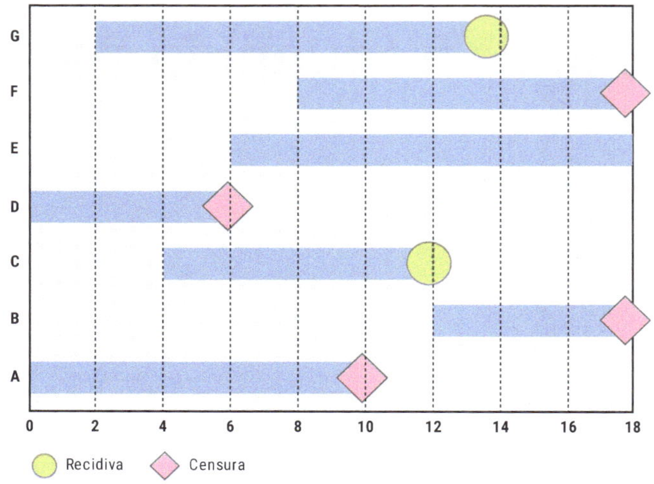

Incidencia acumulada: 2 recidivas/7 pacientes= 28,6%
Densidad de incidencia: 2 recidivas/(12+10+12+6+8+6+10 meses)= 3,12 por 100 personas-mes

Fig. 5-1 | Incidencia acumulada y densidad de incidencia.

dad. La prevalencia de período es la proporción de sujetos que presentan una enfermedad (infarto) en algún instante durante un período de tiempo (10 años). Su cálculo es complejo pues el denominador puede ser cambiante a diferencia de la prevalencia puntual que se calcula como el número de casos con la enfermedad en un instante fijo del tiempo (y por tanto asume una población fija).

2.2. Incidencia

Representa el **número de nuevos casosen un período de tiempo.** Es un índice **dinámico** que requiere seguimiento en el tiempo. Cuando la enfermedad es recurrente se suele referir a la primera aparición. La incidencia se puede medir como incidencia acumulada o como densidad de incidencia (Fig. 5-1):

- **Incidencia acumulada:** es la proporción de individuos que desarrollan el evento durante el período de seguimiento (MIR 2024-2025, P040).
- **Densidad de incidencia (o tasa de incidencia):** es el cociente entre el número de casos nuevos ocurridos durante el período de seguimiento y la suma de todos los tiempos de observación (MIR 2009-2010, P194; MIR 2013-2014, P196; MIR 2019-2020, P037).

Prevalencia es equivalente a la **probabilidad o riesgo** que tiene un individuo de estar enfermo en un momento dado del tiempo en una población.

Incidencia es el **riesgo** que tiene un individuo de enfermar o sufrir un evento (MIR 2019-2020, P031).

Puntos clave

- **Prevalencia** es equivalente a la probabilidad o riesgo que tiene un individuo de estar enfermo en un momento dado del tiempo en una población.
- **Incidencia** es el riesgo que tiene un individuo de enfermar o sufrir un evento.

6 Estudios experimentales. Ensayo clínico

Orientación MIR

- El tema de "Ensayos clínicos" es el capítulo del bloque de Epidemiología y Estadística más preguntado en el examen MIR de forma invariable desde las convocatorias de los años 2002 hasta la actualidad. Es un capítulo que hay que dominar completamente. Hay que incidir especialmente en:
- Definición y características de los ensayos clínicos.
- Aleatorización.
- Análisis de los resultados (muy importante sobre todo el número necesario para tratar o NNT) diferenciar entre análisis por protocolo y por intención de tratar.
- Tipos de ensayos clínicos (ensayos clínicos pragmáticos vs. explicativos tradicionales) y características principales de cada uno de ellos. Fases en la realización de un ensayo clínico.

1. Introducción

A diferencia de los estudios epidemiológicos observacionales, los estudios experimentales ofrecen la posibilidad de que el investigador no se limite a ser un espectador de fenómenos sino que puede manipular los condicionantes de la investigación. Esto implica dos características básicas de los estudios experimentales: control del investigador sobre el factor de estudio y asignación de los individuos a los grupos de estudio (MIR 2005-2006, P199).

En general, el objetivo de los estudios experimentales es evaluar la eficacia de cualquier intervención terapéutica, incluyendo tanto fármacos de nueva aparición como nuevas pautas terapéuticas sobre fármacos previamente existentes.

Pero la aplicación de este tipo de estudios no se limita solamente al ámbito farmacológico, sino que cualquier medida preventiva o rehabilitadora puede ser evaluada mediante estos procedimientos (Fig. 6-1).

Actualmente, se ha desarrollado desde 1996 la declaración internacional CONSORT (*Consolidated Standards of Reporting Trials*, por sus siglas en inglés: «Normas consolidadas para las publicaciones de ensayos clínicos») para ayudar a los autores a mejorar la publicación de ensayos clínicos (MIR 2010-2011, P183).

2. Definición de ensayo clínico

El ensayo clínico aleatorizado (ECA) es un estudio experimental en el que se contesta a una pregunta sobre la eficacia de una intervención. Se interviene en un grupo de pacientes (grupo experimental) y el resultado observado se compara con el que se observa en un grupo de pacientes de idénticas características (grupo control) que es intervenido con otra alternativa o con un placebo. La asignación de los pacientes a un grupo de intervención o al otro se realiza por métodos aleatorios (MIR 2022-2023, P052). Este procedimiento, aunque no lo garantiza, es la mejor forma que existe para formar grupos en los que los pacientes de ambos grupos sean lo más similares posibles en todo, en sus características clínicas, sus factores pronósticos y en otras intervenciones concomitantes. El equilibrio o balanceo que se persigue entre ambos grupos se pretende que sea tanto en aquellas características conocidas y observables, y por tanto se pueda comprobar el equilibrio, como en aquellas desconocidas o no observables. Ambos grupos serán equivalentes en todo excepto en la intervención que reciben. Tras la intervención, los dos grupos son seguidos longitudinalmente en el tiempo para detectar cualquier diferencia en los resultados clínicos observados. Si apareciese una diferencia, sólo podrá ser consecuencia del tratamiento recibido.

El ECA se considera el mejor diseño de estudio de investigación clínica para valorar la eficacia de las intervenciones. Se denomina **eficacia,** en investigación biomédica, al impacto o efecto de una intervención llevada a cabo en condiciones experimentales bien controladas (MIR 2008-2009, P207;MIR 2008-2009, P198).

Las ventajas y desventajas de los ensayos clínicos se resumen en la Tabla 6-1.

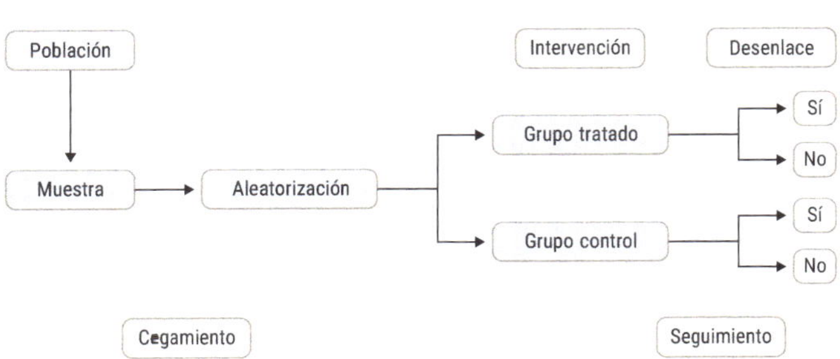

Fig. 6-1 | Estructura esquemática del ensayo clínico.

3. Fases de los ensayos clínicos

A continuación se explican las distintas fases por las que pasan los ensayos clínicos (Vídeo 6-1).

Tabla 6-1. Ventajas y desventajas de los ensayos clínicos

Ventajas	Inconvenientes
Prueba sólida de la relación causa-efecto	Coste elevado
Menor susceptibilidad a sesgos	Barreras éticas
Examinan efectos adversos	Capacidad reducida de generalización

3.1. Fase I

Esta fase es el salto de la investigación preclínica, realizada en modelos animales, a la investigación biomédica clínica realizada ya en humanos.

Son estudios de farmacocinética y farmacodinámica generalmente realizados en Unidades Especializadas de Investigación Farmacológica. No se emplean pacientes sino que se usan voluntarios sanos (salvo en especialidades como la oncología). Son estudios de tamaño reducido (< 100 pacientes normalmente) y no siempre son estudios comparativos (MIR 2007-2008, P212; MIR 2006-2007, P202; MIR 2005-2006, P205).

Estos estudios proporcionan datos preliminares sobre la seguridad del producto en sujetos sanos. De esta fase se extrae información útil para el diseño de las fases posteriores de ensayo (MIR 2010-2011, P188).

3.2. Fase II

Fase de experimentación realizada ya con pacientes similares a la población diana, en los que se prueban fundamentalmente hipótesis acerca de las dosis y las pautas de administración de los fármacos. Proporciona datos preliminares sobre la eficacia del tratamiento (MIR 2023-2024, P050; MIR 2020-2021, P048), las variables óptimas de reevaluación de la respuesta y amplía los datos de seguridad de la intervención. Representa el segundo estadio en la evaluación de las intervenciones en humanos (MIR 2008-2009, P202).

Esta fase se puede subdividir en dos fases a su vez: **fase piloto (IIa)**, realizada con un número limitado de participantes, no aleatorizada, en abierto y no comparativa, y con criterios de inclusión y exclusión muy estrictos; en una **fase más avanzada (IIb)** se incrementa el tamaño muestral y se persigue el objetivo de evaluar el perfil dosis-respuesta focalizando en el análisis de la eficacia de la intervención (MIR 2009-2010, P187). En esta fase IIb ya pueden ser aleatorizados, controlados y con estrategias de cegamiento.

3.3. Fase III

Ésta es la fase más frecuente y en ella se diseñan ensayos para evaluar la eficacia y seguridad de una intervención terapéutica, con frecuencia farmacológica, en la población diana y en condiciones similares a las previstas en la aplicación futura de la intervención. Los tamaños muestrales en esta fase son elevados (de centenares a millares) y son calculados para demostrar una diferencia estadísticamente significativa de los resultados observados con la intervención experimental frente a los de la intervención control (MIR 2006-2007, P208). Complementariamente a la eficacia se desean obtener datos de seguridad del tratamiento experimental.

La fase III debe estimar adecuadamente la incidencia de los efectos adversos (graves o no) más comunes y tratar de identificar subgrupos de pacientes con mayor riesgo de presentar eventos adversos.

En los estudios de fase III el fármaco en investigación se comparará con los tratamientos estándares preestablecidos, que deberán poder ser considerados la mejor alternativa conocida (MIR 2011-2012, P189), si los hubiera, a fin de confirmar la evidencia de eficacia relativa.

Este diseño en fase III es el empleado por la industria farmacéutica para proporcionar información necesaria para el registro y autorización de comercialización de un nuevo fármaco para una indicación determinada.

Estos estudios se denominan **pivotales.** Típicamente son aleatorizados, controlados y con estrategias de cegamiento a los pacientes, personal del ensayo y evaluadores de los resultados, que desconocerán el tratamiento asignado a los pacientes reclutados.

3.4. Fase IV

Son ensayos clínicos que se realizan con un tratamiento farmacológico tras su comercialización y en condiciones reales de utilización. Estos ensayos podrán ser similares a los descritos en las fases I, II, III si estudian algún aspecto aún no valorado o en condiciones de uso distintas a las autorizadas, como podría ser el caso del empleo de un fármaco en una nueva indicación. Estos estudios serán preferentemente controlados y aleatorizados.

Se llevan a cabo para efectuar la farmacovigilancia del producto incluyendo la detección de efectos secundarios a largo plazo o efectos poco frecuentes. También proporcionan información sobre posibles efectos del fármaco sobre la patología en sí misma o estudios de morbilidad y mortalidad.

También se utiliza la fase IV para estudiar nuevas indicaciones del producto, nuevas formulaciones y formas de dosificación, o la comparación con otros fármacos ya conocidos. Estos ensayos podrían ser similares a los descritos en las fases I, II y III si estudian algún tipo de efecto no valorado o condiciones de uso distintas de las autorizadas (por ejemplo, una nueva indicación), o bien los específicamente estudios de fase IV, incluidos en un programa de farmacovigilancia poscomercialización, que deberán también ser controlados, aleatorizados y prolongados en el tiempo para evaluar la eficacia y la seguridad de la intervención en estudio a largo plazo (MIR 2023-2024, P049).

El **Sistema Español de Farmacovigilancia,** basado en la notificación espontánea de reacciones adversas de los medicamentos, se conoce como «**tarjeta amarilla**». Existe un riguroso sistema de notificación de efectos adversos del investigador, promotor y empresa de investigación por contrato (CRO) hacia las autoridades sanitarias (MIR 2005-2006, P214).

4. Tipos de ensayos clínicos

Ensayo clínico abierto. Ensayo clínico en el que todos los implicados (el paciente, el médico que le trata y el médico que evalúa los resultados) conocen el tratamiento asignado a cada paciente.

Estudios de biodisponibilidad. Biodisponibilidad es la proporción de la dosis administrada de un medicamento que una vez absorbida está disponible para actuar en su lugar de acción. En la práctica se define como la fracción de la dosis administrada que alcanza la circulación sistémica. Los estudios de biodisponibilidad se realizan fundamentalmente en voluntarios sanos, son abiertos y no controlados. En su mayoría, se procede determinando el área bajo la curva (ABC) de las concentraciones plasmáticas del medicamento o determinando la excreción renal acumulada o la tasa de excreción.

Estudios de bioequivalencia. Tienen por objetivo la comparación de la biodisponibilidad de un principio activo empleando dos formulaciones farmacéuticas. Si las diferencias existentes están en un rango de un 10-20 % se admite que las formulaciones son bioequivalentes. Estos criterios pueden variar según la interpretación de diferentes agencias reguladoras (MIR 2011-2012, P200).

Estudios de búsqueda de dosis. Pueden ser dos tipos:

- **Estudio de dosis escalonada:** la dosis más eficaz se determina, en pacientes individuales, mediante incrementos paulatinos.
- **Estudio de dosis en paralelo:** la dosis más eficaz se determina mediante la comparación de diferentes dosis administradas a distintos grupos de sujetos repartidos aleatoriamente (MIR 2009-2010, P184).

Ensayo clínico de asignación aleatoria (o aleatorizados). Procedimiento sistemático y reproducible por el cual los sujetos participantes en un ensayo clínico son asignados al azar a los distintos grupos de intervención. Es el tipo de estudio más común en la investigación biomédica y al que más atención se pondrá en este tema.

A continuación se comentan los aspectos más relevantes de los ensayos clínicos: la selección de los sujetos, el tamaño de la muestra, la asignación aleatoria, la exposición a los tratamientos o intervenciones y el enmascaramiento (MIR 2008-2009, P203).

5. Selección de los sujetos

Se revisan en este apartado los criterios de inclusión y exclusión de sujetos en los estudios y el tamaño de la muestra.

5.1. Criterios de inclusión y exclusión

Los ensayos clínicos típicamente requieren el reclutamiento de sujetos con unos estrictos criterios de inclusión y exclusión como estrategia para mejorar la homogeneidad de los sujetos del estudio (MIR 2006-2007, P204).

En un ECA, los criterios de inclusión y exclusión tienen el objetivo común de identificar a una población en la que es posible, ético y relevante estudiar el impacto de la intervención sobre las variables de resultado.

Entre los **criterios de inclusión** habituales está que realmente el sujeto cumpla la condición clínica diana de la intervención para ser estudiado (los sujetos deben cumplir criterios diagnósticos). Los sujetos con manifestaciones de la enfermedad poco habituales, o con síntomas poco frecuentes o equívocos, no deberían ser incluidos, a pesar de limitar la generabilidad de los resultados del ensayo clínico.

De los múltiples posibles **criterios de exclusión** se pueden enumerar algunos ejemplos que afectan a las pérdidas de sujetos en la mayoría de los ensayos clínicos (Tabla 6-2):

- Pacientes con comorbilidades (presencia de otras enfermedades aparte de la que está siendo estudiada). Los cuidados y desenlace de estas comorbilidades podrían dificultar la observación y la comparación del evento de interés.
- Pacientes con pobre expectativa de vida, pues no permitiría evaluar el evento del estudio.
- Pacientes con contraindicaciones para la administración de las intervenciones o tratamientos.
- Pacientes que rechazan su participación en el ensayo clínico.

Dado el alto grado de selección en los ECA, se necesita un gran esfuerzo para generalizar los resultados del estudio a la práctica clínica. Así, existen varias **alternativas para lograr el total de sujetos necesario para el estudio.** Una estrategia es ampliar los lugares de reclutamiento de los sujetos: son los llamados **ensayos multicéntricos,** que logran alcanzar un adecuado número de sujetos y, además, tienen la ventaja adicional de mejorar también la generabilidad de los resultados ya que incluye varios lugares con ciertas diferencias entre sí.

5.2. Tamaño muestral

Para planificar el tamaño de la muestra correcto el investigador debe contar con cálculos fiables del índice de la variable de resultado en personas que podrían participar.

El tamaño de la muestra de pacientes que debe ser incluida en un ensayo clínico depende de **cuatro factores:** la homogeneidad de las poblaciones participantes, la cuantía de las diferencias que se pretenden alcanzar y los errores de tipo I y tipo II que se consideran aceptables.

Los aspectos referentes al cálculo del tamaño muestral se analizan en la asignatura Estadística (Estadística inferencial), por lo que se remite al capítulo mencionado para su revisión.

6. Descripción del efecto de la intervención

En investigación biomédica el efecto global de la intervención obtenido de los ECA puede estar influido por el efecto de otras comparaciones que pueden no ser tenidas en cuenta habitualmente, por lo que para valorar el resultado de un ensayo clínico conviene que éste se ponga en relación con otras comparaciones alternativas. Entre ellas, las más habituales son:

- **No intervención:** en este caso, se pretende saber si la intervención es específica o no específica en relación a comparar el efecto de un tratamiento con no darlo. El objetivo es evaluar si la nueva intervención con la que se experimenta puede modificar la historia natural de la enfermedad que se está estudiando.
- **Comparación «como parte del estudio»:** los sujetos tienen tendencia a cambiar su comportamiento cuando son el objetivo de especial interés y atención, independientemente de la naturaliza de la intervención. Éste es el llamado «efecto Hawthorne» (un condicionamiento que provoca una modificación de los resultados).
- **Comparación con tratamiento habitual:** es la única cuestión significativa y ética si el tratamiento habitual ya se conoce

Tabla 6-2. Motivos de exclusión de sujetos para un ensayo clínico

Motivo	*Ejemplo: Un ensayo de una estatina frente a placebo para evitar la enfermedad coronaria*
Un tratamiento en estudio podría ser nocivo	
Riesgo inaceptable de reacción adversa al tratamiento activo	*Episodio previo de tromboembolismo venoso*
Riesgo inaceptable de asignación al placebo	*Reciente episodio de infarto (el tratamiento con una estatina es una referencia de tratamiento eficaz)*
El tratamiento activo no es probable que sea eficaz	
Con riesgo bajo para la respuesta	*Escasos factores de riesgo de enfermedad coronaria*
Un tipo de enfermedad que no es probable que responda al tratamiento	
Está recibiendo un tratamiento que es posible que interfiera con la intervención	*Tratamiento con otros fármacos hipolipemiantes*
No es probable que cumpla con la intervención	*Escaso cumplimiento durante el proceso*
No es probable que complete el seguimiento	*Posibilidad de desplazamiento de residencia* *Pocas expectativas de vida*
Problemas prácticos con la participación en el protocolo	*Alteración del estado mental*

que es efectivo. Se trata de evaluar cuánto añade el nuevo tratamiento sobre el tratamiento habitual.

- **Intervención placebo:** se sabe que tratamientos placebos (sin efecto específico), dados con convicción, alivian síntomas desagradables (dolor, náuseas, picor). Es el llamado «efecto placebo» y es particularmente necesario evaluar su efecto en los casos en los que los sujetos conocen el tratamiento que reciben.
- **Otro nuevo tratamiento:** el comparador puede ser el mejor tratamiento actual. El objetivo con esta comparación es encontrar si un nuevo tratamiento es mejor que el actual. Puede considerarse como el objetivo de los ECA.

Los cambios globales en las intervenciones de los ECA son **acumulativos** (Fig. 6-2).

6.1. Aleatorización

La aleatorización es una herramienta que consiste en que cualquier sujeto tenga la misma probabilidad de entrar en cualquiera de las ramas del estudio. Esta forma de asignación de la intervención tiene la capacidad de crear verdaderos grupos comparables en los ensayos clínicos. La aleatorización es la pieza clave de un ensayo clínico (MIR 2010-2011, P185; MIR 2009-2010, P189; MIR 2007-2008, P204).

Además, para evitar cualquier influencia del investigador, consciente o inconsciente, para saber qué grupo le va a corresponder a cada sujeto, se debe procurar la **Ocultación de la Secuencia de Aleatorización (OSA),** es decir, ocultar el orden de aleatorización del estudio.

El **análisis por subgrupos o estratos** consiste en la repetición del análisis general en diferentes subgrupos o estratos de la población estudiada, seleccionados según una determinada característica (por ejemplo, hombres y mujeres, diabéticos y no diabéticos, etc., pero siempre sobre variables categóricas) (MIR 2011-2012, P186). El análisis estratificado es una técnica subóptima que puede inducir a error de tipo I (es decir, rechazar la hipótesis nula de igualdad, cuando en realidad existe) debido a que la hipótesis a estudio no está planteada en las mismas condiciones que el objetivo principal del estudio del que parte (cálculo de tamaño muestral, introducción de sesgos). El análisis estratificado es útil para explorar las posibles modificaciones del efecto de la intervención y por lo tanto de posibles interacciones (MIR 2006-2007, P203).

Igual que los investigadores, los participantes en un ECA que saben que están recibiendo un nuevo tratamiento generalmente tienen una idea prejuiciada sobre su eficacia. Estas expectativas, ya sea optimistas o desfavorables, pueden llegar a modificar los resultados, particularmente cuando su evaluación se realiza con

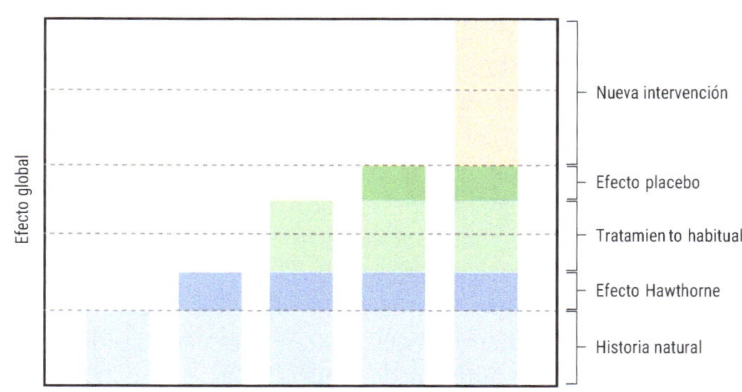

Fig. 6-2 | Diagrama de los cambios del efecto de una intervención. El efecto global de una intervención en un ensayo clínico es la suma de la mejoría espontánea (historia natural) y de las respuestas no específicas y específicas (nueva intervención).

variables que pueden estar influidas por la subjetividad del informante o del propio evaluador («datos blandos»). Esto puede ocurrir al medir síntomas (como el dolor), escalas (como la calidad de vida), o signos clínicos sin definiciones suficientemente objetivas o poco reproducibles.

En estas condiciones, y cuando los investigadores conocen el grupo de estudio que recibe el tratamiento experimental y el que no, se pueden sesgar los resultados al hacer una selección diferencial de los desenlaces o al dar interpretaciones diferentes a los hallazgos. Por eso, idealmente, en un ECA ni el paciente ni el investigador deberían saber qué intervención están recibiendo, bien sea el grupo experimental o el grupo control.

La mejor manera de evitar este tipo de errores es mediante el **enmascaramiento o cegamiento.** Se trata de procurar, mediante diferentes estrategias, que ni el sujeto participante ni el investigador sepan el grupo de la intervención al que pertenecen (experimental o grupo control). Existen varios **tipos de enmascaramiento o ciego:**

- **Simple ciego:** se refiere generalmente a que el sujeto desconoce el grupo de tratamiento al que pertenece.
- **Doble ciego:** en este caso, tanto el sujeto como el investigador desconocen la asignación a los grupos de tratamiento.
- **Doble simulación:** procedimiento para mantener el carácter doble ciego, que consiste en la administración de un placebo de características externas iguales a las de uno o varios tratamientos activos, en situaciones en las que la forma de presentación y/o pauta posológica (dosis, vía de administración y frecuencia) sean diferentes en el grupo experimental y en el grupo control (MIR 2011-2012, P190).
- **Evaluación ciega por terceros o triple ciego:** en este tipo se recurre para la valoración de la respuesta a un evaluador externo que desconoce el tratamiento asignado que está recibiendo cada sujeto (por ejemplo, intervenciones quirúrgicas, educativas, tratamientos parenterales, un programa de ejercicio físico). Se utiliza cuando no es posible un diseño doble diego (por razones éticas o técnicas). Cuando no es posible el doble ciego, y si el tipo de desenlaces a medir lo requiere, habrá que diseñar una estrategia en la que el investigador que evalúa los desenlaces desconozca a qué grupo de estudio pertenecen los participantes.

6.2. Análisis por intención de tratar. Análisis por protocolo

Siempre se deben cuantificar y describir las causas de la pérdida de pacientes durante el seguimiento de los ensayos clínicos, porque es importante que los motivos de las pérdidas afecten de la misma forma al grupo experimental y al control. Además, es relevante que el porcentaje de abandonos no sea muy elevado (MIR 2021-2022, P045). Por ejemplo, si en un grupo de estudio hay más pérdidas debido a efectos adversos o a falta de eficacia, los resultados estarán sesgados; por el contrario, si las causas de las pérdidas se distribuyen de la misma forma en las dos ramas, su influencia será menor.

En la interpretación de un ECA es importante saber si los resultados se deberían analizar en función del grupo al que fueron aleatorizados o en función de la intervención que realmente recibieron, por cualquier razón (Fig. 6-3).

El **análisis por intención de tratar (AIT)** se basa en que los pacientes se analizan en el grupo al que fueron aleatorizados según el diseño del ECA, aunque no completen el estudio o no recibiesen la intervención a la que fueron originariamente asignados (MIR 2005-2006, P206). Este análisis tiene la característica fundamental de mantener la fortaleza del ensayo clínico, pero su inconveniente es que puede provocar engañosamente una valoración pequeña del efecto de la intervención o incluso la conclusión del no efecto.

Los **análisis por protocolo (APP),** sin embargo, analizan según los sujetos de acuerdo con la intervención que recibieron, independientemente del grupo al que fueron asignados originalmente. La principal limitación de este análisis es que no cumple los aspectos de los ensayos clínicos, dado que no se asume la asignación aleatoria, y por lo tanto, la interpretación de los resultados puede ser discreta (salvo que la mayoría de los pacientes reciban el tratamiento al que fueron asignados).

En general, los AIT son más pertinentes en relación a cuestiones de efectividad. En cualquier caso, las dos aproximaciones son legítimas.

6.3. Análisis interinos

Están indicados en ensayos clínicos de larga duración. El momento de la realización del análisis debe estar adelantado en el protocolo. Se debe ajustar el nivel de significación. En general, es aceptado que un ensayo clínico puede detenerse si en un análisis intermedio:

- Se demuestra eficacia.
- Se demuestra daño.
- Se concluye que el estudio no va a encontrar diferencias en ningún sentido (futilidad).

7. Evaluación de la respuesta

Lo habitual en los ECA es que se mida la aparición de algún evento en los grupos de individuos seguidos en un determinado

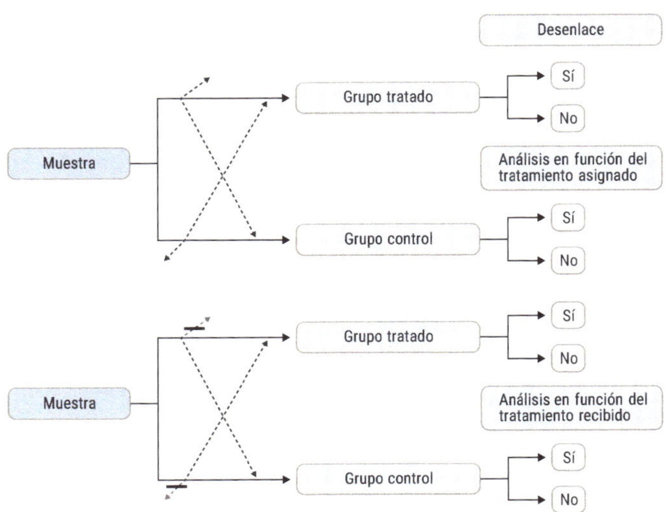

Fig. 6-3 | Análisis por intención de tratar y análisis por protocolo.

período de tiempo (**incidencia**) y que este evento se exprese de manera dicotómica (es decir, la presencia o no del evento: aparición de ictus, recurrencia de una neoplasia, muerte, etc.) como la proporción de sujetos que llegan a presentarlo frente a la proporción de sujetos que no lo presentaron.

La evaluación de los resultados de los ECA (Fig. 6-4) se centra en el cumplimiento de los objetivos, es decir, ¿qué se ha conseguido y a qué coste? En este sentido, se suele analizar:

- **Eficacia:** la eficacia de una intervención es la capacidad para conseguir un determinado efecto en unas condiciones de aplicación ideales o experimentales. Se refiere, pues, al impacto teórico de la intervención sobre el objetivo del estudio.
- **Efectividad:** la efectividad se refiere a la evaluación real del efecto de la intervención al ser aplicada sobre una población determinada, con sus características propias. Es el resultado global o impacto real en la población.
- **Eficiencia:** se evalúan los objetivos alcanzados en relación a los recursos empleados y su coste. Para analizar la eficiencia se utilizan fundamentalmente dos técnicas: el **análisis coste-beneficio** (la ganancia se expresa en unidades monetarias) y el **análisis coste-efectividad** (la ganancia se expresa en coste por diagnóstico o por años de vida ganados; es más subjetivo que el análisis coste-beneficio). También se utiliza el **análisis coste-utilidad,** en el que se miden las ganancias mediante la valoración que hacen los individuos de los resultados de una intervención, en función del nivel de salud conseguido, ajustando los años de vida ganados por su calidad. Sus unidades de medida son los años de vida ajustados por calidad (AVAC).

EficAZ = MatrAZ
EfectIVO = En vIVO
EficiENTE = El gerENTE

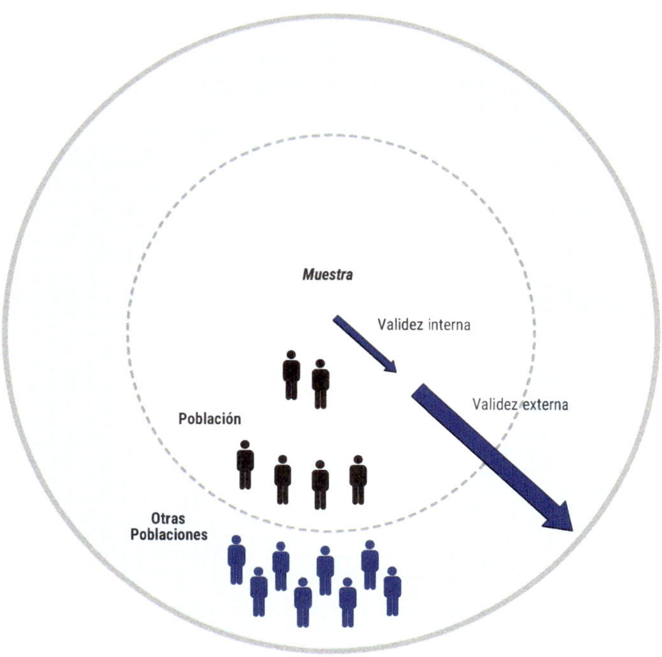

Fig. 6-4 | Análisis esquemático de la evaluación de los ensayos clínicos.

7.1. Validez interna

La **fortaleza de los resultados y su consistencia** son las características principales de la validez interna de los ensayos clínicos. La validez interna sirve para distinguir si las conclusiones de los resultados de un estudio están bien extraídas. Los factores que afectan la validez interna son: los **errores sistemáticos o sesgos** y los **factores de confusión.**

La precisión de los estudios se refiere al grado de reproducibilidad de los resultados y está limitada por el **error aleatorio.** Éste se produce al azar, aparece tanto por la variabilidad en el muestreo (múltiples posibles muestras de una misma población que son siempre ligeramente diferentes unas de otras) o por la variabilidad de las mediciones de las variables del estudio (la medición de las variables no es exacta, por lo tanto, presenta una desviación del verdadero valor que se mide), pero no afecta a la validez interna o externa de los estudios. Sin embargo, pueden controlarse o minimizarse al aumentar el tamaño muestral.

Los **errores sistemáticos o sesgos** sí afectan a la validez interna o externa de los estudios y el aumento del tamaño muestral no los modifica. Los principales sesgos que debes de conocer son:

- **Sesgo de selección:** suele aparecer al seleccionar una muestra no representativa de la población (por ejemplo, algunos sujetos pueden tener más probabilidad de ser reclutados). Sólo afecta a la validez externa y puede corregirse mediante el muestreo probabilístico. Como ejemplos de este tipo de sesgos están: la selección incorrecta del grupo control, pérdidas de seguimiento (MIR 2021-2022, P045), no respuestas a la supervivencia selectiva, la muestra no representativa, el sesgo de detección, o la participación de voluntarios o efecto de autoselección.
- **Sesgo de información:** afecta a la validez interna y externa. La información recogida sobre la variable de respuesta es errónea o se recoge de forma sistemáticamente diferente entre los grupos del ECA. Como ejemplos de este tipo de sesgos están: el sesgo de memorial y el sesgo debido al entrevistador.
- **Sesgo de confusión:** los factores de confusión son variables que se distribuyen homogéneamente entre los grupos de estudio y que deben presentar los siguientes requisitos:
  - Se asocian a la exposición.
  - Deben ser un factor de riesgo o pronóstico de la enfermedad.
  - No son un paso intermedio entre ambas.

Para evaluar la validez interna al leer los resultados de un ECA, te deberías plantear las siguientes consideraciones:

- ¿Son los grupos del estudio comparables según a cómo fueron seleccionados los sujetos o a cómo se obtuvieron los datos?
- ¿Se han analizado posibles factores de confusión?

7.2. Validez externa

Se considera validez externa la capacidad de que los resultados del ensayo clínico puedan ser aplicados a otras poblaciones (MIR 2006-2007, P207). Esto dependerá fundamentalmente de varios aspectos:

Primero, del grado de similitud de los sujetos incluidos respecto a los que posteriormente se quiera extrapolar los resultados obtenidos en el ECA. Esto depende de la selección de los sujetos a incluir en el estudio; cuanto más estrictos sean los criterios de inclusión, menos posibilidades de que los resultados sean aplicables a otras poblaciones. De hecho, el dilema reside en querer estudiar a una población relativamente homogénea de enfermos que permita incrementar la eficiencia del estudio (es decir, demostrar con claridad un efecto beneficioso de la intervención con el menor número de enfermos y costes posibles) estableciendo unos criterios de inclusión estrictos que lo alejan de la práctica clínica habitual («vida real»).

En segundo lugar, es importante tener en cuenta el desenlace que se haya elegido para valorar la eficacia de la terapia experimental. Habitualmente, y por razones de eficiencia, el investigador suele elegir mediciones fisiológicas, bioquímicas, microbiológicas, más fáciles de medir, en corto tiempo y con menos pacientes, en sustitución de desenlaces clínicamente más relevantes (la calidad de vida o la supervivencia) bajo el supuesto de que aquéllas pueden predecir éstos.

Así, no es raro que en los estudios experimentales se evoque el beneficio de una nueva terapia porque mejora parámetros fisiológicos o fisiopatológicos (carga viral en el plasma, niveles séricos de colesterol, cifras de presión arterial), asumiendo que al lograrlo los participantes gozarían de mejor salud. Es necesario ser prudente en la evaluación de la selección de los resultados de un estudio, que deben ser realmente importantes para los individuos y para la sociedad, pues se corre el riesgo de focalizarse en el beneficio de una nueva terapia porque mejora una medición intermedia, pero que se demuestre perjudicial sobre desenlaces clínicamente más importantes de los sujetos a más largo plazo.

Tercero, de que la intervención que se evalúa sea única y precisa, como lo es un medicamento. En este caso su reproducción por otros investigadores (u otros médicos) es fácil. Sin embargo, hay intervenciones que implican varios elementos cambiantes o que demandan un grado alto de habilidad (el manejo médico de una cierta entidad clínica en un determinado ambiente, una intervención quirúrgica, un programa educativo, etc.) cuyos efectos no necesariamente pueden ser similares cuando son realizados por otros investigadores.

En general, y de forma resumida, se puede evaluar la validez de los ECA con lo expuesto en la Tabla 6-3.

En resumen, se utiliza una muestra para estimar el desenlace de interés en la población. Para ello se requiere validez interna (conclusiones del estudio correctamente extraídas) y validez externa (capacidad de extrapolarlas a la población u otras poblaciones). Gráficamente, este paso de muestra a población de ensayo y de la población del ensayo a otras poblaciones se muestra en la Fig. 6-4.

8. Nuevos diseños de ensayos clínicos

En la Tabla 6-4 se resumen los nuevos diseños en los ensayos clínicos.

8.1. Ensayo cruzado

Es un tipo de diseño intragrupo en el que la mitad de los sujetos son aleatorizados para comenzar en el grupo control y luego se cambian al grupo de intervención, mientras que la otra mitad empieza con la intervención y cambian luego al control; por lo tanto, todos los participantes reciben todas las intervenciones (Fig. 6-5) (MIR 2008-2009, P208; MIR 2006-2007, P209).

Esta estrategia permite realizar análisis intergrupos e intragrupos. Las **ventajas** de estos diseños son importantes pues se minimiza la posibilidad de confusión porque cada participante actúa como su propio control y el análisis emparejado aumenta el poder estadístico del estudio, de modo que son necesarios menos participantes. No obstante, los **inconvenientes** son también importantes: entre ellos, la duración doble del estudio y la complejidad añadida del análisis y la interpretación creados por el problema de posibles efectos «remanentes». Un efecto de este tipo es la influencia residual de la intervención sobre la variable del resultado durante el período posterior a la interrupción. Para reducir este efecto se puede incluir un «período de lavado» (en el que no se realiza ninguna intervención) entre tratamientos con el objetivo de que la variable del resultado o desenlace regrese a la normalidad antes de iniciar la siguiente intervención, pero es difícil evaluar que todos los efectos remanentes han sido eliminados.

En general, los estudios cruzados son una buena elección cuando el número de participantes es limitado y la variable del resultado responde rápidamente y de forma reversible a la intervención.

8.2. Ensayo factorial

El diseño factorial pretende responder a varias preguntas de investigación en un único grupo de participantes (MIR 2006-2007, P207; MIR 2005-2006, P204). Sus **limitaciones** son la posibilidad de que se produzcan interacciones entre los efectos de los tratamientos sobre las variables de resultado. Otras limitaciones del diseño factorial son que la misma población de estudio puede ser adecuada para cada intervención y que múltiples tratamientos pueden interferir con el reclutamiento de los participantes y la adhesión (Fig. 6-6).

8.3. Ensayos de equivalencia

En estos diseños se compara una intervención en un grupo control con otra intervención establecida. Estos ensayos pueden

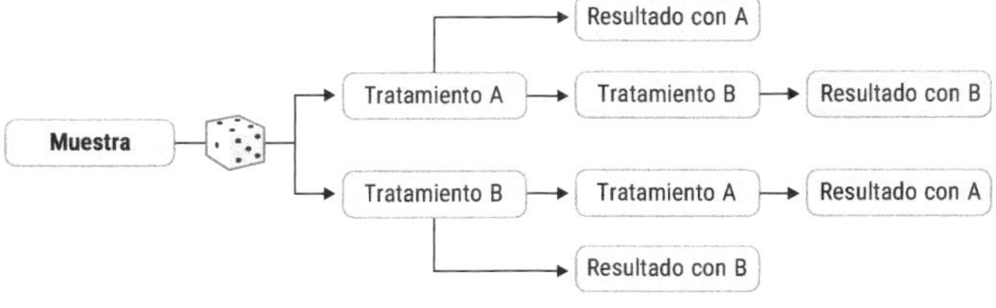

Fig. 6-5 | Esquema de un diseño sobrecruzado, donde lo que se aleatoriza es el orden en el que los pacientes reciben los tratamientos del ensayo. Si no se observa efecto arrastre se pueden considerar juntos los resultados observados con cada alternativa de tratamiento del ensayo.

Tabla 6-3. Evaluación del diseño de un ensayo clínico

	Validez interna	Validez externa	Medida de control
Error aleatorio	No afecta	No afecta	Aumento del tamaño muestral o precisión de las medidas
Sesgo de selección	No afecta	Sí afecta	Asignación aleatoria
Sesgo de información	Sí afecta	Sí afecta	Enmascaramiento
Confusión	Sí afecta	Sí afecta	Fase de diseño: muestreo aleatorio, emparejamiento Fase de análisis: análisis estratificado

ser necesarios cuando existe un tratamiento eficaz conocido para una enfermedad («cuidado estándar» aceptado). En esta situación puede haber limitaciones éticas. El objetivo de los ensayos de equivalencia es demostrar que la nueva intervención es al menos igual de efectiva como la ya establecida.

8.4. Ensayo de no inferioridad

Mientras los ECA de superioridad tradicionales tratan de probar si un nueva intervención es superior al mejor tratamiento disponible, en los ECA de no inferioridad se pretende demostrar que el nuevo tratamiento no es inferior al estándar cuando la diferencia del efecto entre los grupos estudiados no supera el llamado margen de no inferioridad (MNI). Es aquélla que es definida mediante criterios prácticos no relacionados con la estadística, sino con el efecto que tendrá la diferencia en la salud de los pacientes (MIR 2010-2011, P187; MIR 2009-2010, P188).

En los ECA de no inferioridad, por tanto, hay que definir a priori qué consideramos «al menos tan eficaz» o «no inferior» que el tratamiento convencional, es decir, el MNI, y nunca debería superar (será inferior) el mínimo nivel de efecto que el tratamiento control activo ha demostrado contra el grupo control.

El análisis estadístico en los ECA de no inferioridad suele seguir una metodología similar al de los ECA de superioridad, con la particularidad de que se calcula un valor de *p* de «no inferioridad», en relación con el MNI.

Otra característica de los estudios de no inferioridad es que mientras que en los ECA de superioridad las agencias reguladoras consideran obligado el análisis por intención de tratar, en una hipótesis de no inferioridad se considera necesario sobre todo demostrar no inferioridad en el análisis por protocolo o de seguridad.

Finalmente, se pueden poner a prueba hipótesis de no inferioridad y de superioridad en un mismo ECA, pero cuantas más hipótesis se pongan a prueba en un estudio con los mismos datos, más probable es encontrar una asociación estadística por azar, por lo que se necesita realizar un ajuste del nivel de significación estadística y por tanto el valor de *p* debe ser menor.

8.5. Ensayo en conglomerado o de *cluster*

Son aquellos estudios en los que el investigador asigna de forma aleatoria grupos o conglomerados de participantes a los grupos de intervención, en lugar de asignar individuos. Esta estrategia de aplicar la intervención a grupos de sujetos puede ser

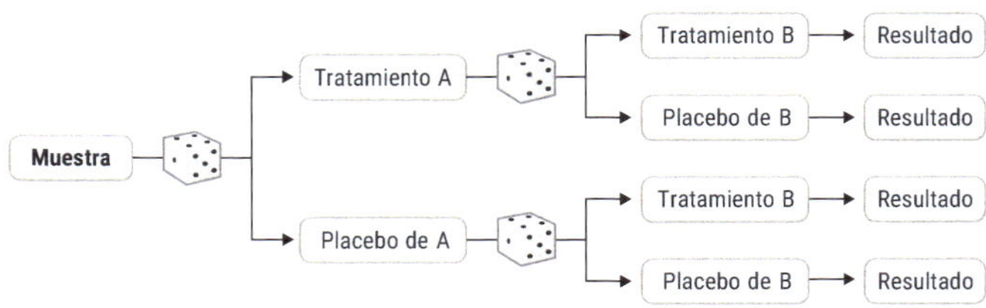

Fig. 6-6 | Esquema de diseño factorial donde se prueban simultáneamente los efectos de un tratamiento A y un tratamiento B comparados con sus respectivos placebos.

Tabla 6-4. Tipos de diseños de ensayos clínicos

Tipos de estudios	Características	Limitaciones
Ensayos cruzados	Todos los participantes reciben ambas intervenciones Cada paciente es control de sí mismo Aumenta la potencia	
Ensayos factoriales	Responden a varias preguntas de investigación en un mismo grupo	Posibilidad de interacción
Ensayos de no inferioridad	Demostrar la no inferioridad de una intervención Definir el margen de no inferioridad	
Ensayos de *cluster*	La unidad de aleatorización es el *cluster*	Potencia menor
Ensayos clínicos pragmáticos	Criterios de inclusión simples Mejoran la generabilidad	

más viable y rentable que reclutar a los individuos de uno en uno. En definitiva, en los diseños de aleatorización en *cluster* las unidades de aleatorización y análisis son grupos, no individuos. Por lo tanto, el tamaño de la muestra es menor (muestra en este caso, es el número de *cluster* y no número de sujetos) que el número de participantes individuales y la principal limitación de estos estudios es que la potencia puede disminuir. A igualdad de condiciones que un ensayo clínico convencional, será necesario un menor número de *cluster*, pero al contener cada *cluster* un número de sujetos mayor a 1, el número total de sujetos será superior al de un ensayo convencional. Por ejemplo, en un hipotético ensayo clínico que compara dos proporciones (0,3 en el grupo control frente a 0,5 en el grupo experimental) con un α de 0,05, y un β de 0,2, en un ensayo tipo *cluster* con 5 sujetos por *cluster*, se necesitan 56 *cluster* (280 sujetos) por rama; mientras que en un ensayo convencional (es decir, el tamaño del *cluster* es igual a 1), se necesitarían 93 sujetos por rama. Otro inconveniente es que el cálculo del tamaño muestral y el análisis de los datos son más complicados en estos diseños que en los diseños de aleatorización individuales.

8.6. Ensayos clínicos pragmáticos

Anteriormente se han analizado los criterios de inclusión de los ECA, que suelen ser estrictos, lo que puede afectar a la validez externa. Una estrategia para mejorar estos aspectos es la aplicación de ensayos clínicos pragmáticos. Éstos se basan en simplificar los criterios de inclusión de los sujetos elegibles, o seleccionar desenlaces clínicos más simples (situación al alta hospitalaria, recaída de enfermedad, etc.). Esta estrategia mejora la generabilidad y simplifica el proceso de reclutamiento de los sujetos. Por tanto, son estudios en los que frecuentemente se plantea en su objetivo evaluar la efectividad de las intervenciones (MIR 2008-2009, P201; MIR 2007-2008, P207).

9. Aspectos legales y éticos de los ensayos clínicos en España

La investigación biomédica presenta aspectos conflictivos que deben ser evaluados desde un punto de vista ético-legal:

- ✔ Beneficio colectivo potencial de una investigación frente al riesgo para los sujetos incluidos en el estudio.
- ✔ Necesidad de reducir el número de sujetos expuestos a la fase experimental frente a la necesidad de conseguir una validez estadística o diferenciación clínica de los resultados.
- ✔ Necesidad de favorecer la investigación clínica a la vez que se protegen la seguridad y derechos de los pacientes.

Actualmente, la legislación española de aplicación a los ensayos clínicos procede de la siguiente legislación: el **Reglamento Nº 536/2014 del Parlamento Europeo y del Consejo,** sobre los ensayos clínicos de medicamentos de uso humano; el **Real Decreto 1090/2015**, de 4 de diciembre, por el que se regulan los ensayos clínicos con medicamentos, los Comités de Ética de la Investigación con medicamentos y el Registro Español de Estudios Clínicos; y la **Agencia Española de Medicamentos y Productos Sanitarios** (MIR 2009-2010, P191; MIR 2019-2020, P053).

Las bases de la ética en la investigación biomédica en humanos fueron establecidas por la Asamblea Médica Mundial en la **Declaración de Helsinki** (1964) y sus posteriores revisiones (última revisión, Fortaleza, Brasil, 2013).

Dada la necesidad de proteger a las personas objeto de la experimentación, se han desarrollado una serie de principios éticos y recomendaciones que puedan ser de fácil aplicación en situaciones específicas. Ésta es la finalidad de la declaración conocida como ***The Belmont Report***, que incluye una distinción entre investigación y práctica clínica, una explicación de los tres principios éticos básicos y algunas observaciones acerca de la aplicación práctica de esos principios.

La expresión «principios éticos básicos» se refiere a aquellos criterios generales que sirven como justificación para los preceptos éticos particulares. Los principios éticos básicos más importantes en la ética de la investigación con seres humanos son: **respeto por la persona** (incluye dos convicciones éticas: los individuos deberían ser tratados como entes autónomos y las personas con autonomía disminuida deben ser objeto de protección) y **beneficencia** (las personas son tratadas de una forma ética no sólo respetando sus decisiones y protegiéndoles del daño, sino también haciendo un esfuerzo por asegurar su bienestar). La beneficencia es una obligación que puede resumirse en dos expresiones: no hacer daño, y extremar los posibles beneficios minimizando los posibles riesgos.

El desarrollo ético de la beneficencia ha ocasionado que algunos autores hayan diferenciado otro principio ético, el de **no maleficencia,** como un principio ético exigible; y también el de **justicia** (el principio de justicia supone que toda persona debe tener derecho a la «imparcialidad de la distribución» en relación a quien debe recibir los beneficios de la investigación y sufrir sus cargas).

La aplicación de los principios generales de conducta en la investigación biomédica se desarrolla en los siguientes aspectos: el consentimiento informado, la evaluación de la relación riesgo/beneficio y la selección de los sujetos de la investigación.

9.1. Consentimiento informado

El sujeto deberá otorgar libremente el consentimiento informado antes de ser incluido en un ensayo clínico y todos los investigadores implicados en un ensayo clínico evitarán cualquier influencia sobre el sujeto participante en el ensayo.

Se entiende por consentimiento informado, por tanto, el procedimiento, escrito o no, que garantiza que el sujeto ha expresado voluntariamente su intención de participar en el ensayo clínico, después de haber comprendido la información que se le ha comunicado acerca de los objetivos del estudio, beneficios y riesgos previstos, alternativas posibles, derechos y responsabilidades. Además, en el consentimiento informado debe quedar expresado que el participante pueda recibir o no el tratamiento como consecuencia de ser aleatorizado al grupo control (MIR 2005-2006, P202).

El consentimiento se expresará preferiblemente por escrito o, en su defecto, de forma oral ante testigos independientes del equipo investigador, que lo declararán por escrito bajo su responsabilidad (en los ensayos clínicos sin interés terapéutico para el paciente su consentimiento será siempre necesariamente por escrito).

En los casos de sujetos menores de edad o aquellos sujetos incapaces, el consentimiento lo otorgará siempre por escrito su representante legal, tras haber recibido y comprendido la información relacionada con el estudio en cuestión. Cuando las condiciones del sujeto lo permitan y, en todo caso, cuando el menor tenga más de 12 años, deberá prestar además su consentimiento después de haber recibido la información necesaria adaptada a su nivel de entendimiento.

En el caso excepcional de ausencia del consentimiento informado por la urgencia de la aplicación del tratamiento, este hecho será comunicado por el investigador al Comité Ético de Investigación Clínica (CEIC) y al promotor, explicando las razones que han dado lugar al mismo.

Además, en el apartado 2 del artículo 9 de la Ley 41/2002, de 14 de noviembre, se establece que los facultativos podrán llevar a cabo las intervenciones clínicas indispensables a favor de la salud del paciente, sin necesidad de contar con su consentimiento, en los siguientes casos:

1. Cuando existe riesgo para la salud pública a causa de razones sanitarias establecidas en la Ley.
2. Cuando existe riesgo inmediato grave para la integridad física o psíquica del enfermo y no es posible conseguir su autorización, consultando, cuando las circunstancias lo permitan, a sus familiares o a las personas vinculadas de hecho a él.

Esta situación estará prevista en el protocolo del ensayo clínico y sólo será posible cuando tenga interés terapéutico particular para el paciente. El sujeto o su representante legal serán informados en cuanto sea posible y tendrán la oportunidad de otorgar su consentimiento para continuar en el ensayo si procediera. Esta circunstancia excepcional sólo podrá aplicarse a ensayos clínicos con interés terapéutico particular para el paciente.

Además, el participante del ensayo o su representante podrán revocar el consentimiento en cualquier momento del ensayo sin que por ello se derive ninguna responsabilidad ni perjuicio alguno.

El consentimiento informado incluye tres elementos:

1. Información veraz proporcionada por el investigador al participante.

2. Comprensión del mismo con tiempo suficiente para la toma de decisiones.

3. Voluntariedad en la expresión de su conformidad.

La información del consentimiento informado estará recogida en un documento independiente escrito, específico para cada ensayo clínico, que se entregará al posible participante antes de que éste otorgue su consentimiento para participar en el mismo. Este documento forma parte del protocolo y debe ser evaluado por el CEIC.

9.2. Evaluación del riesgo/beneficio

Para analizar el binomio riesgo/beneficio hay que determinar en primer lugar la naturaleza y alcance de los riesgos y beneficios, y posteriormente efectuar una evaluación sistemática de los mismos. Se establece por consenso que los beneficios y riesgos deben ser «balanceados» y deben mostrar una «relación favorable».

En la evaluación hay que tener en cuenta muchos tipos de daños y beneficios: daños psicológicos, daño físico, daño legal, daño social y daño económico, y los beneficios correspondientes. Además, los riesgos y beneficios de la investigación pueden afectar al propio individuo, a su familia y a la sociedad.

El requerimiento de que la investigación esté justificada sobre la base de una valoración favorable de la relación riesgo/beneficio está en relación muy estrecha con el principio de beneficencia, que requiere que protejamos a los sujetos frente a los riesgos de daños y también que estemos preocupados sobre la pérdida de beneficios sustanciales que podrían ser obtenidos con el ensayo clínico (MIR 2006-2007, P259).

9.3. Selección de los sujetos

En cuanto a la selección de los sujetos, el **principio de justicia** se refiere a dos niveles:

1. La **justicia individual** en la selección de los sujetos debe ser realizada con imparcialidad.

2. La **justicia social** requiere que se distinga entre clases de sujetos que deben y no deben participar en un determinado tipo de investigación, en base a la capacidad de los miembros de esa clase para llevar cargas y a lo apropiado de añadir cargas a personas ya de por sí cargadas (por ejemplo, adultos antes que niños).

La consideración de estos aspectos éticos en la evaluación de ensayos clínicos es responsabilidad del CEIC, que debe analizar y aprobar previamente los protocolos para la tramitación administrativa de la autorización de los ensayos clínicos (MIR 2011-2012, P187). En su actuación deberán ponderarse los aspectos metodológicos, éticos y legales de los protocolos propuestos, así como el balance de riesgos y beneficios anticipados derivados del ensayo. Los objetivos de los CEIC son proteger al paciente, al investigador y a la institución.

Los CEIC son equipos interdisciplinarios constituidos en los hospitales y están integrados por médicos (uno de los cuales será farmacólogo clínico), farmacéuticos de hospital, personal de enfermería y personas ajenas a las profesionales sanitarias de las cuales al menos una debe ser jurista. Serán acreditados por la autoridad sanitaria competente de la comunidad autónoma, que habrá de comunicarlo al Ministerio de Sanidad. Las comunidades autónomas son las que tienen la autoridad de regular las normas de acreditación de los comités éticos, si bien el Ministerio de Sanidad y Consumo establecerá los criterios comunes para la lograr la acreditación.

Puntos clave

- El ensayo clínico aleatorizado constituye el mejor diseño metodológico para evaluar la asociación de causalidad.
- La aleatorización es la pieza clave de un ensayo clínico pues permite crear verdaderos grupos comparables en los estudios (MIR 2010-2011, P185; MIR 2009-2010, P189; MIR 2007-2008, P204).
- El "análisis por intención de tratar" (AIT), consiste en que los pacientes se analizan en el grupo al que fueron aleatorizados, aunque no completen el estudio o no recibiesen la intervención a la que fueron originariamente asignados (MIR 2005-2006, P206).
- Los análisis "por protocolo" (APP) sin embargo, analizan según la intervención que recibieron los sujetos, independientemente del grupo al que fueron asignados.

7 Evaluación de pruebas diagnósticas

Orientación MIR

- ✔ Tema de gran importancia por la alta frecuencia de preguntas en todas las convocatorias.
- ✔ Incluye cálculos sencillos para obtener los índices de exactitud diagnóstica.
- ✔ La curva ROC es algo más compleja pero se basa en los mismos conceptos de sensibilidad y especificidad.

1. Introducción

El diagnóstico es una actividad clínica en la que se emplean procedimientos y pruebas para clasificar a los pacientes de acuerdo a la presencia o no de una determinada enfermedad. Se pueden emplear pruebas diagnósticas para otros fines como monitorizar la evolución de los pacientes durante el curso de su enfermedad, precisar el estadio de la enfermedad, o incluso para predecir su evolución futura y determinar así su pronóstico. Establecer un diagnóstico es condición imprescindible para identificar la existencia o no de un problema de salud, su magnitud, su pronóstico y orientar así la toma de decisiones sobre el manejo terapéutico de los pacientes.

El empleo y la interpretación de los resultados de las pruebas diagnósticas es una actividad intelectual íntimamente relacionada con el cálculo probabilístico. Con la selección de una prueba diagnóstica determinada y la interpretación de su resultado positivo o negativo teniendo en cuenta el nivel de sospecha de la presencia de una enfermedad, se pretende reducir la incertidumbre acerca de la situación clínica de los pacientes. En general, los resultados de las pruebas diagnósticas no determinan con certeza la presencia o ausencia de una enfermedad sino que modifican la probabilidad de que la enfermedad esté realmente presente o ausente. Por tanto, es importante tener en cuenta que los resultados positivos o negativos de una prueba diagnóstica pueden ser erróneos (falsos positivos y falsos negativos) o certeros (verdaderos positivos y negativos). La investigación sobre pruebas diagnósticas trata, entre otras cosas, de cuantificar estas tasas de errores y aciertos. Las relaciones existentes entre estas tasas de error determinan las propiedades diagnósticas de las pruebas o, lo que es lo mismo, su exactitud diagnóstica. Con ello, habrá pruebas diagnósticas con un mejor rendimiento para reducir la incertidumbre acerca de la presencia de una enfermedad y se emplearán para confirmar esta presencia, y habrá pruebas diagnósticas más útiles para reducir la incertidumbre acerca de la ausencia de una enfermedad y por lo tanto se emplearán con el objetivo de descartarla. El empleo de las pruebas en uno u otro sentido dependerá de aspectos como la prevalencia de la enfermedad, de la probabilidad *a priori* de la enfermedad estimada a partir de los signos y síntomas presentes y, por último, de las consecuencias que se deriven de los errores en la clasificación de los pacientes entre enfermo o no, en función del resultado de la prueba.

2. Diagnóstico y cribado

Cuando se emplean pruebas y procedimientos diagnósticos en sujetos que presentan signos y síntomas que hacen sospechar la presencia de una determinada condición clínica patológica (fase clínica de la enfermedad), se dice que se usan **pruebas con el objetivo de diagnosticar.** Si se utilizan las pruebas en población aparentemente sana de la comunidad, sin signos ni síntomas que hagan sospechar la presencia de una enfermedad (fase subclínica o de latencia), se trata de **pruebas de cribado** (también despistaje o tamizaje).

Para que una determinada enfermedad sea susceptible de someterse a un **programa de cribado** debe cumplir con los siguientes **criterios** (MIR 2023-2024, P043):

- ✔ La enfermedad buscada debe ser una causa común de morbimortalidad en términos de su prevalencia y ha ser de una gravedad suficiente para justificar una prevención secundaria mediante actividades de cribado.
- ✔ La enfermedad debe ser detectable en etapa presintomática y debe ser conocida su historia natural.
- ✔ El tratamiento precoz de la condición clínica buscada debe producir mejores resultados en la etapa presintomática o, alternativamente, las consecuencias de la no detección precoz pueden ser deletéreas para el paciente o para la comunidad, como en el caso de enfermedades infecciosas.

Por otro lado, las **pruebas de cribado** deben tener las siguientes **características** (MIR 2006-2007, P213; MIR 2012-2013, P197):

- ✔ Su rendimiento diagnóstico (exactitud) debe ser aceptable (ver los índices de exactitud diagnóstica más adelante). Dado que no se trata de una prueba confirmatoria, se prima generalmente la selección de pruebas que presenten un riesgo limitado de falsos negativos (pruebas sensibles). Los eventuales falsos positivos encontrados serán posteriormente reevaluados con pruebas adicionales confirmatorias.
- ✔ Deben ser fáciles de aplicar y tener un coste aceptable en relación con los beneficios obtenidos de su empleo.
- ✔ Y el daño potencial de las intervenciones y pruebas adicionales que se deriven de un resultado positivo deben ser menores que las consecuencias de la no detección

Los **programas de cribado** pueden clasificarse de acuerdo a varias dimensiones determinadas por (MIR 2014-2015, P194):

- ✔ Número de enfermedades cribadas: cribado simple o cribado múltiple en función de si se busca una o varias enfermedades respectivamente.
- ✔ Población diana: puede ser un cribado selectivo si es dirigido a un grupo poblacional de mayor riesgo o no selectivo cuando se dirige a toda la población.

- Fase de la enfermedad: puede tratarse de un cribado precoz cuando se buscan estadios iniciales de la enfermedad o cribado tardío.
- Número de fases: el cribado puede ser monofásico o multifásico cuando los casos detectados son confirmados con pruebas posteriores.
- Según la oportunidad de realización: pueden ser ocasionales coincidiendo con otro acto médico o sistemático a toda la población.

3. Evaluación de la exactitud diagnóstica

Las pruebas diagnósticas son instrumentos de medir la presencia o no de una enfermedad. Como tales instrumentos, deben ser evaluados en términos de su validez (grado en el que la medida que proporcionan se aproxima al valor real que se pretende medir) y su precisión (grado en que concuerdan distintas mediciones realizadas sobre un mismo sujeto).

3.1. Diseño básico de evaluación de la validez

El mejor diseño de estudio para evaluar la validez de una prueba diagnóstica es un **estudio observacional transversal,** donde a una serie consecutiva de pacientes con sospecha de la enfermedad que se pretende diagnosticar, de forma ciega e independiente se les aplica la prueba que se evalúa y una prueba de referencia (también llamada patrón de oro o *gold standard*), que es aceptada como que clasifica correctamente entre pacientes que presentan la enfermedad y aquéllos que no (Fig. 7-1). Se confrontan ambas clasificaciones, la obtenida por la prueba evaluada y por el patrón de oro, y de esa tabulación cruzada se obtienen las frecuencias de verdaderos positivos, falsos positivos, verdaderos negativos y falsos negativos, en función de si el resultado de la prueba ha sido confirmado (verdaderos) o no (falsos) por el estándar de referencia (Tabla 7-1).

Aunque este diseño es considerado el adecuado para evaluar la validez de una prueba diagnóstica, es frecuente encontrarse con otros tipos de diseño poco recomendables para este fin. Éste es el caso de los estudios de casos y controles, en los que se selecciona un grupo de sujetos con la enfermedad diagnosticada y otro grupo de controles sanos, y a ambos se les aplica la prueba evaluada. Es conocido que estos diseños de tipo casos y controles sobreestiman su validez y no son aplicables en la práctica clínica, donde los pacientes a los que se les aplicará la prueba son aquéllos en los que se tiene sospecha, generalmente muy distintos a los incluidos en el estudio de casos y controles.

Otro tipo de diseño aceptable es el estudio de cohortes cuando se utiliza el seguimiento de los pacientes como prueba de referencia para confirmar los resultados, generalmente los negativos de la prueba diagnóstica, en lugar de emplear un único patrón de oro para toda la serie de casos (positivos y negativos).

3.1.1. Selección de pacientes

La selección de la muestra debe ser representativa de la población en la que posteriormente se utilizará la prueba y, por tanto, incluir un espectro de pacientes lo más parecido posible al del

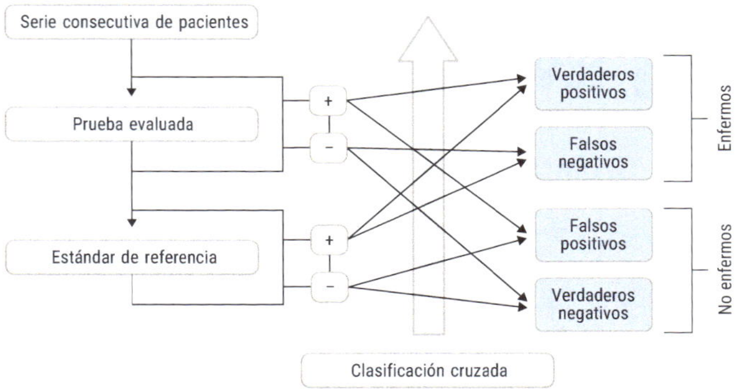

Fig. 7-1 | Diseño básico de evaluación de la exactitud diagnóstica.

medio en que la prueba se pretenda usar, típicamente una **serie consecutiva de pacientes.**

Ejemplo: Si se propone una prueba diagnóstica para la insuficiencia cardíaca, la muestra deberá incluir una serie representativa de todos los sujetos con diagnóstico diferencial de insuficiencia cardíaca que se encuentran en un ámbito clínico determinado (hospitalario, población anciana, población general, etc.).

3.1.2. Prueba a evaluar y prueba de referencia

La prueba diagnóstica que se evalúa se debe aplicar sobre esta serie consecutiva de pacientes y posteriormente se han de confirmar todos los resultados, tanto los positivos como los negativos, mediante la prueba de referencia, asumiendo que ésta clasifica correctamente a los enfermos de los no enfermos. Es relevante que ambas pruebas se realicen de forma simultánea, pues cualquier lapso temporal entre las pruebas puede introducir sesgos, ya sea en el sentido de que la enfermedad se agrave o progrese, o en el sentido de que la enfermedad evolucione positivamente o incluso se instaure un tratamiento dando lugar a la conocida «paradoja del tratamiento», que afectaría a la estimación del rendimiento diagnóstico.

Tanto la prueba a evaluar como la prueba de referencia se deben realizar de forma **ciega,** o sea, ambas pruebas deben interpretarse sin que se conozca el resultado de la otra, y de forma **independiente,** es decir, la aplicación de la prueba de referencia no debe estar condicionada por los resultados de la prueba evaluada. Esta independencia no ocurriría si, por ejemplo, a los pacientes con un resultado negativo de la prueba evaluada se les realizase una prueba de referencia (supongamos una prueba de esfuerzo) distinta a la utilizada con aquellos pacientes con resultados positivos, a los que se podría proponer una prueba confirmatoria de la

Tabla 7-1. Tabulación cruzada de los resultados dicotómicos de la prueba evaluada y del estándar de referencia (o patrón de oro).

		Gold standard		
		Presente	Ausente	Total
Prueba a evaluar	Positivo	VP (a)	FP (b)	a + b
	Negativo	FN (c)	VN (d)	c + d
	Total	a + c	b + d	N

FN: falso negativo; FP: falso positivo; VN: verdadero negativo; VP: verdadero positivo.

enfermedad más agresiva (angiografía). Si la aplicación de la prueba de referencia no es independiente del resultado de la prueba a evaluar, pueden aparecer varios mecanismos de sesgo.

En cuanto al **enmascaramiento,** esta exigencia es tanto más importante cuanto más subjetiva sea la interpretación de las pruebas. Por ejemplo, en la evaluación de la concentración plasmática de péptido natriurético tipo B (BNP) para diagnosticar en ancianos la disfunción ventricular izquierda usando el ecocardiograma como prueba de referencia, ambas pruebas deben interpretarse de modo enmascarado, es decir, cada una se debe interpretar sin que el investigador conozca el resultado de la otra. La falta de enmascaramiento podría sobreestimar el rendimiento diagnóstico.

3.2. Índices de validez diagnóstica

Cuando el resultado de la prueba diagnóstica es dicotómico (positivo o negativo), se puede realizar una clasificación cruzada de los resultados de ambas pruebas (la sometida a evaluación y la prueba de referencia) en forma de una tabla de 2 × 2. **Son posibles cuatro tipos de resultados:** la prueba ha dado un resultado positivo que ha sido confirmado por la prueba de referencia, con lo que se tratará de verdadero positivo (VP). Si el resultado de la prueba es negativo y se confirma la ausencia de enfermedad, se trata de un verdadero negativo (VN). En aquellas situaciones en las que la prueba ha dado un resultado erróneo, es decir, un resultado no verificado por el estándar de referencia, tendremos falsos positivos (FP) o falsos negativos (FN) en función de si el resultado de la prueba fue positivo o negativo respectivamente.

En la Tabla 7-1se representa una tabla de clasificación cruzada y la notación contenida en sus cuatro celdas nos servirá para explicar los cálculos de los índices de validez diagnóstica. Se proponen distintas parejas de índices para medir el rendimiento diagnóstico de una prueba.

3.2.1. Sensibilidad y especificidad

(MIR 2003-2004, P216; MIR 2007-2008, P217; MIR 2008-2009, P209; MIR 2008-2009, P197; MIR 2009-2010, P196; MIR 2010-2011, P190; MIR 2011-2012, P194; MIR 2012-2013, P198; MIR 2013-2014, P206; MIR 2013-2014, P207; MIR 2014-2015, P235; MIR 2020-2021, P050)

La sensibilidad y la especificidad (MIR 2021-2022, P044) son los índices más utilizados como índices de validez de las pruebas diagnósticas. Son probabilidades y por tanto oscilan entre 0 y 1, aunque generalmente se presentan como porcentajes (de 0 a 100).

Sensibilidad: probabilidad que tiene una prueba diagnóstica de dar un resultado positivo en los sujetos enfermos (proporción de verdaderos positivos entre los enfermos):

$$Sen = \frac{VP}{VP+FN} = \frac{a}{a+c}$$

Especificidad: probabilidad que tiene una prueba diagnóstica de dar un resultado negativo entre los sujetos que no tienen la enfermedad (proporción de verdaderos negativos entre los no enfermos):

$$Esp = \frac{VN}{VN+FP} = \frac{d}{b+d}$$

Se necesita una prueba muy sensible cuando el propósito es detectar enfermedades graves y tratables. Las pruebas que se aplican para el cribado de enfermedades deben ser pruebas con alta sensibilidad. En cambio, con la especificidad lo que se persigue es confirmar a los no enfermos. Es preferible una prueba muy específica cuando la enfermedad es grave pero difícilmente tratable y cuando un resultado falsamente positivo pueda tener una gran transcendencia, por ejemplo, un falso diagnóstico de VIH o de cáncer.

En este sentido, se propone una regla mnemotécnica que ayuda a valorar los resultados obtenidos en la sensibilidad y especificidad:

- **SnNout:** una prueba diagnóstica con una sensibilidad elevada («**Sen**sible»), los resultados negativos («**N**egativo») descartan el diagnóstico con alta probabilidad («***out***»).
- **SpPin:** una prueba con alta especificidad («e**Sp**ecificidad»), los resultados positivos («**P**ositivo») son muy útiles para confirmar el diagnóstico («***in***»).

3.2.2. Valores predictivos positivo y negativo

(MIR 2003-2004, P215; MIR 2006-2007, P214; MIR 2010-2011, P191; MIR 2010-2011, P189; MIR 2011-2012, P192; MIR 2011-2012, P193; MIR 2012-2013, P195; MIR 2014-2015, P195; MIR 2020-2021, P050; MIR 2022-2023, P045)

Aunque los índices de sensibilidad y especificidad son los índices más recogidos en las publicaciones científicas de evaluación de pruebas diagnósticas, no son índices útiles para la práctica pues, en realidad, cuando se solicita una prueba para un paciente no se conoce si está enfermo o no y lo que se quiere estimar es la probabilidad condicionada contraria, es decir, la probabilidad de estar enfermo o no dado que se observó un determinado resultado de la prueba. En este contexto de la práctica clínica parece más útil hablar de valores predictivos, es decir, la probabilidad de un diagnóstico cuando el resultado de la prueba es positivo o negativo.

Valor predictivo positivo: probabilidad de tener la enfermedad dado que se ha observado un resultado positivo (proporción de verdaderos positivos entre los que tienen un resultado positivo):

$$VP+ = \frac{VP}{VP+FP} = \frac{a}{a+b}$$

Valor predictivo negativo: probabilidad de no tener la enfermedad dado que se ha observado un resultado negativo (proporción de verdaderos negativos entre los que tienen un resultado negativo):

$$VP- = \frac{VN}{VN+FN} = \frac{d}{c+d}$$

Sin embargo, a pesar de su atractiva interpretación, no son unos índices adecuados para su uso como evaluación del rendimiento diagnóstico de una prueba pues están muy influidos por la prevalencia de la condición que se está estudiando. Para una misma prueba diagnóstica, el aumento de la prevalencia aumenta el valor predictivo positivo y disminuye el valor predictivo negativo, y al contrario. Esto explica que una misma prueba se comporte de forma distinta según el ámbito en el que se aplique (MIR 2003-2004, P214; MIR 2005-2006, P215; MIR 2009-2010, P195, MIR 2011-2012, P191).

- La sensibilidad y la especificidad son cálculos verticales en la tabla 2 × 2, condicionados a la presencia o no de la enfermedad.
- Los valores predictivos, positivo y negativo, son cálculos horizontales en la tabla 2 × 2, condicionados al resultado de la prueba.
- La sensibilidad y la especificidad dependen de la exactitud de la prueba y de la gravedad de la enfermedad que presenta el espectro de pacientes incluidos.
- Los valores predictivos dependen de la prevalencia.

A veces se habla de la eficiencia de una prueba diagnóstica (**exactitud global**) como el porcentaje de aciertos (VP+VN) sobre el total de sujetos incluidos en el estudio.

3.2.3. Cocientes de probabilidad positivo y negativo

Los cocientes de probabilidad positivo y negativo (o **razones de verosimilitud**, *likelihood ratios*, LR, en la literatura inglesa) son una pareja de índices algo menos populares que los anteriores y se consideran más útiles para interpretar y utilizar el resultado de una prueba diagnóstica.

El **cociente de probabilidad positivo (CP+)** refleja cuánto más frecuente es obtener un resultado positivo entre los enfermos que entre los no enfermos. Si la prueba fuera totalmente inútil para diagnosticar una enfermedad (por ejemplo, lanzar una moneda al aire para determinar el diagnóstico), el resultado positivo (por ejemplo, obtener una cara) se obtendría con la misma frecuencia en los enfermos que en los no enfermos, con lo que ese resultado positivo no aportaría ninguna información y el CP+ sería 1. Cuanto más frecuente sea el resultado positivo en los enfermos con respecto a los no enfermos, más información aporta ese resultado y. por tanto, mayor sería el valor del CP+ alejándose del valor 1.

Igualmente, el **cociente de probabilidad negativo (CP−)** representa cuánto más frecuente es el resultado negativo entre los enfermos que entre los no enfermos. Si el resultado negativo (la cruz de la moneda del ejemplo) se obtuviera con la misma frecuencia en los enfermos y en los no enfermos, este resultado no contendría ninguna información (CP− = 1). Cuanto menos frecuente sea el resultado negativo en los enfermos con respecto a los no enfermos, más información aporta la prueba y menor sería el CP−.

El grupo de trabajo sobre Medicina Basada en la Evidencia categorizó el rendimiento diagnóstico que tienen las pruebas diagnósticas en función de los valores de los cocientes de probabilidad positivo (CP+) y negativo (CP-). Cuanto más se alejen de la unidad (hacia el infinito o hacia el 0), más cambios produce una prueba diagnóstica en la probabilidad de que un paciente tenga la enfermedad que se diagnostica. Es decir, producirán mayores cambios en la probabilidad *a priori* de enfermedad (pretest) tras realizar la prueba y obtener un resultado positivo o negativo (probabilidad postest). Valores de CP+ mayores de 10 (o CP- menores de 0,1) producen cambios sustanciales. CP+ entre 5-10 (equivalentemente CP- entre 0,1 - 0,2) producen cambios moderados). CP+ entre 2 y 5 (CP- entre 0,2 y 0,5) producen cambios menores y CP+ menores 2 (o CP- mayores de 0,5) producen cambios muy pequeños (MIR 2012-2013, P196; MIR 2019-2020, P177; MIR 2020-2021, P052).

Cociente de probabilidad positivo (CP+): cuánto más frecuente es obtener un resultado positivo entre los enfermos que entre los no enfermos:

$$CP+ = \frac{\frac{VP}{VP+FN}}{\frac{FP}{FP+VN}} = \frac{sen}{1-esp}$$

Cociente de probabilidad negativo (CP−): cuánto más frecuente es obtener un resultado negativo entre los enfermos que entre los no enfermos:

$$CP- = \frac{\frac{FN}{VP+FN}}{\frac{VN}{FP+VN}} = \frac{1-sen}{esp}$$

Los cocientes de probabilidad permiten, mediante la aplicación del teorema de Bayes, transformar la probabilidad preprueba (probabilidad *a priori*) de que un paciente tenga una determinada condición clínica en una probabilidad posprueba (a posteriori) en función del resultado de la prueba. Si el resultado fue positivo, esta probabilidad *a priori* se verá incrementada, y si resulta negativa, la probabilidad posprueba será disminuida. Para definir la probabilidad preprueba, se debe atender a los signos y síntomas del paciente y al resultado de pruebas previas si las hubiera. En ausencia de información clínica adicional, la probabilidad preprueba coincide con la prevalencia de la enfermedad en el medio (MIR 2014-2015, P131).

Gracias al nomograma desarrollado por Fagan en 1975 (Fig. 7-2) se puede utilizar el valor del CP (positivo o negativo) del resultado de la prueba para actualizar la probabilidad preprueba en probabilidad posprueba. Trazando una línea de intersección entre la probabilidad *a priori* y el CP del resultado, se obtiene una probabilidad posprueba. Por ejemplo, a partir de una prevalencia de enfermedad igual al 30 %, y un CP+ igual a 2, la probabilidad posprueba de tener la enfermedad en caso de resultar positiva la prueba se convierte en un 45 %, aproximadamente. Si en cambio, el CP+ de la prueba fuera mayor, supongamos 20, la probabilidad posprueba se convierte en un 90 %.

3.3. Curvas ROC

Para pruebas con un resultado cuantitativo (por ejemplo, PCR, BNP, glucemia, etc.), los índices de validez diagnóstica se calculan tras fijar un punto de corte o umbral para la positividad de la prueba (Fig. 7-3).

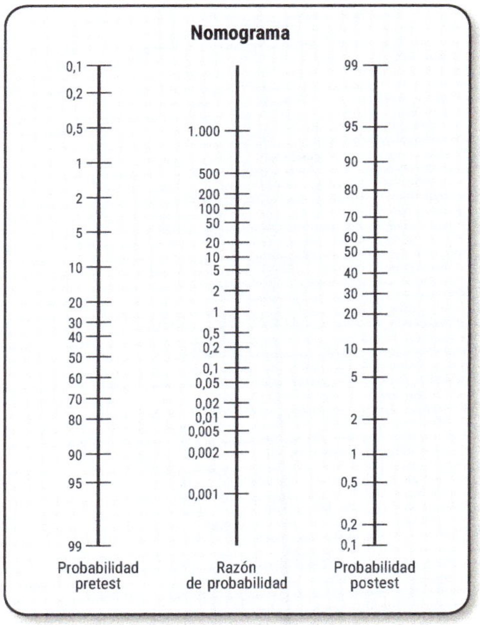

Fig. 7-2 | Nomograma de Fagan.

Se calcula la sensibilidad y la especificidad para los diferentes puntos de corte y se representan éstos formando lo que se conoce como curva ROC (*receiver operating characteristic*) (MIR 2023-2024, P046). La sensibilidad se representa en el eje de ordenadas y el complementario de la especificidad o tasa de falsos positivos (TFP) en el eje de abscisas. Los valores de los ejes van de una probabilidad de 0 a 1 (Fig. 7-4).

Una prueba diagnóstica perfecta, que discrimine completamente entre enfermos y no enfermos, tendría un punto de corte tal que la sensibilidad y la especificidad alcanzarían valores de 1 (100 %), y daría una curva representada por los lados izquierdo y superior del gráfico (Fig. 7-4). Una prueba diagnóstica que no discrimine en absoluto, es decir, que tenga una probabilidad del 50 % de diagnosticar correctamente tanto a un enfermo como a un no enfermo, daría una curva ROC representada por la diagonal principal del gráfico (en verde en la figura Fig. 7-4). Cuanto más se acerque la curva ROC a la esquina superior izquierda (sensibilidad = 1 y especificidad = 1), mayor rendimiento diagnóstico tendrá la prueba.

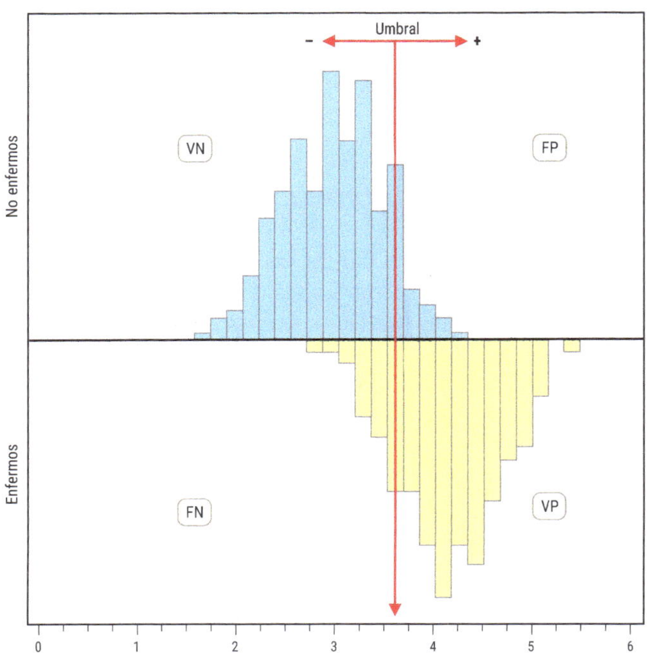

Fig. 7-3 | Pruebas con resultado continuo. El umbral fijado determina las tasas de VP y VN y por tanto sensibilidad y especificidad. FN: falso negativo; FP: falso positivo; VN: verdadero negativo; VP: verdadero positivo.

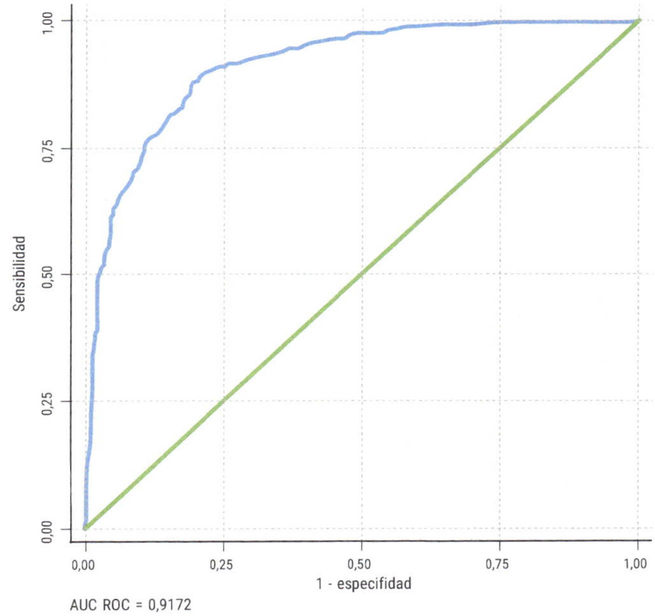

Fig. 7-4 | Curva ROC. AUC: *area under the curve* (área bajo la curva); ROC: *receiver operating characteristic*.

El área bajo la curva ROC (AUC, del inglés *area under the curve*) es un valor comprendido entre 0,5 y 1 y se utiliza como un índice de rendimiento global de la prueba diagnóstica. Un área de 1 indica una prueba diagnóstica perfecta y, en cambio, un área de 0,5 representa una prueba sin ningún poder diagnóstico.

Esta dependencia de los índices de sensibilidad y especificidad del umbral de positividad elegido para la prueba diagnóstica provoca que ambos índices estén correlacionados negativamente. A mayor umbral de positividad, es más difícil resultar positivo, con lo que disminuye la sensibilidad y aumenta la especificidad. Disminuyendo el umbral, el comportamiento es el inverso (aumenta la sensibilidad y disminuye la especificidad) (MIR 2007-2008, P217).

4. Evaluación de la reproducibilidad de una prueba

Antes de evaluar la exactitud o validez de una prueba diagnóstica es un requisito previo que dicha prueba sea suficientemente reproducible. Si el resultado de la prueba cambia según el observador, o entre dos observaciones del mismo individuo, la prueba será poco fiable.

4.1. Diseño básico

El procedimiento para evaluar la reproducibilidad de una prueba diagnóstica consiste en comparar entre sí medidas repetidas de un mismo sujeto y evaluar su grado de acuerdo. Cuanto más se parezcan estas medidas entre sí, más preciso será el instrumento de medida.

Se pueden diferenciar dos tipos de reproducibilidad. La reproducibilidad **intraobservador**, que hace referencia al grado de coincidencia que tiene un observador consigo mismo al efectuar una medida, y la reproducibilidad **interobservador**, que hace referencia el grado de coincidencia entre dos o más observadores cuando efectúan una medida sobre el mismo sujeto.

El diseño de un estudio de reproducibilidad debe contemplar la obtención de medidas repetidas sobre un mismo sujeto de uno o más observadores garantizando en el diseño que los observadores implicados no conozcan las respuestas de los demás ni las suyas propias si se repitiesen sobre un mismo individuo en un tiempo posterior.

Los parámetros utilizados para cuantificar la reproducibilidad son el coeficiente kappa, el coeficiente de correlación intraclase y diversos métodos gráficos. La utilización de uno u otro método de análisis depende del tipo de variable objeto de medición (categórica o continua).

4.2. Índice kappa

La forma más sencilla de expresar la concordancia entre observadores cuando la variable es categórica es a través de la proporción o porcentaje de observaciones concordantes, también llamada **índice de acuerdo observado o concordancia simple.** Sin embargo, dos observaciones hechas sobre un mismo paciente es posible que coincidan sólo por azar aunque se hayan hecho de forma totalmente independiente. El índice kappa (k) valora la concordancia observada entre dos observadores descontando la concordancia que se espera obtener sólo por el efecto del azar. Lo que se persigue es cuantificar cuánto acuerdo se consigue por encima de lo esperado al azar, es decir, el acuerdo real.

Ejemplo. Dos observadores informando de 1.000 radiografías simples como normales o anormales. En la Tabla 7-2 se recogen el acuerdo observado y el esperado. El acuerdo observado (acuerdo simple) es (829+116)/1.000 = 0,95.

La proporción de acuerdo esperado por azar se calcula como (total de fila x total de columna)/Total de pacientes. Por ejemplo, para la casilla en la que ambos observadores coinciden en que la imagen es normal (829 pacientes), el cálculo de los sujetos esperados por azar en esta celda es (849 × 864)/1.000 = 734. El acuerdo esperado por azar, es P_e = (734+21)/1000 = 0,76.

Tabla 7-2. Acuerdo observado y esperado

		Observador 2		Total
		Normal	Anormal	No
Observador 1	Normal	829 (734)	35 (130)	864
	Anormal	20 (115)	116 (21)	136
Total		849	151	1.000

Observados (esperados)

El índice kappa sería el cociente entre el acuerdo más allá del esperado por azar y el máximo acuerdo posible:

$$k = \frac{P_o - P_e}{1 - P_e}$$

En el caso del ejemplo mostrado en la Tabla 7-2, el índice kappa sería κ = (0,95 − 0,76)/(1 − 0,76) = 0,79.

El valor de kappa es 1 si hay total acuerdo. Si el acuerdo observado es igual al esperado, el coeficiente kappa vale 0, y es menor de 0 si el acuerdo observado es menor que el esperado por azar.

El coeficiente kappa puede ser fácilmente generalizado a situaciones en las que los resultados de las mediciones no fueran dicotómicos sino que presentaran más de dos categorías, como por ejemplo en los grados de gravedad de unos síntomas (leve, moderado, grave). En el caso de variables con más de dos categorías, cuando las categorías pueden ser ordenadas, el índice kappa debe ser modificado para incorporar en su cálculo el grado o magnitud de desacuerdo. El índice kappa ponderado permite atribuir pesos diferentes a las distintas posibilidades de falta de acuerdo en función de la distancia entre las categorías seleccionadas por uno y otro observador.

El índice kappa presenta una serie de **limitaciones**. En primer lugar, depende de la prevalencia de cada una de las categorías. Cuando una categoría presenta una prevalencia muy alta o muy baja, aun manteniendo constante la calidad de la medición, el índice kappa disminuye. Ello hace que dos índices kappa obtenidos en poblaciones con distinta prevalencia no sean comparables entre sí. Así, si dos cardiólogos comparan su interpretación del ecocardiograma de pacientes con infarto agudo de miocardio en una muestra de pacientes proveniente del ámbito de atención primaria frente a otra proveniente de urgencias hospitalarias, probablemente se obtendrían coeficientes kappa distintos dado que la prevalencia es distinta en ambos ámbitos. En segundo lugar, el coeficiente kappa depende sensiblemente del número de categorías, de manera que disminuye conforme aumenta este número. Por ello, cuando haya más de dos categorías, puede ser conveniente comparar cada una de ellas contra las demás (MIR 2012-2013, P176).

4.3. Coeficiente de correlación intraclase

El estudio de la concordancia entre las mediciones de dos observadores o dos procedimientos de medida con resultados continuos (BNP, mm Hg, peso, etc.) se realiza mediante el denominado coeficiente de correlación intraclase (CCI). Se calcula a partir de los estadísticos que produce un análisis de la varianza que compara la variabilidad de la medida entre observadores y la variabilidad total. El resultado es un número positivo entre 0 y 1. Sería 1 en el caso de una perfecta concordancia y 0 cuando la concordancia es nula.

Un error habitual para estudiar la concordancia entre dos observaciones con resultado continuo es emplear el coeficiente de correlación de Pearson. La correlación mide el grado en que los puntos del diagrama de dispersión se ajustan a una recta. La correlación podría resultar alta y, en cambio, una de las observaciones proporcionar un valor sistemáticamente menor que la otra (MIR 2010-2011, P175).

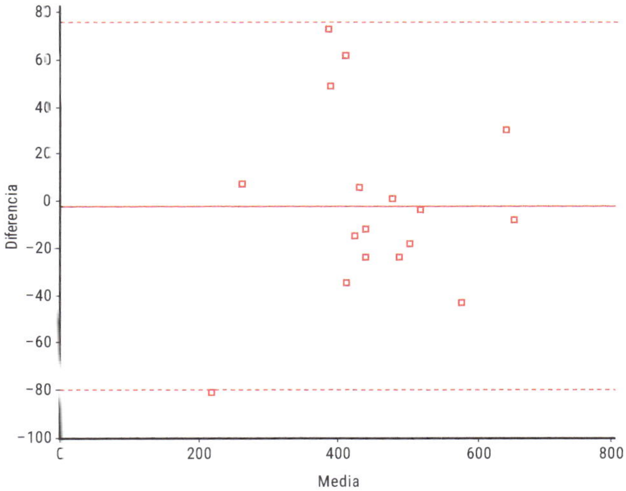

Fig. 7-5 | Gráfico de Bland y Altman de concordancia.

4.4. Método de Bland-Altman

Un procedimiento gráfico alternativo es el propuesto por Bland y Altman. Consiste en representar gráficamente la diferencia entre las dos observaciones respecto a su media, poniendo en el eje de ordenadas la diferencia y en el eje de abscisas la media. Ello permite explorar la magnitud de las discrepancias y su relación con la magnitud de la medición. A su vez, se puede estimar el error estándar de las diferencias y las bandas de confianza entre las que cabe esperar que se encuentre el 95 % de las diferencias. Una concordancia buena producirá una banda de puntos paralela al eje de las abscisas con una ordenada promedio alrededor del valor 0 (Fig. 7-5).

Puntos clave

- El diseño clave para evaluar la exactitud diagnóstica de una prueba es un estudio transversal donde una serie consecutiva y representativa de pacientes con sospecha de la enfermedad son evaluados de forma ciega e independiente por la prueba diagnóstica evaluada y por el patrón de referencias (*gold standard*).
- El rendimiento diagnóstico de las pruebas (su exactitud) se representa mediante parejas de índices: sensibilidad/especificidad, valor predictivo positivo y negativo y cocientes de probabilidad positivo y negativo.
- Sensibilidad y especificidad sólo dependen de la capacidad diagnóstica de la prueba.
- Los valores predictivos deben ser usados con mucha cautela pues dependen de la prevalencia de la enfermedad en la población donde se estimaron.
- Pruebas con alta sensibilidad deben usarse con objetivo de descartar la enfermedad (SnNout). Pruebas con alta especificidad deben usarse con objetivo confirmatorio (SpPin).

8 Medicina basada en la evidencia e investigación de síntesis

Orientación MIR

Dirige tu estudio fundamentalmente a la parte de metanálisis.

1. Medicina basada en la evidencia

La medicina basada en la evidencia consiste en el uso consciente, explícito y juicioso de las mejores pruebas disponibles en la toma de decisiones sobre la atención integral de cada paciente. Su objetivo es integrar las evidencias científicas disponibles con la experiencia clínica y los valores del paciente. Se distinguen los siguientes pasos:

1. **Formulación de la pregunta clínica:** las preguntas de investigación se formulan de forma estructurada siguiendo el acrónimo PICO (Paciente, Intervención, Comparador y *Outcome* o variable de desenlace) (MIR 2019-2020, P150).
2. **Búsqueda y selección de la evidencia científica:** R. Haynes englobó en un modelo piramidal de seis estratos (6S) los recursos de información según su utilidad y propiedades en la toma de decisiones en la atención sanitaria (Fig. 8-1). A medida que se asciende en la pirámide, hay un grado de procesamiento mayor y mayor utilidad de la información para la toma de decisiones.
3. **Evaluación y síntesis de la evidencia científica:** un estudio es válido si el modo en que ha sido diseñado y realizado hace que los resultados no estén sesgados. En la Tabla 8-1 se muestran qué aspectos del diseño introducen sesgos en los ensayos clínicos (MIR 2008-2009, P203). El GRADE (*Grading of Recommendations Assessment, Development and Evaluation*) *Working Group* propone evaluar la calidad de la evidencia y la fuerza de la recomendación (Tabla 8-2):

- **Calidad de la evidencia:** indica hasta qué punto la confianza en la estimación del efecto de una intervención es adecuada para apoyar una recomendación sobre su uso (Tabla 8-3).
- **Fuerza de la recomendación:** indica hasta qué punto podemos confiar en que al poner en práctica la recomendación conllevará más beneficios que riesgos.

Otras propuestas de escalas de graduación de la evidencia son muy similares (SIGN, EBM) (Tabla 8-4) (MIR 2010-2011, P176; MIR 2011-2012, P185).

- El objetivo es integrar las evidencias científicas disponibles con la experiencia clínica y los valores y preferencias del paciente (MIR 2009-2010, P131).
- El mayor grado de evidencia científica para evaluar la eficacia de una intervención lo aporta la **revisión sistemática y el metanálisis de ensayos clínicos**.

2. Revisión sistemática y metanálisis de ensayos clínicos

La revisión sistemática consiste en la **síntesis de la evidencia disponible** para dar respuesta a una pregunta de investigación mediante la aplicación de una **metodología explícita y rigurosa.** Las revisiones sistemáticas ayudan a determinar si los estudios individuales son consistentes (homogéneos) y pueden ser generalizados o, en caso negativo, explorar los motivos de dichas inconsistencias (heterogeneidad). También permiten, al agrupar distintos estudios individuales, contar con un tamaño muestral mayor y por tanto obtener más potencia estadística y mayor precisión en los resultados. **A diferencia de una revisión narrativa clásica,** la revisión sistemática se realiza con un mayor rigor tanto en el proceso de la búsqueda y selección de los estudios como en la posterior integración y análisis de sus resultados (Tabla 8-5). Las **fases** de una revisión sistemática y sus características se describen en la Tabla 8-6.

El **metanálisis** es la última fase de la revisión sistemática (Vídeo 8-1). Consiste en la **combinación estadística** de los resultados de los estudios incluidos en la revisión (MIR 2006-2007, P212; MIR 2008-2009, P196; MIR 2013-2014, P194; MIR 2014-2015, P199). **No todas las revisiones sistemáticas incluyen metanálisis.** La decisión de metanalizar depende del grado de heterogeneidad entre los estudios obtenidos. Hay que evaluar la **heterogeneidad clínica, metodológica y estadística.** Lo habitual

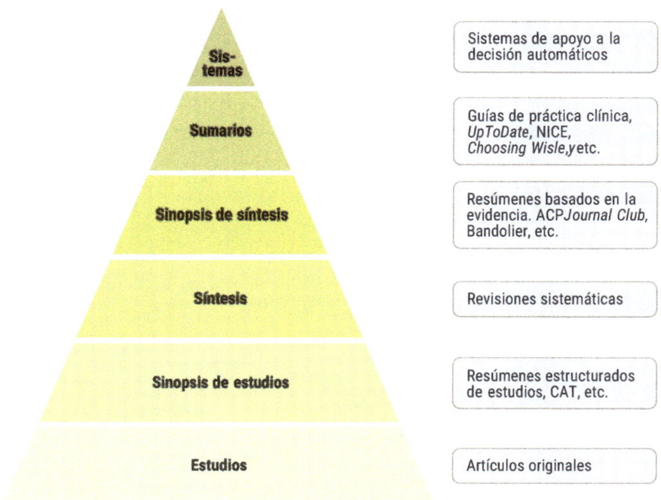

Fig. 8-1 | Pirámide de Haynes. Adaptada de: DiCenso A, Bayley L, Haynes RB. Accessing pre-appraised evidence: Fine-tuning the 5S model into a 6S model. Evid Based Nurs. 2009;12:99-101. CAT: *critically appraised topics* (temas evaluados críticamente).

Tabla 8-1. Aspectos del diseño y sesgos en los ensayos clínicos

	Elementos claves del diseño de un ensayo clínico	Sesgo que evita
Generación de la secuencia aleatoria	Evita diferencias sistemáticas entre los grupos	Sesgo de selección
Ocultación de la secuencia de aleatorización (OSA)	Asegura una implementación estricta de la secuencia de aleatorización	Sesgo de selección
Cegamiento de los participantes y del personal	Previene de un trato diferente a los grupos del estudio	Sesgo de realización
Cegamiento de los evaluadores de los desenlaces	Conocer la intervención realizada puede influir en la medición de los resultados	Sesgo de detección
Completitud del seguimiento y de los datos recogidos	La presencia de datos faltantes puede afectar de forma importante a los resultados. Las pérdidas en el seguimiento, si son numerosas y diferentes entre los grupos, pueden introducir sesgos. Se recomienda hacer un **análisis por intención de tratar**	Sesgo de desgaste
Notificación completa de los resultados	La **notificación selectiva** de los resultados puede sesgarlos	Sesgo de notificación

es encontrar cierta dispersión en los resultados de los estudios incluidos debida al azar en la selección de las muestras de pacientes reclutadas en ellos. Aun cuando el efecto de la intervención fuera el mismo en todos los estudios, los resultados observados variarían alrededor de este efecto común. Esto es lo que se conoce como **variabilidad intraestudio.** Dado que los estudios pueden presentar diferencias añadidas en cuanto a las características de los pacientes, de la enfermedad, de la intervención etc., es de esperar que puedan existir también ciertas diferencias en las estimaciones del efecto de la intervención entre los estudios o **variabilidad interestudios.** Si se pone de manifiesto la existencia de heterogeneidad es obligado analizar sus posibles causas, y en ocasiones podría ser más correcto no combinar los resultados de los estudios primarios. La heterogeneidad se evalúa mediante **métodos gráficos y estadísticos** (Tabla 8-7).

El metanálisis es un proceso en dos pasos: primero **extraer los resultados de los estudios primarios** y después calcular un **promedio ponderado** de los resultados (MIR 2021-2022, P043). Existen dos modelos estadísticos para calcular este promedio: el de **efectos fijos,** que sólo considera la variabilidad presente en cada estudio (intraestudio), y el **modelo de efectos aleatorios**, que considera tanto la variabilidad intraestudio como la variabilidad interestudios (Fig. 8-4 y Tabla 8-8).

Cuando no existe heterogeneidad, ambos modelos proporcionan resultados parecidos (MIR 2010-2011, P195) y sería apropiado aplicar un modelo de efectos fijos. Sin embargo, en presencia de heterogeneidad, si se decide combinar los resultados, debe utilizarse un **modelo de efectos aleatorios,** ya que es **más conservador y proporciona intervalos de confianza más amplios** (MIR 2012-2013, P194; MIR 2014-2015, P199). Se recomienda protocolizar un **análisis de sensibilidad** con el que probar la robustez de los resultados obtenidos. Este análisis consiste en reanalizar los datos cambiando ligeramente las opciones del análisis y comprobar así la estabilidad de los resultados obtenidos.

Exploración de fuentes de heterogeneidad. Los **análisis de subgrupos** se realizan cuando se quiere evaluar si los resultados acerca de la eficacia del tratamiento analizado varían en función de alguna característica diferencial de los pacientes que los distinguiría en subgrupos (por ejemplo, la edad, la presencia de comorbilidades, ser diabético o no, etc.). El análisis de subgrupos debe estar contemplado previamente en el protocolo de la revisión y en base a hipótesis fundamentadas para evitar hallazgos espurios. La **metarregresión** se utiliza para evaluar estadísticamente qué factores influyen en la estimación del efecto, como serían determinadas características de los pacientes, del diseño de los estudios, etc. Estos análisis proporcionan una forma de contrastar estadísticamente la existencia de diferencias significativas entre subgrupos.

Sesgo de publicación. El sesgo de publicación es un sesgo que se introduce por la no publicación de los estudios que dan resultados negativos y, por tanto, el efecto observado en el metanálisis puede estar sobrevalorado al haber sido calculado con los estudios publicados. Una forma de explorar este sesgo es mediante los diagramas en embudo o *funnel plot* (Fig. 8-5), o de forma estadística con las pruebas de Beggs y Egger, que analizan la asimetría de los

Tabla 8-2. Evaluación de la calidad de la evidencia y de la fuerza de la recomendación según el GRADE *Working Group*

Calidad de la evidencia	Muy baja Baja Moderada Alta
Fuerza de la recomendación	Débil Fuerte

www.GradeWorkingGroup.org

Tabla 8-3. Criterios para asignar el grado de evidencia

Tipo de evidencia	Disminuir el grado de evidencia si:	Aumentar el grado de evidencia si:
Ensayos aleatorizados: Grado ALTO Estudio observacional: Grado BAJO Cualquier otra evidencia: Grado MUY BAJO	✔ Limitación importante o muy importante en la calidad del estudio ✔ Inconsistencia importante ✔ Incertidumbre sobre si la evidencia es aplicable directamente (pacientes, intervenciones y desenlaces directamente relacionados con las evidencias disponibles) ✔ Resultados imprecisos o datos muy escasos ✔ Alta probabilidad de sesgo de comunicación selectiva de resultados	✔ Evidencia de asociación fuerte: riesgo relativo significativo > 2 (o < 0,5) basado en evidencia consistente derivada de dos o más estudios observacionales, sin factores de confusión plausibles ✔ Evidencia de asociación muy fuerte: riesgo relativo significativo > 5 (o < 0,2) basado en evidencia directa, sin amenazas importantes para la validez ✔ Evidencia de un gradiente dosis respuesta ✔ Se ha ajustado por todos los factores de confusión plausibles que habrían reducido el efecto

funnel plots. Si esos diagramas son asimétricos es porque no se han encontrado publicados estudios con resultados negativos y bajo tamaño muestral.

Tabla 8-4. Niveles de evidencia

Niveles de evidencia	Centro de Medicina Basada en la Evidencia de Oxford
Ia	Revisiones sistemáticas y metanálisis de ensayos clínicos aleatorizados
Ib	Ensayos clínicos aleatorizados
II	Estudios observacionales de cohortes
III	Estudios de casos y controles
IV	Series de casos
V	Opiniones de expertos

Centro de Medicina Basada en la Evidencia de Oxford (http://www.cebm.net).

3. Recomendaciones CONSORT, STROBE, STARD, MOOSE, PRISMA y QUADAS

Estas recomendaciones están dirigidas tanto a editores de revistas como a autores y proporcionan unos **estándares de publicación** para una comunicación efectiva de los estudios de investigación. Permiten a los lectores evaluar los poten-

Tabla 8-6. Pasos de una revisión sistemática

- ✔ Formulación de una pregunta estructurada (PICO)
- ✔ Búsqueda de estudios primarios (electrónicas en Medline, Embase y otras bases de datos y búsqueda manual)
- ✔ Selección de estudios en base a los criterios de elegibilidad establecidos en el protocolo
- ✔ Valoración del riesgo de sesgo (herramienta RoB Cochrane). Valoración de la calidad metodológica
- ✔ Obtención de características de los estudios y de sus resultados
- ✔ Combinación de resultados:
  - ✔ Estadísticamente: metanálisis
  - ✔ Síntesis narrativa

PICO: Paciente, Intervención, Comparador y *Outcome* o variable de desenlace.

Tabla 8-5. Revisión narrativa frente a revisión sistemática

Característica	Revisión narrativa	Revisión sistemática
Pregunta de la revisión	Con frecuencia amplia y poco definida	Clara, concreta, centrada en una cuestión clínica bien definida
Búsqueda y fuentes de información	Generalmente no especificada. No dirigida a localizar todos los estudios. Alta probabilidad de sesgo	Estrategia de búsqueda sistemática y explícita de todas las fuentes y artículos potencialmente relevantes
Selección de estudios para su inclusión	Generalmente sin criterios de selección. Alta probabilidad de sesgo	Descripción explícita de criterios de selección. Selección aplicada de manera uniforme
Análisis crítico de la calidad de los estudios	Generalmente no evaluada	Evaluación crítica de la calidad metodológica de los estudios
Síntesis de la información	Resumen subjetivo generalmente cualitativo, sin un estimador estadístico común	A menudo resumida (cuantificada) por un estimador estadístico. Análisis de inconsistencias entre estudios
Conclusiones	En ocasiones basada en la evidencia, en estudios seleccionados subjetivamente y opiniones personales	Generalmente basada en la evidencia científica, con identificación de las lagunas de conocimiento

Tabla 8-7. Análisis de la heterogeneidad

Métodos gráficos	Métodos estadísticos
Forest plot o diagrama de bosque (MIR 2020-2021, P046; MIR 2022-2023, P048) (Fig. 8-2): muestra cada estudio con su estimador del efecto y el intervalo de confianza correspondiente Gráfico de Galbraith (Fig. 8-3): representa la precisión de cada estudio frente al efecto estandarizado con la recta de regresión y una banda de confianza. Los estudios que caen fuera de esta banda son los que más contribuyen a la heterogeneidad	Índice de inconsistencia I^2: cuantifica la magnitud de la heterogeneidad Como guía para su interpretación: Baja heterogeneidad (I^2: 25-50 %) Heterogeneidad media (I^2: 51-75 %) Heterogeneidad sustancial (I^2>75 %) Pruebas estadísticas: una prueba de chi cuadrado contrasta la hipótesis nula de no diferencias entre estudios. Se suele emplear un nivel de significación del 0,01 en lugar del habitual 0,05. La mayor limitación de este procedimiento es que se puede concluir que los resultados son homogéneos por falta de potencia estadística o, dicho de otro modo, no se debería ignorar la heterogeneidad simplemente por el resultado de una prueba estadística

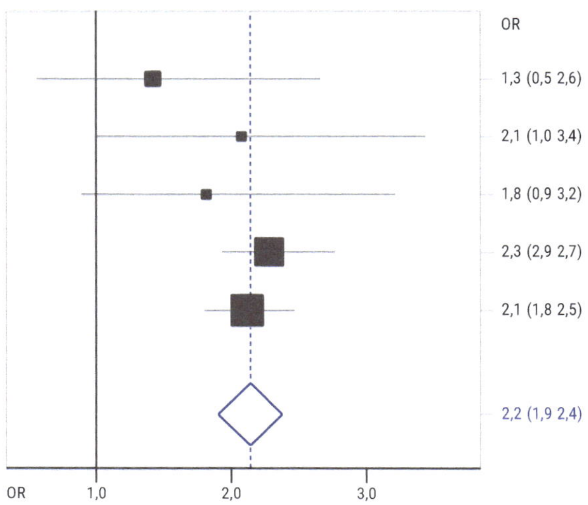

Fig. 8-2 | *Forest plot* o diagrama de bosque.

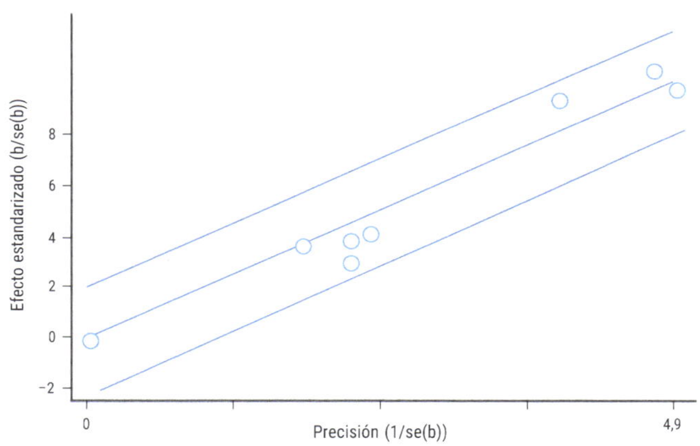

Fig. 8-3 | Gráfico de Galbraith.

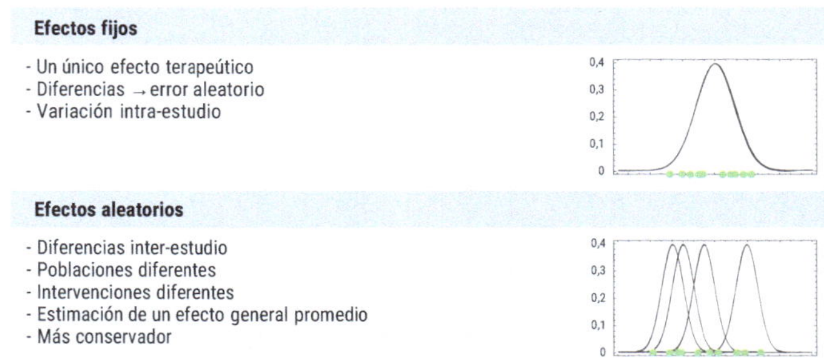

Fig. 8-4 | Efectos fijos y aleatorios.

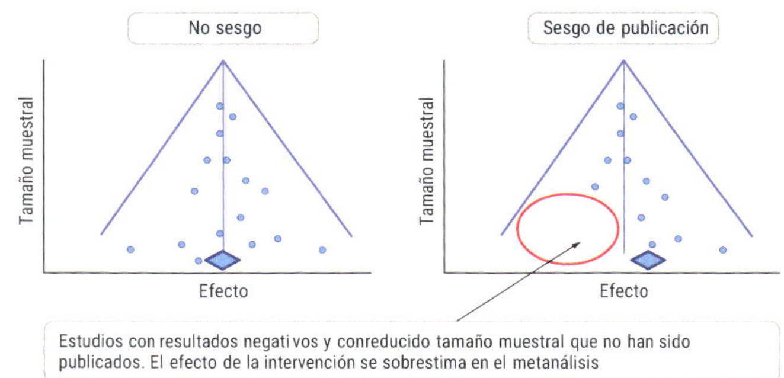

Fig. 8-5 | Sesgos de publicación: diagramas en embudo o *funnel plot*.

ciales sesgos del estudio, juzgar sobre su generabilidad y entender de forma precisa los resultados:

- CONSORT para ensayos clínicos (MIR 2010-2011, P183).
- STROBE para estudios observacionales.
- STARD y QUADAS para estudios observacionales de validez diagnóstica. QUADAS además evalúa la validez de un estudio para pruebas diagnósticas.
- MOOSE para metanálisis de estudios observacionales
- PRISMA para revisiones sistemáticas.

Tabla 8-8. Modelos de efectos fijos y de efectos aleatorios

Modelo de efectos fijos	Modelo de efectos aleatorios
Pondera cada estudio por el inverso de su varianza A **estudios más grandes** que tienen errores estándar más pequeños, se les da **mayor ponderación** que a los estudios pequeños	Pondera cada estudio por el inverso de la varianza interestudio e intraestudio Da **mayor ponderación relativa a estudios pequeños**

4. Guías de práctica clínica

Dada la amplia variabilidad de la práctica clínica, surge la necesidad de homogeneizar las recomendaciones que se realizan a los pacientes. Las *Guías de Práctica Clínica* pretenden disminuir esa variabilidad del profesional clínico en la toma de decisiones, dando un nuevo protagonismo a los pacientes, ofreciéndoles la posibilidad de participar de forma más activa e informada en las decisiones que afectan a su salud.

Hay diferentes tipos de guías de práctica clínica, dependiendo del fundamento en que se basan sus recomendaciones, pueden estar basadas en la opinión de expertos, en el consenso o en la evidencia. Todas ellas deben basarse en el mejor conocimiento científico disponible y estar elaboradas mediante un procedimiento explícito por paneles de expertos con representación de todos los grupos implicados. La definición actual de guías de práctica clínica es la propuesta por el *Institute of Medicine* (IOM) en 2011, que las define como "un conjunto de recomendaciones basadas en una revisión sistemática de la evidencia y en la evaluación de los riesgos y beneficios de las diferentes alternativas, con el objetivo de optimizar la atención sanitaria a los pacientes" (MIR 2020-2021, P047; MIR 2020-2021, P182).

En la Tabla 8-9 se recogen los principales aspectos que deben tenerse en cuenta a la hora de elaborar una GPC (Adaptado y traducido de: Grol R, Wensing M, Eccles M, Davis D. editores. Improving patient care. The implementation of change in health care. 2nd Edition. Oxford: Wiley Blackwell; 2013. Publicado con permiso del editor).

Existen herramientas para valorar la calidad de una guía de práctica clínica. La más extendida es la herramienta AGREE, que se basa en 23 preguntas o ítems de valoración de las guías, y se ha actualizado recientemente siendo la versión actual AGREE II (https://www.agreetrust.org/).

Tabla 8-9. Características de una guía de práctica clínica
1. Tener un objetivo claro y bien definido.
2. Alcanzar un consenso previo entre todos los participantes, incluyendo a los representantes de los pacientes, y un análisis de barreras.
3. Las evidencias disponibles han de incluirse de manera clara y actualizada.
4. Ha de asegurare que la GPC es compatible con las normas y valores de las personas a las que va dirigida.
5. Las recomendaciones son claras y precisas.
6. Todas las dimensiones de la calidad de cuidado están cubiertas (colocan al paciente en el centro, equidad, accesibilidad, efectividad, eficiencia, seguridad).
7. Disponen de un método claro de actualización.
8. Permiten un uso flexible y adaptable a pacientes individuales.
9. Disponen de un estructura y diseño atractivos.
10. Son fáciles de aplicar.

Cuando una guía de práctica clínica realiza una recomendación, suele basarse en el sistema GRADE (Tabla 8-2), que clasifica la calidad de la evidencia (indica hasta qué punto nuestra confianza en la estimación de un efecto es adecuada para apoyar una recomendación) y gradúa la fuerza de la recomendación (indica hasta qué punto podemos confiar si poner en práctica la recomendación conllevará más beneficios que riesgos) (MIR 2022-2023, P046) (http://www.gradeworkinggroup.org).

Puntos clave

- ✔ **Cochrane** promueve la toma de decisiones informada mediante la producción de revisiones sistemáticas accesibles, relevantes y de alta calidad.
- ✔ La revisión sistemática tiene un **diseño observacional y retrospectivo.**
- ✔ El metanálisis es la **combinación estadística** de los resultados de los estudios obtenidos en la revisión (MIR 2006-2007, P212; MIR 2008-2009, P198).
- ✔ El modelo de efectos fijos da mayor ponderación a los estudios grandes y el de efectos aleatorios a los estudios pequeños (MIR 2012-2013, P194).

PROMIR® | Estadística

Estadística

1 Introducción a la estadística

Orientación MIR

Capítulo que tradicionalmente ha suscitado relativamente pocas preguntas. Las preguntas han versado sobre tipos de variables y tipos de muestreo.

La estadística puede definirse como el conjunto de métodos científicos ligados a la toma, organización, recopilación, presentación y análisis de datos, tanto para la deducción de conclusiones como para tomar decisiones razonables de acuerdo con tales análisis (MIR 2005-2006, P194).

1. Variables aleatorias. Tipos

A cada característica de los elementos de una población se le llama variable. Se dice que es una variable aleatoria si los valores se obtienen de mediciones en algún tipo de experimento aleatorio Hay dos tipos de variables: cualitativas y cuantitativas. Las variables cualitativas o categóricas son aquéllas que se refieren a categorías o atributos de los individuos estudiados. Las variables cuantitativas son aquéllas cuyos datos son de tipo numérico.

1.1. Tipos de variables cualitativas

Se pueden clasificar en tres grupos (MIR 2003-2004, P195; MIR 2014-2015, P184; MIR 2008-2009, P193):

- **Dicotómico:** sólo hay dos categorías, que son excluyentes una de otra. *Ejemplo: enfermo-sano, muerto-vivo, varón-mujer.*
- **Nominal:** tiene más de dos categorías y no hay orden entre ellas. *Ejemplo: color de ojos, grupo sanguíneo.*
- **Ordinal:** tiene varias categorías y hay orden entre ellas. *Ejemplo: grado tumoral, calificación del riesgo en anestesia.*

1.2. Tipos de variables cuantitativas

Se pueden distinguir los siguientes tipos:

- **Continuas:** número infinito no numerable de elementos. Tienen asociado el concepto de medida. *Ejemplo: presión arterial, edad, peso.*
- **Discretas:** sólo pueden tomar algunos valores dentro de un conjunto numerable. *Ejemplo: número de hijos, número de leucocitos.*

La **medición de las variables** puede realizarse por medio de dos escalas:

- **Escala de intervalo:** carece de un punto cero absoluto, el punto cero es arbitrario, no real. *Ejemplo: la temperatura, una escala analógica visual.*
- **Escala de proporción:** tiene las mismas propiedades que la escala de intervalo pero con un origen de referencia, un punto cero, absoluto no arbitrario, en el cual la característica no existe. *Ejemplo: número de hijos, tamaño de una lesión, peso.*

Un último tipo de variable es la que representa el **tiempo hasta la ocurrencia de un evento** (por ejemplo, la muerte) y que da lugar a las técnicas de análisis de supervivencia.

2. Distribución de probabilidad: binomial, normal

En este apartado es frecuente preguntas relacionadas con la distribución normal.

Una variable aleatoria es una función que asigna un valor, usualmente numérico, al resultado de un experimento aleatorio u observación. Una distribución de probabilidad de una variable aleatoria es una función que asigna a cada valor o conjunto de valores de la variable aleatoria la probabilidad de que ocurra.

2.1. Distribución binomial

Es muy frecuente en el ámbito biomédico que la variable de interés sea de tipo dicotómico, es decir, sólo dos categorías y ambas excluyentes; por ejemplo, *recidiva-no recidiva, muerto-vivo, hipertenso-no hipertenso.*

Se denomina «éxito» a una de las categorías y su probabilidad se representa por p; la otra se define como «fracaso» y tiene una probabilidad complementaria $(1-p)$. A la variable que asocia el 1 al éxito y el 0 al fracaso se le denomina variable de Bernoulli y se le denota por $B(1, p)$.

Si un experimento Bernoulli es repetido n veces de forma independiente con idéntica probabilidad p en cada réplica, se dice que la variable X, número de éxitos, se distribuye como una variable aleatoria binomial con parámetros n y p, y se suele denotar por $B(n, p)$. La media de una variable aleatoria binomial es np y la varianza npq.

2.2. Distribución normal

Muchas variables aleatorias continuas se distribuyen según la distribución normal o de Gauss. Se trata de una distribución unimodal en la que se concentra gran parte de los valores alrededor de su punto central y cuya probabilidad en los extremos es pequeña (Fig. 1-1). Es simétrica y sin apuntamiento. Para evaluar la simetría se utiliza el coeficiente de asimetría de Fisher. La evaluación del apuntamiento se realiza mediante la curtosis (MIR 2012-2013, P177).

Una variable aleatoria normal depende de dos parámetros: la **media**, representada por μ, y la **desviación típica**, que es representada por σ; se denota por $N(\mu,\sigma)$.

Propiedades de la distribución normal

(MIR 2006-2007, P201; MIR 2012-2013, P175; MIR 2014-2015, P185)

Al ser una variable continua, la probabilidad de que tome un valor concreto es igual a 0.

La probabilidad de que la variable tome valores entre dos puntos *a* y *b* es igual al área bajo la curva entre *a* y *b*.

Una variable aleatoria X que sigue una normal $N(\mu,\sigma)$ se transforma en una variable aleatoria Z con μ igual a 0 y σ igual a 1, restándole la media y dividiendo por la desviación típica, lo que se conoce como tipificación o estandarización.

En una variable aleatoria normal, la media, mediana y moda coinciden.

La gráfica de la función de densidad de probabilidad tiene dos puntos de inflexión, donde cambia la concavidad, que coinciden con los puntos media menos una desviación típica y media más una desviación típica. Entre estos dos puntos se encuentra el 68,3 % de los valores de la variable.

Dentro del intervalo comprendido entre la media ± 2 desviaciones típicas se sitúa el 95,5 % de los valores de la variable. Es decir, que por encima del valor correspondiente a media más 2 desviaciones típicas hay menos del 2,5 % de los valores. Por ejemplo, si la glucemia se distribuyera en una población siguiendo una distribución normal N(100,10), entre los valores 80 y 120 se situaría el 95,5 % de los pacientes. Análogamente, entre los puntos media ± 3 desviaciones típicas se encuentra el 99,5 % de los valores.

La distribución normal tiene forma de campana, es simétrica y no es ni excesivamente plana ni apuntada. Coinciden media, mediana y moda en el mismo punto. En el intervalo media ± 2 desviaciones típicas se encuentra el 95,5 % de los valores.

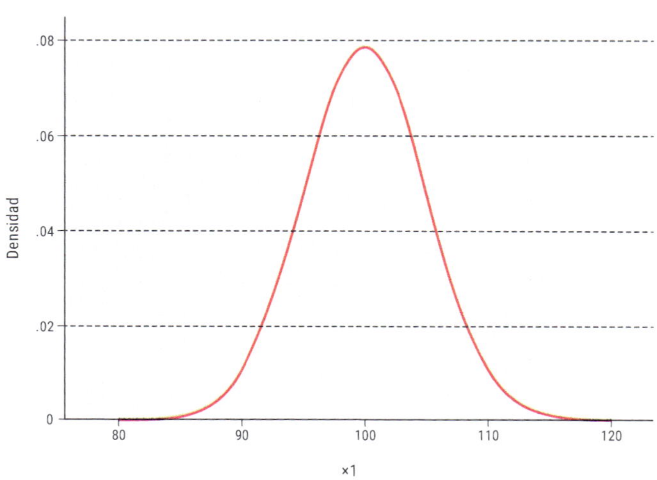

Fig. 1-1 | Distribución normal.

Tipificar una variable consiste en restarle su media y dividirla por su desviación típica.

3. Población y muestra. Muestreos

(MIR 2004-2005, P197; MIR 2006-2007, P193; MIR 2006-2007, P203; MIR 2008-2009, P210; MIR 2011-2012, P186)

Se puede definir **población** como el conjunto total de individuos que poseen algunas características comunes observables en un lugar y en un momento determinado. Esta población habitualmente no puede ser estudiada completamente. Se define **muestra** como una parte de la población que, si es representativa, debería reflejar las características principales de la población.

El **muestreo no probabilístico** es una técnica de muestreo donde las muestras se recogen en un proceso que no ofrece a todos los individuos de la población iguales oportunidades de ser seleccionados y la probabilidad de ser seleccionado no se puede determinar a priori. Por ejemplo, seleccionando casos consecutivos, muestreo por conveniencia, discrecional o bola de nieve. Si en un estudio se recogen los cinco primeros pacientes que acuden cada día a una consulta, el muestreo no sería probabilístico.

En un **muestreo probabilístico** todos los elementos de la población tienen una probabilidad mayor de cero de ser seleccionados en la muestra y se puede estimar de forma precisa dicha probabilidad para cada elemento.

Los muestreos probabilísticos más frecuentemente utilizados en investigación clínica son:

- ✔ **Muestreo aleatorio simple:** en el que se selecciona cada individuo de forma aleatoria, al azar y todos los individuos tienen la misma probabilidad de ser seleccionados.
- ✔ **Muestreo estratificado simple:** se estratifica a la población por alguna característica conocida y dentro de cada estrato se realiza un muestreo aleatorio; por ejemplo, es frecuente la estratificación por hospitales o por alguna característica pronóstica (como puede ser presencia de metástasis, o presencia de diabetes, o simplemente estratificado por edad y sexo).
- ✔ **Muestreo por conglomerados:** donde las unidades muestrales no son pacientes sino conjuntos de pacientes, como por ejemplo en los muestreos donde se seleccionan médicos o centros de salud y posteriormente se seleccionan todos los pacientes atendidos por ese médico o en ese centro de salud.

El muestreo de casos consecutivos no es un muestreo probabilístico. En un muestreo probabilístico (muestreo aleatorio simple, muestreo estratificado y muestro por conglomerados) se puede estimar la probabilidad que tiene un individuo de ser seleccionado.

4. Introducción a la probabilidad

Apartado no muy preguntado. Incidir en las propiedades de la probabilidad.

La idea intuitiva de **probabilidad** define a ésta como un número entre 0 y 1, asociado con la verosimilitud de que ocurra un suceso. La probabilidad de este suceso será igual a 0 cuando estamos seguros de que el suceso no va a ocurrir (**suceso imposible**) e igual a 1 cuando estamos seguros de que sí va a ocurrir (**suceso seguro**). Si todos los posibles resultados del experimento son igualmente probables, es decir, equiprobables, la definición clásica de Laplace define la probabilidad como el número de sucesos favorables dividido por el número de casos posibles.

4.1. Propiedades de la probabilidad

La probabilidad de un suceso toma valores entre 0 y 1.

La probabilidad de la unión de sucesos mutuamente excluyentes, es decir, cuya intersección es el conjunto vacío, es igual a la suma de probabilidades de los sucesos.

La probabilidad de dos sucesos independientes es igual al producto de las probabilidades de cada uno de los sucesos.

La probabilidad de la suma de dos sucesos es igual a la probabilidad de cada uno de los sucesos menos la probabilidad de la intersección.

Por ejemplo, en el lanzamiento de un dado, la probabilidad de un número concreto es 1/6, este valor está entre 0 y 1. Si queremos estimar la probabilidad de ser par, ésta es igual a la probabilidad de 2 más la de 4 más la de 6, dado que son sucesos excluyentes. La probabilidad de obtener un 2 en una tirada y de obtener un 2 en la segunda, al ser sucesos independientes, es la probabilidad del producto de cada uno de los sucesos: (P(2) x P(2) = 1/6 x 1/6 = 1/36). La probabilidad de obtener un número menor o igual a 3 o de obtener un número par, al no ser excluyentes, es la suma de la probabilidad de ambos sucesos menos la probabilidad de la intersección: la probabilidad de menor o igual a 3 es P(1)+P(2)+P(3) y la de ser par es P(2)+P(4)+P(6), por lo tanto, la probabilidad de obtener un número menor o igual a 3 o un par es P(1)+P(2)+P(3)+P(4)+P(6).

4.2. Probabilidad condicionada

El hecho de que ocurra un suceso puede cambiar la probabilidad de los demás. El proceso de realizar la historia clínica, explorar y realizar pruebas complementarias ilustra este principio. La probabilidad de que ocurra el suceso A si ha ocurrido el suceso B se denomina probabilidad condicionada, se denota por *p(A/B)* y se define como:

$$p\left(\frac{A}{B}\right) = \frac{p(A \cap B)}{p(B)}$$

Es decir, la probabilidad de la intersección de los dos sucesos dividido por *p(B)*, siendo *p(B)* distinto de 0. Por ejemplo, si se quiere estimar la probabilidad de sacar un 2 en el lanzamiento de un dado, la probabilidad sería 1/6. Si se condiciona a que se sabe que el resultado es par, el resultado sería 1/3. (Vídeo 1-1).

$$p\left(\frac{A}{B}\right) = \frac{p(\text{"2"} \cap par)}{p(par)} = \frac{\frac{1}{6}}{\frac{1}{2}} = \frac{1}{3}$$

Puntos clave

- Las variables se pueden clasificar entre variables cualitativas y variables cuantitativas.
- Las cualitativas se pueden clasificar en tres categorías:
  - **Dicotómico:** solo hay dos categorías, que son excluyentes una de otra.
  - **Nominal:** tiene más de dos categorías y no hay orden entre ellas.
  - **Ordinal:** tiene varias categorías y hay orden entre ellas.
- Dentro del tipo de variables cuantitativas distinguiremos:
  - **Continuas:** número infinito no numerable de elementos. Tiene asociado el concepto de medida.
  - **Discretas:** Sólo puede tomar algunos valores dentro de un conjunto numerable.
- La distribución normal tiene forma de campana, es simétrica y no es ni excesivamente plana ni apuntada. Coinciden media, mediana y moda en el mismo punto. En el intervalo media -/+ 2 desviaciones típicas se encuentra el 95,5% de los valores.
- Tipificar una variable consiste en restarle su media y dividirla por su desviación típica.
- En un muestreo probabilístico (muestreo aleatorio simple, muestreo estratificado y muestro por conglomerados) se puede estimar la probabilidad que tiene un individuo de ser seleccionado. El muestreo de casos consecutivos no es un muestreo probabilístico.
- La probabilidad de un suceso toma valores entre 0 y 1. La probabilidad de la unión de sucesos mutuamente excluyentes o independientes es igual a la suma de probabilidades de los sucesos. La probabilidad de 2 sucesos independientes es igual al producto de las probabilidades de cada uno de los sucesos. La probabilidad de la suma de 2 sucesos es igual a la probabilidad de cada uno de los sucesos menos la probabilidad de la intersección. La probabilidad condicionada de A dado B se puede estimar mediante el cociente de la intersección de los 2 sucesos dividido por probabilidad de B p(B), siendo p(B) distinto de 0.

2 Estadística descriptiva

Orientación MIR

Fundamental distinguir que la media puede estar muy influida por la existencia de valores extremos y la mediana no. Habitualmente cuando se muestra media se acompaña con desviación típica y cuando se muestra mediana con cuartiles.
Hay que distinguir bien el tipo de variables para seleccionar el gráfico adecuado.

La estadística descriptiva trata de la forma de recoger, organizar y resumir las observaciones. Típicamente los índices usados en estadística descriptiva se dividen en **medidas de tendencia central,** o también llamadas de posición, y **medidas de dispersión.**

1. Medidas de centralización: media, mediana, moda

1.1. Media aritmética

La medida que probablemente más se utiliza en estadística es la **media aritmética,** o simplemente media. Nos da una visión de dónde está el centro de las observaciones. Se calcula sumando todos los valores de la muestra y dividiendo por el número de observaciones que componen la muestra. Se denota por *X barra*. Sólo tiene sentido su uso en variables del tipo cuantitativo.

Es intuitiva y fácil de calcular pero en muestras pequeñas **puede estar muy influenciada por valores extremos** (los llamados «*outliers*» o fuera de rango). Su valor puede que no coincida con ninguno de los valores de la muestra.

1.2. Mediana

Es aquel valor que divide por la mitad a la muestra y deja el 50 % de los datos de la muestra por debajo y el otro 50 % por encima y se suele denotar por $Me(x)$. La mediana es **poco sensible a valores extremos** y se puede utilizar para variables cuantitativas discretas. Su valor coincide con uno de los datos que hemos estudiado si tenemos un número impar de elementos.

1.3. Moda

Es una medida de tendencia central que se puede utilizar sea cual sea el tipo de variable a estudiar. La moda de un conjunto de observaciones es **el valor que más se repite,** aquél cuya frecuencia absoluta es máxima. Puede ser única, que haya dos o más, o no existir; éste es el caso típico de variables continuas.

Entre las medidas de posición central destaca la media aritmética. En el caso de distribuciones asimétricas o con valores extremos se utiliza la mediana en lugar de la media.

2. Medidas de dispersión

Se ha visto en el apartado anterior que para describir una variable se pueden utilizar medidas de tendencia central. Estas medidas no dan información acerca de la variabilidad de los datos. Las medidas más utilizadas para cuantificar la variabilidad de una variable son el **rango, la desviación típica, la varianza y el rango intercuartílico.**

2.1. Rango

Se define como la diferencia entre el valor máximo y el valor mínimo de la muestra. Tiene las mismas limitaciones que la media en cuanto que es totalmente dependiente de los valores extremos. Es difícil de interpretar aisladamente si no se aportan el mínimo y el máximo.

2.2. Desviación típica y varianza

Para medir la variabilidad la medida más frecuente es la **varianza,** que se denota por $V(X)$ o S^2 y se define como la suma de las diferencias al cuadrado de cada valor con respecto a la media dividido por el tamaño muestral menos 1.

Dada la definición de la varianza, sus unidades son el cuadrado de las unidades de la variable que describe. Se propone otro índice, **la desviación típica o estándar**, que se define como la raíz cuadrada positiva de la varianza.

La desviación típica, como la varianza, es siempre positiva. Puede estar muy influenciada por la existencia de valores extremos. Nótese que, a igualdad de medias, cuanta más dispersión haya en la muestra, mayor es la desviación típica (MIR 2013-2014, P190).

2.3. Percentiles de rango intercuartílico

El percentil *n* es aquel valor que deja por debajo de él a un *n* por ciento de la muestra ordenada de mayor a menor y por tanto deja un (100-*n*) por ciento por encima. Así, se habla del **percentil 90,** que es aquel valor que deja al 90 % de la muestra por debajo de él. Casos particulares de los percentiles son el **percentil 25,** llamado primer cuartil ($Q1$), y el **percentil 75,** también llamado tercer cuartil ($Q3$). La mediana se podría definir como el segundo cuartil o análogamente el **percentil 50.** Los tres cuartiles dividen la muestra en cuatro partes de igual tamaño. Como medida de dispersión se utiliza **el rango inter-**

cuartílico (RI), definido como la diferencia entre el tercer cuartil menos el primero.

2.4. Coeficiente de variación

El coeficiente de variación es una medida de dispersión obtenida de **dividir la desviación típica por la media de la variable y multiplicarlo por 100.** Es una medida cuya principal ventaja es que no depende de la unidad de la variable, por lo que es útil para comparar dispersiones entre dos variables (MIR 2009-2010, P178).

> Las medidas de dispersión más utilizadas son la desviación típica en el caso de variables con distribución simétrica (por ejemplo, la normal) y el percentil 25 y 75 en el caso de variables con distribución asimétrica

3. Presentación de los datos. Gráficas

> En este apartado lo más importante son las propiedades del histograma.

Otra manera de presentar datos y de resumirlos consiste en la utilización de una representación de los datos numéricos mediante gráficos. Éstos tienen que ser simples. Hay numerosos tipos de gráficos y se distinguen según el tipo de variable que se quiera mostrar:

- Si la variable es del tipo cualitativo
  - Diagramas de barra
  - Diagramas de sectores

- Si la variable es del tipo cuantitativo
  - Histograma
  - Diagramas de cajas y bigotes
  - Diagramas de dispersión

3.1. Diagramas de barra

Se trata de un gráfico en el que en el eje horizontal o de abscisas se sitúan las distintas categorías de la variable y en el eje vertical o de ordenadas se representan los valores de las variables expresados como frecuencia absoluta o en forma de frecuencia relativa cuando el fin pretende ser comparativo.

Las barras deben ser iguales de anchura para que la altura sea proporcional al área y estar separadas entre las categorías; en el eje de ordenadas, deben mostrar claramente si es frecuencia relativa (o porcentaje) o frecuencia absoluta (Fig. 2-1).

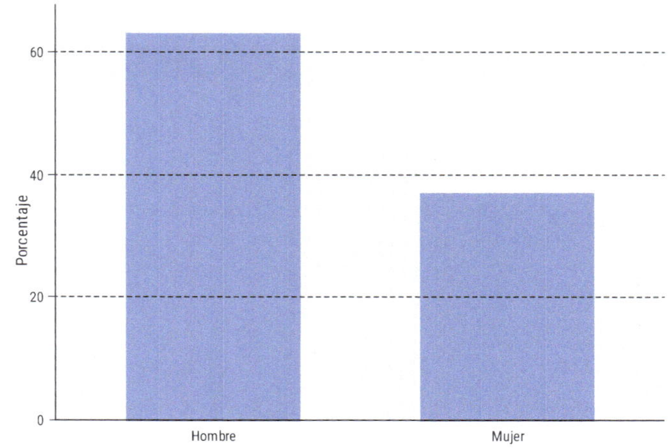

Fig. 2-1 | Diagrama de barras.

3.2. Diagramas de sectores

Se trata de un círculo en que a cada categoría se le asigna un sector del área del círculo proporcional a la frecuencia de la categoría. Son muy útiles cuando el número de categorías es pequeño (menos de seis categorías) (Fig. 2-2).

3.3. Histogramas

Es el tipo de gráfica más utilizado en bioestadística. Representan gráficamente la distribución de frecuencias de la variable continua que se está describiendo. En el eje vertical de ordenadas se representa la densidad o la frecuencia, relativa o absoluta, de valores dentro de cada intervalo. En el eje horizontal se representan los intervalos de clase de la variable. Estos intervalos deben ser de igual anchura, y en el eje se suele mostrar la marca de clase definida como el valor medio de los límites de cada intervalo. La frecuencia de cada intervalo de un histograma es proporcional al área de cada barra Fig. 2-3).

Los histogramas ayudan a apreciar ciertas características de la variable estudiada, como por ejemplo la existencia de máximos, tendencias o si la distribución de la variable es simétrica (MIR 2012-2013, P175; MIR 2012-2013, P177). Si se unen las marcas de clase del histograma mediante una línea, el gráfico resultante es un polígono de frecuencias.

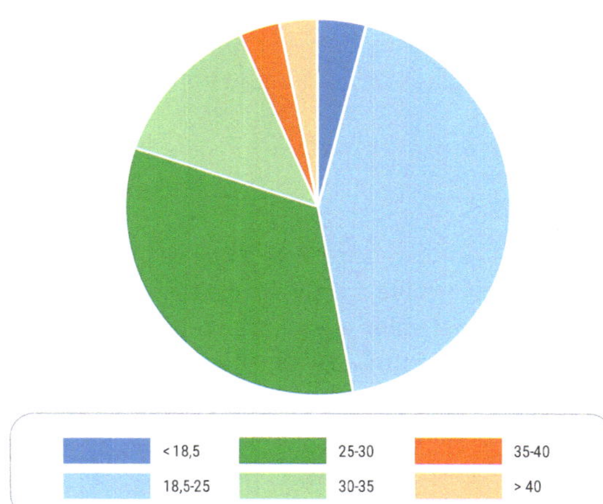

Fig. 2-2 | Diagrama de sectores.

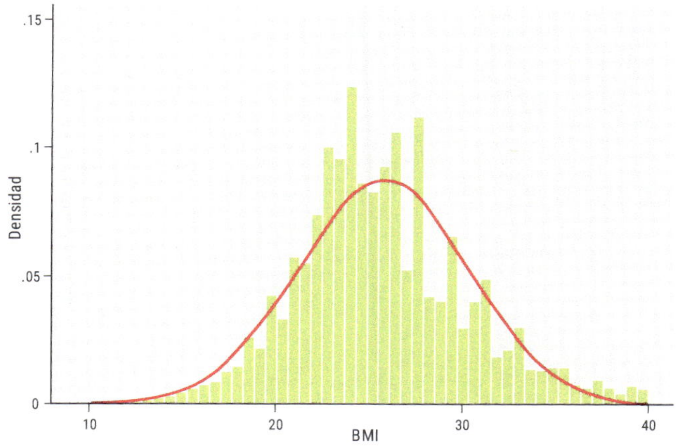

Fig. 2-3 | Histograma.

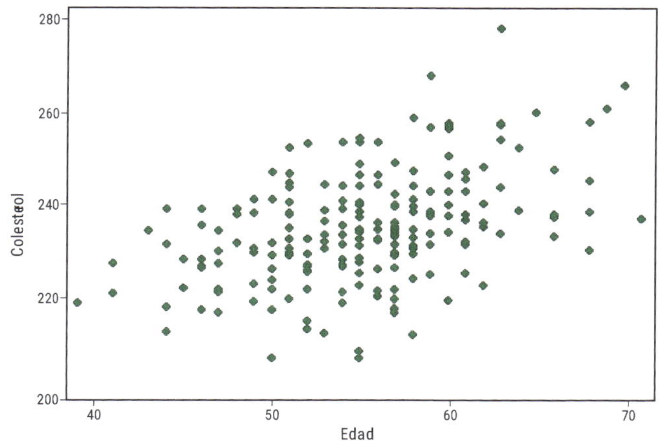

Fig. 2-4 | Diagrama de dispersión.

3.4. Diagramas de dispersión

Es una representación gráfica de dos variables continuas en la que cada punto de la nube de puntos representa los valores de ambas variables para cada paciente (Fig. 2-4). Se utiliza para evaluar la relación entre dos variables y habitualmente en el eje X se representan los valores de la variable independiente y en el eje Y los valores de la variable dependiente.

Puntos clave

- Entre las medidas de posición central destaca la media aritmética. En el caso de distribuciones asimétricas o con valores extremos se utiliza la mediana en lugar de la media.
- Las medidas de dispersión más utilizadas son la desviación típica en el caso de variables con distribución simétrica (ejemplo la normal) y el percentil 25 y 75 en el caso de variables con distribución asimétrica. El coeficiente de variación es una medida de dispersión obtenida de dividir la desviación típica por la media de la variable y multiplicarlo por 100.
- Los gráficos más utilizados son:
  - Si la variable es del tipo cualitativo: Diagramas de barra y Diagramas de sectores.
  - Si la variable es del tipo cuantitativa: Histograma y Diagramas de cajas y bigotes.
  - Para evaluar la relación entre dos variables continuas: diagramas de dispersión.
- Los gráficos de barras y sectores son los más utilizados en caso de variables categóricas. Los histogramas en caso de distribuciones normales constituyen los gráficos de elección para variables numéricas. Para evaluar la asociación entre dos variables numéricas el gráfico de dispersión es el adecuado.

3 Estadística inferencial

Orientación MIR

En este tema los conceptos más preguntados han sido los relacionados con el contraste de hipótesis (valor *p*, potencia, error de tipo I) y con la interpretación de los intervalos de confianza. Las preguntas sobre tipos de muestreo son habituales, al igual que sobre la distribución normal.
Es fundamental conocer la distinción entre pruebas paramétricas basadas en la distribución normal (*t* de Student, Anova, correlación de Pearson) y pruebas no paramétricas (Mann-Whitney, Kruskal-Wallis y correlación de Spearman), y cuándo aplicar cada una según los tipos de variables dependientes e independientes (Vídeo 3-1).
En los últimos años se han incorporado preguntas sobre gráficas, incluyéndose curvas de supervivencia de Kaplan-Meier.

Los dos tipos de problemas que resuelven las técnicas estadísticas inferenciales son la estimación y el contraste de hipótesis. En ambos casos se trata de generalizar la información obtenida en una muestra de una población .

Apartado muy preguntado. Las preguntas hacen referencia tanto a la interpretación del intervalo de confianza como a su similitud con un contraste de hipótesis.

1. Intervalos de confianza

Una forma de estimar los parámetros característicos de una población es mediante intervalos de confianza. Estos parámetros pueden ser la media, una proporción, una diferencia de medias o de proporciones entre dos poblaciones o incluso las medidas de efecto (RR, OR) o de impacto (RAR, NNT). **El intervalo de confianza de un cierto parámetro es un par de valores (*a*, *b*), denominados límites, entre los cuales, con un nivel de confianza determinado se encontraría el verdadero valor del parámetro estimado.** Este nivel de confianza refleja la probabilidad de que el verdadero valor esté entre esos límites. El nivel de confianza más usado en investigación clínica es el de 95 %, que se corresponde con el nivel de significación habitual del 5 %. La interpretación del intervalo de confianza es escurridiza. Intuitivamente se puede ver como que si se repitiera el estudio 100 veces, se obtendrían intervalos de confianza similares al obtenido en nuestro estudio y se sabe que 95 de ellos contendrían el verdadero valor del parámetro estimado (media, proporción, OR, RR, etc.). El intervalo obtenido en nuestro estudio es uno de esos 100. (Vídeo 3-2)

(MIR 2004-2005, P204; MIR 2005-2006, P259; MIR 2005-2006, P212; MIR 2006-2007, P201; MIR 2006-2007, P211; MIR 2010-2011, P174; MIR 2011-2012, P175; MIR 2012-2013, P175).

1.1. Intervalo de confianza para una media

Si un estudio con el objetivo de estimar una media poblacional se repitiera muchas veces y en cada una de las réplicas se estimara la media, se obtendrían medias muestrales que serían distintas en cada réplica. La distribución de estas medias sería normal. La dispersión de esta distribución, es decir, su desviación típica, se denomina **error estándar o error típico de la media**. El error típico se calcula como la desviación típica de la muestra dividida por la raíz cuadrada del tamaño muestral. Por tanto, entre la media de esa distribución y dos errores típicos estaría el 95 % de los valores. Así se calcula el intervalo de confianza para la media. Para ser precisos, en lugar de dos veces, se emplea el valor 1,96 si la varianza poblacional de la variable es conocida. En el caso más general de que no se conozca, en lugar del 1,96, se emplea un multiplicador que se obtiene de una distribución parecida a la normal, que es la *t* de Student, de la que se elegirá un valor correspondiente al tamaño de la muestra empleada para esta estimación.

Ejemplo:

Si se quiere estimar el intervalo de confianza de la media de la edad a partir de una muestra de 81 pacientes cuya media muestral es 62 y la desviación típica de 10, el intervalo de confianza al 95 % es:

$$62 \pm 1,96 \times \frac{10}{\sqrt{81}} = (59,8; 64,2)$$

Tenemos una confianza del 95 % de que el verdadero valor de la media poblacional estará comprendido entre 59,8 y 64,2. Para este cálculo se ha obtenido un valor de la *t* de Student para $n = 81$ de 1,99. Se puede observar que es aproximadamente 2. A partir de $n > 30$, los valores de *t* se aproximan al famoso 1,96 (MIR 2005-2006, P212; MIR 2011-2012, P172).

1.2. Intervalo de confianza para una proporción

En el caso de que la variable sea dicotómica, es frecuente que lo que se desee estimar sea la proporción de individuos que poseen una determinada característica. Por ejemplo, podría ser de interés estimar la proporción de infecciones en catéteres centrales, o la proporción de éxito de una intervención quirúrgica. Esta proporción se calcula como el número de individuos con la característica (éxito) respecto al total de individuos observados. En las variables dicotómicas los sucesos son excluyentes e independiente la ocurrencia de uno u otro, por lo tanto, siguen una distribución binomial de parámetros *n* y *p*. Se asume que en cada ensayo la probabilidad de éxito p es la misma. Si *n* es grande y *p* no está próximo a 0 ni a 1 (por lo tanto *np* es mayor de 5), el número de éxitos es aproximadamente normal con media *np* y varianza *npq* (siendo $q = 1 - p$). Sabiendo esto, se puede calcular el intervalo de confianza para la proporción a partir de la proporción estimada ± 1,96 veces el error estándar, que en este caso se calcula como la raíz cuadrada de (pq/n).

Ejemplo:
Si en una muestra de 100 pacientes, 38 tienen hipertensión, el intervalo de confianza para la proporción de hipertensos es:

$$\frac{38}{100} \pm 1,96\sqrt{\frac{0,38\times(1-0,38)}{100}} = 0,38 \pm 1,96 \times 0,0485 = (0,285;0,475)$$

Tabla 3-1. Posibilidades de hipótesis

	H_0 cierta	H_0 falsa
H_0 rechazada	Error de tipo I (α)	Decisión correcta
H_0 no rechazada	Decisión correcta	Error de tipo II (β)

2. Contrastes de hipótesis

En casi todas las investigaciones biomédicas se quiere probar una hipótesis acerca de un parámetro poblacional de una o más poblaciones. Por ejemplo, si se quiere contrastar la hipótesis de que la media de descenso de presión arterial en una población de hipertensos tratados con un tratamiento es superior a un determinado valor en mm Hg. También se puede querer contrastar si la proporción de infecciones de la herida quirúrgica es distinta en dos poblaciones de pacientes con tratamientos antibióticos distintos. Esta hipótesis se somete a un contraste, y dependiendo del resultado, se rechaza o se acepta. **En general se trata de formular una asunción que puede ser cierta o no y a través de los datos de la muestra se toma la decisión de rechazarla o no.La hipótesis con intención de rechazarla se suele llamar hipótesis nula, H_0, y la hipótesis que se desea aceptar hipótesis alternativa, H_1. Rechazar la hipótesis nula supone aceptar la alternativa.** La hipótesis nula se plantea en términos de igualdad (nulas diferencias) y las alternativas pueden ser planteadas en términos de desigualdad en cualquier sentido (alternativa **bilateral**), o en términos de desigualdad con un sentido de superioridad (**unilateral por la derecha**) o inferioridad (**unilateral por la izquierda**). En el ejemplo anterior se puede plantear como hipótesis nula que las proporciones de infecciones de herida quirúrgica sean iguales en las dos poblaciones comparadas (H_0). Como hipótesis alternativa se puede plantear que estas proporciones fueran distintas (H_1 bilateral), o que la población con antibiótico A tuviera una proporción mayor de infecciones que la otra población (H_1 unilateral por la derecha) o que esta proporción fuera inferior (H_1 unilateral por la izquierda).

Hay que dejar claro que, al trabajar con muestras y no con toda la población, la decisión de rechazar o no rechazar la hipótesis puede comportar un error (MIR 2003-2004, P193).

Esquemáticamente las cuatro posibles situaciones se muestran en la Tabla 3-1. Se comete un **error de tipo I** cuando se rechaza H_0 siendo en realidad verdadera. La probabilidad de cometer este error se denota por α (MIR 2007-2008, P195; MIR 2008-2009, P195; MIR 2010-2011, P172; MIR 2011-2012, P173).

Si se rechaza la hipótesis nula y ésta es falsa se habrá acertado, que es lo que normalmente se busca. El otro error que se puede cometer es el de no rechazar la hipótesis nula, H_0, y ser ésta falsa. Este error se conoce como **error de tipo II**, y la probabilidad de cometerlo se denota por β.

En un contraste de hipótesis estadístico, la potencia estadística viene determinada por la probabilidad de acertar al rechazar la hipótesis nula y se corresponde con (1-β)(MIR 2009-2010, P179). α y β están inversamente relacionadas. Sólo pueden disminuirse las dos aumentando *n*.

La forma de resolver un contraste de hipótesis se basa en el supuesto de que la hipótesis nula es cierta. Se calcula la probabilidad de obtener un resultado en la muestra del estudio tan alejado o más de lo esperado bajo la hipótesis nula. Si esta probabilidad es muy pequeña se afirmaría que la hipótesis que se había formulado (hipótesis nula) era falsa y se aceptaría la hipótesis alternativa. Si la probabilidad fuera muy grande no se podría rechazar la hipótesis nula.

El valor *p* cuantifica la probabilidad de encontrar unos resultados muestrales como los que se han obtenido o más alejados de la hipótesis nula de igualdad si la hipótesis nula es verdadera. Si el valor *p* es pequeño, menor del nivel de significación α prefijado, habitualmente el 0,05, se rechaza la hipótesis nula, y se dice que el resultado es estadísticamente significativo. Significación estadística no es sinónimo de relevancia clínica. Se puede obtener un resultado estadísticamente significativo sin relevancia clínica(MIR 2004-2005, P212; MIR 2007-2008, P209; MIR 2009-2010, P176; MIR 2012-2013, P174; MIR 2013-2014, P034).

Cuando se rechaza la hipótesis nula, se acepta la hipótesis alternativa. Si no se rechaza la hipótesis nula no se puede afirmar que ésta sea verdadera, simplemente no se han encontrado evidencias muestrales para poder rechazarla. (Vídeo 3-3)

Se comete un error de tipo I cuando se rechaza H_0 siendo en realidad verdadera.
Se comete un error de tipo II si no se rechaza H_0 y ésta es falsa.
El valor *p* cuantifica la probabilidad de encontrar unos resultados como los que se han obtenido o más alejados de la igualdad si la hipótesis nula es verdadera.

(MIR 2003-2004, P193; MIR 2005-2006, P194; MIR 2005-2006, P207; MIR 2010-2011, P172; MIR 2011-2012, P173; MIR 2011-2012, P176)

2.1. Contraste de hipótesis para una proporción

Si el objetivo de la investigación es contrastar la hipótesis de que una determinada parte de la población posee una característica, la hipótesis nula se establece afirmando que la proporción de la población con esa característica es igual a una proporción teórica determinada. Por ejemplo, se quiere contrastar si la proporción de obesos en la población en edad escolar es igual al 6 %. Se obtendría una estimación puntual de esa proporción de obesos en la población escolar a partir de una muestra aleatoria de escolares y se calcularía la probabilidad de encontrar una proporción muestral tan distinta de la planteada teóricamente (6 %) si realmente la población tuviera esa proporción de obesos, es decir, si la hipótesis nula es cierta. Para hacer estos cálculos se emplea un estadístico del contraste, es decir, un resumen de la muestra, calculado a partir de los datos muestrales y del que se sabe su distribución de probabilidad bajo la hipótesis nula.

El estadístico elegido es:

$$\frac{\hat{p}-p_0}{\sqrt{\frac{p_0(1-p_0)}{n}}}$$

donde p es la proporción de obesos observada en la muestra de tamaño n y p_o es la proporción teórica en la hipótesis nula (en nuestro caso 6 %).

Este estadístico, para muestras grandes, tiene una distribución que es aproximadamente una normal tipificada y por tanto podemos usar esta distribución para calcular el valor de *p*, es decir, la probabilidad de haber obtenido una proporción en la muesta como la obtenida o más alejada aún de las hipótesis nula si ésta fuera cierta. Si es valor *p* es muy bajo, menor de 5%, diríamos que la hipótesis nula es falsa y la rechazaríamos, y la proporción es diferente de 6% de forma estadísticamente significativa.

2.2. Contraste de hipótesis para una media

Se trata de comparar la media de una población con una media teórica. La hipótesis nula se establece como que no hay diferencias (nula diferencia) entre la media poblacional y el valor teórico, y la hipótesis alternativa depende del objetivo de la investigación. De nuevo se puede plantear una hipótesis alternativa bilateral, unilateral superior o inferior

H_0: $\mu = \mu_o$

I. H_1: μ distinto de μ_o (contraste bilateral)

II. H_1: $\mu > \mu_o$ (contraste unilateral por la derecha)

III. H_1: $\mu < \mu_o$ (contraste unilateral por la izquierda)

Como en la sección anterior, se procedería a obtener una muestra y resumir sus resultados mediante un estadístico del que se conozca su distribución de probabilidad bajo la hipótesis nula. En este caso se trata de la *t* de Student, y con ella se podría calcular la probabilidad de haber encontrado en la muestra una media tan alejada o más de la hipótesis nula, es decir, el valor *p*. Si este valor *p* es menor que el nivel de significación fijado, habitualmente el 5 %, se rechazaría la hipótesis nula aceptándose la alternativa planteada.

3. Tamaño muestral

La estimación del tamaño muestral es un apartado obligado en cualquier tipo de investigación clínica. Este tamaño va a depender de diversos factores, entre los que se pueden destacar:

- **Tipo de variable**: el tamaño muestral diferirá si la variable es dicotómica, continua o si se trata de una variable de tiempo hasta un evento.
- **Magnitud de la diferencia esperada**: cuanto más pequeña sea la diferencia esperada mayor será el tamaño muestral necesario para que esa diferencia sea encontrada estadísticamente significativa (MIR 2005-2006, P208).
- **Dispersión de la variable**: cuanto mayor sea la dispersión de la variable mayor tamaño muestral es necesario.
- **Nivel de significación** α: cuanto más pequeño sea el valor de α más tamaño muestral (MIR 2009-2010, P190).
- **Nivel de error tipo II** (β) **o su complementario** ($1-\beta$) **o potencia estadística**: cuanto mayor sea la potencia deseada mayor será el tamaño muestral requerido.
- **Contrastes bilaterales o unilaterales**: los contrastes bilaterales requieren mayor tamaño muestral.
- **Diseño y objetivo del estudio**: si se plantea un estudio de no inferioridad o de equivalencia en lugar de un ensayo de superioridad, el tamaño muestral requerido será mayor.
- **Número de contrastes estadísticos realizados**: el número de contrastes de hipótesis dentro de un estudio puede necesitar de ajustes en el nivel de significación, como es el caso por ejemplo de los análisis intermedios (*interim*) en un ensayo clínico, o la presencia de análisis de subgrupos. En su presencia se necesitará mayor tamaño muestral.
- **Asunción del número de pérdidas durante el seguimiento**: el tamaño muestral necesario para un estudio debe incrementarse para sobreponerse a las inevitables pérdidas que ocurrirán en el seguimiento y mantener así el tamaño muestral en los valores calculados.

Si el objetivo de un estudio es estimar un parámetro poblacional en lugar de realizar un contraste de hipótesis, el tamaño muestral va a depender fundamentalmente del margen de error máximo permitido en la estimación, o lo que es lo mismo, la precisión o amplitud del intervalo de confianza de ese parámetro a estimar. A mayor tamaño muestral, menor error típico y por tanto menor amplitud del intervalo de confianza y mayor precisión. No influye en este caso la potencia.

Para el caso del tamaño muestral para una estimación de una proporción, necesitamos fijar el nivel de confianza (95 % habitualmente), el error máximo permitido (supongamos un 2 %) y la proporción esperada poblacional que determinará la dispersión (varianza) de esa proporción, que, nótese, será máxima cuando $p = q = 0{,}5$.

$$n = \frac{z^2_{\frac{\alpha}{2}}\, p(1-p)}{d^2} = \frac{1{,}96^2 \times 0{,}1 \times 0{,}9}{0{,}02^2} = 864$$

Para calcular el tamaño muestral para una comparación de proporciones entre dos grupos, por ejemplo, la proporción de alta precoz de los pacientes ingresados en función de dos alternativas de gestión de camas, necesitamos fijar la potencia estadística (supongamos el 80 %), el nivel de significación α (supongamos el habitual 5 %), la proporción de eventos (altas) siguiendo la estrategia convencional (supongamos un 45 %) y la diferencia que esperamos encontrar con la otra estrategia (supongamos un incremento del 10 % para pasar a un 45 %). Con esas asunciones, deberían incluirse en el estudio 752 pacientes (376 por grupo) para que una diferencia así resultase significativa con esa probabilidad del 80 % si realmente fuese eficaz la alternativa de gestión.

De forma similar, para calcular el tamaño muestral para una diferencia de medias de una variable, se necesita fijar la potencia ($1-\beta$), el nivel de significación (α), la variabilidad de la variable (desviación típica) y la diferencia esperada entre los dos grupos.

(MIR 2004-2005, P211; MIR 2005-2006, P203; MIR 2006-2007, P194; MIR 2005-2006, P208; MIR 2007-2008, P210; MIR 2013-2014, P191)

El tamaño muestral va a depender de varios factores: variable de medida, dispersión, efecto que creemos que vamos a encontrar.
A menor nivel de significación (α) y mayor potencia (1-β) mayor tamaño muestral.

4. Pruebas estadísticas univariantes

En la Tabla 3-2 se resumen las distintas pruebas estadísticas univariantes.

4.1. Prueba *t* de Student. ANOVA

Cuando la variable que se analiza (variable dependiente) es continua, la forma más habitual de comparación de dos poblaciones es mediante la comparación de las medias de ambas. Un objetivo de una investigación podría ser estudiar si el FEV_1 (medido en mL/s) es distinto en fumadores y en no fumadores, o si el peso perdido tras una dieta de los pacientes de una consulta es distinto en pacientes con hipertensión o sin ella. La hipótesis nula se formula en términos de igualdad (nulas diferencias):

$$H_0 : \mu_1 - \mu_2 = d$$
$$H_1 : \mu_1 - \mu_2 \neq d$$

donde *d* generalmente es igual a 0, pues lo que se contrasta es la igualdad de medias de las poblaciones. El contraste paramétrico de estas hipótesis **asume que la variable a estudiar sigue una distribución normal en cada una de las poblaciones y que las muestras son aleatorias e independientes** (MIR 2003-2004, P194; MIR 2007-2008, P197; MIR 2008-2009, P194).

El estadístico de elección en este tipo de pregunta de investigación es la **prueba de la *t* de Student**. El estadístico *t* se puede formular como:

$$t = \frac{x_1 - x_2}{\sqrt{\frac{S_1^2}{n_1 +} + \frac{S_2^2}{n_2}}}$$

Si a partir de los resultados muestrales del estudio, *t* se aleja mucho de 0, de forma que la probabilidad de tener datos tan alejados de 0 o más que los obtenidos fuera menor que el nivel de significación α, (0,05), entonces se rechaza la hipótesis nula de igualdad de medias. Dada la forma de estimar el valor *t* a partir de la muestra, se ha de hacer notar que será más grande y por lo tanto más fácil de rechazar la hipótesis nula cuando las diferencias de medias sean más grandes, o cuando las desviaciones típicas sean más pequeñas y cuando los tamaños muestrales sean más grandes.

Cuando hay más de dos grupos y la variable dependiente o de resultado es continua, y en los grupos que se comparan la variable se comporta como una distribución normal y con la misma varianza, la prueba estadística de elección es el **análisis de la varianza (ANOVA)**. El análisis de la varianza permite determinar si más de dos grupos muestran diferencias significativas en la media de la variable dependiente o por el contrario puede suponerse que las medias son todas iguales.
(MIR 2004-2005, P213; MIR 2005-2006, P193; MIR 2006-2007, P210; MIR 2007-2008, P195; MIR 2013-2014, P204)

Hasta aquí se ha insistido en que los grupos que se comparan son independientes. En clínica es muy frecuente que la comparación de medias que se quiere hacer no es en individuos independientes sino en los mismos individuos en dos momentos diferentes, típicamente antes y después de un tratamiento o en estudios de casos y controles donde cada caso se empareja individualmente con un control. En este caso, el contraste equivale a estudiar si la media de las diferencias en cada sujeto entre los tiempos antes y después es igual a 0. Si se llama *d* a la diferencia entre las dos determinaciones, la prueba estadística para la hipótesis de que la diferencia *d* es 0 se calcula con:

$$t = \frac{\bar{d}}{s_d}\sqrt{n}$$

siendo d la media muestral de las diferencias, *n* el tamaño muestral y S_d la varianza muestral de las diferencias. Al igual que en el caso anterior de la *t* de Student de grupos independientes, a mayor *t* menor valor *p*, es decir, menor probabilidad de que si no hubiera diferencias entre los valores de los dos tiempos se hubieran encontrado en el estudio unas diferencias tan grandes o ma-

Tabla 3-2. Pruebas estadísticas univariantes

		Variable dependiente (Y)		
		Cualitativa (binaria)	**Cuantitativa (normal)**	**Cuantitativa (no normal)**
Variable independiente (X)	**Cualitativa binaria**	Chi cuadrado o Prueba exacta de Fisher si la frecuencia esperada es menor de 5 en más de un 20 % de las celdas Prueba de McNemar, diseño apareado	*t* de Student ✔ Diseño da datos emparejados ✔ Diseño de grupos independientes	Diseño apareado: Wilcoxon Diseño de grupos independientes: *U* de Mann-Whitney
	Cualitativa más de 2 categorías		Análisis de la varianza (Pruebas a posteriori si es significativa)	Kruskal-Wallis Friedman para muestras emparejadas
	Cuantitativa	Regresión logística	Regresión lineal Correlación de Pearson	Correlación de Spearman

yores a las encontradas. Se concluiría con que las diferencias son estadísticamente significativas.

Si la distribución se puede asumir normal en cada grupo, el estadístico *t* de Student permite contrastar la asunción de igualdad de medias. Cuando hay más de dos grupos y la variable es continua y con distribución normal, el estadístico de elección es el análisis de la varianza (ANOVA).

(MIR 2005-2006, P212; MIR 2007-2008, P193; MIR 2013-2014, P034)

4.2. Alternativa no paramétrica

La *t* de Student y el ANOVA que se han detallado en el apartado anterior asumen que las poblaciones de procedencia de las muestras se distribuyen según una normal. **Si las poblaciones no son normales, las pruebas basadas en la normal y en la *t* de Student no se deben utilizar y la alternativa son los contrastes no paramétricos, que no asumen ninguna distribución.** Cuando las muestras son independientes la prueba para contrastar si existen diferencias en una variable cuantitativa entre dos grupos independientes es la ***U* de Mann-Whitney**, y cuando están relacionadas se utiliza la **prueba de Wilcoxon. La alternativa no paramétrica al análisis de la varianza de un factor es la prueba de Kruskal-Wallis y al análisis de la varianza de medidas repetidas, el estadístico de Friedman.**

Para contrastar la normalidad de una variable se debe realizar un histograma de la variable objeto de estudio en cada una de las poblaciones, y además existen pruebas estadísticas, como la de Kolmogorov-Smirnov, que contrastan si la distribución de la variable sigue una normal. En esta prueba la hipótesis nula, H_0, es que la variable se distribuye según una normal y la alternativa que no sigue una normal. **Se rechazará la hipótesis nula de normalidad cuando la significación en el contraste sea menor del famoso 0,05** (MIR 2005-2006, P193).

4.3. Prueba de chi cuadrado

En la investigación biomédica es muy frecuente que, dadas dos variables cualitativas, de tipo dicotómico, se quiera evaluar si son independientes o por el contrario están relacionadas. Por ejemplo, se puede querer evaluar si el ser fumador o no se relaciona con la aparición de infarto de miocardio. Este tipo de asociaciones se puede evaluar mediante un contraste de proporciones o mediante la prueba de chi cuadrado.

La hipótesis nula, H_0, postula que las variables son independientes y la alternativa, H_1, que las variables están asociadas. Como en todo contraste, si el valor *p* asociado a la prueba estadística es menor que el nivel de significación fijado (habitualmente α = 0,05), entonces se rechaza la hipótesis nula (MIR 2009-2010, P177).

La prueba de chi cuadrado se basa en una aproximación que funciona bien cuando el tamaño muestral es grande. Cuando no es así y más de un 20 % de las casillas de la tabla de contingencia que enfrenta a ambas variables categóricas tienen una frecuencia esperada menor de 5, no se debe utilizar el estadístico chi cuadrado y la prueba que se utiliza es la prueba exacta de Fisher (MIR 2003-2014, P194).

La prueba de chi cuadrado permite evaluar la independencia entre dos variables categóricas. Esta prueba se realiza mediante una tabla cruzada. Si las frecuencias esperadas son menores de 5 en más del 25 % de las casillas, el estadístico de elección sería la prueba exacta de Fisher.

4.4. Prueba de McNemar

Cuando tenemos un diseño apareado y la variable a contrastar es categórica dicotómica, como por ejemplo, nivel de conocimiento (adecuado; no adecuado) sobre dieta mediterránea antes y después de un programa de formación en un centro de salud, se utiliza la prueba no paramétrica de McNemar. En una tabla de contingencia se presentan los datos de la medición antes de recibir el programa de formación, divididos en número de participantes con conocimiento adecuado e inadecuado. Y se enfrenta al número de participantes con conocimiento adecuado e inadecuado tras recibir la formación. La hipótesis nula es que no hay cambios en el nivel de conocimiento y la hipótesis alternativa, que sí los hay. Para obtener el estadístico de McNemar solo se tienen en cuenta las discordancias (participantes con conocimientos inadecuados antes de la formación que pasan a adecuados, y viceversa).

5. Introducción a la regresión

5.1. Correlación. Regresión lineal

La relación entre dos variables continuas se puede cuantificar mediante el **coeficiente decorrelación de Pearson.** Para la estimación de este coeficiente **se debe asumir que las dos variables son normales.** Si alguna de las dos variables no es normal se debe utilizar la alternativa no paramétrica del coeficiente de correlación de Spearman. Para el cálculo de estos coeficientes no es necesario fijar que una variable es independiente y la otra dependiente.

El valor de estos coeficientes oscila entre -1 y +1. Un coeficiente de correlación de +1 o -1 indicaría correlación perfecta, el signo + indica si la relación es positiva, es decir, que a medida que crece una crece la otra. Por ejemplo, altura y peso podría tener una relación directa positiva. Si dos variables son independientes el coeficiente de correlación es 0. Si el coeficiente es 0 no tiene por qué indicar independencia, pueden existir otras relaciones no lineales (MIR 2004-2005, P210; MIR 2013-2014, P192).

El análisis de regresión es una técnica para estimar y cuantificar la relación entre dos o más variables. En el caso de regresión lineal la variable tiene que ser una variable continua.

La forma más sencilla de establecer un modelo de regresión lineal es la expresión de una recta en el plano XY: $y = ax + b$, donde Y es la variable dependiente, X es la variable independiente. Este modelo se dice que es de regresión lineal simple dado que sólo hay una variable independiente; *b* representa la constante, también conocida como la ordenada en el origen, y representa el valor medio de Y cuando X es igual a 0. El coeficiente *a* representa la pendiente de la recta, es decir, el cambio medio en Y por unidad de X. Si el coeficiente *a* resulta estadísticamente significativo, se puede interpretar como que las variables Y (dependiente) y X (independiente) están asociadas.

El modelo de regresión lineal simple se puede extender a más variables formando un modelo de regresión múltiple. Cada uno de los coeficientes representa el efecto de cada covariable corregido por las otras variables que hay en el modelo.

(MIR 2007-2008, P194; MIR 2009-2010, P177; MIR 2014-2015, P186)

> El coeficiente de correlación de Pearson permite evaluar la correlación entre dos variables continuas normalmente distribuidas.
> Si la asunción de normalidad no puede ser asumida en alguna de las variables, se utiliza el coeficiente de correlación de Spearman.
> La regresión lineal es el modelo de regresión más utilizado cuando la variable dependiente es continua, permite cuantificar el efecto de cada variable independiente en forma de coeficiente y ajustar por otras variables.

5.2. Regresión logística

En el caso de que **la variable dependiente sea dicotómica** representando la ocurrencia de un evento, el modelo de regresión logística binaria va a permitir cuantificar el efecto de una o más variables independientes en la probabilidad de ocurrencia del evento. A partir de los coeficientes del modelo de regresión se puede estimar la probabilidad predicha de ocurrencia del evento dadas las características de un paciente.

La exponenciación de los coeficientes de un modelo de regresión logística es el ***odds ratio*** (OR) por cada aumento de una unidad en la variable correspondiente. Si en un modelo de regresión logística en el que la variable dependiente es «cáncer de pulmón», el OR de la variable «tabaco» (codificada como 0 no fumador y 1 fumador habitual) es 5, ello indicaría que el riesgo de cáncer de pulmón, cuantificado en forma de *odds*, es 5 veces más elevado en los pacientes fumadores que en los no fumadores. El OR de fumar es 5.

(MIR 2004-2005, P256; MIR 2011-2012, P176)

> La regresión logística es el modelo de regresión más utilizado cuando la variable dependiente es dicotómica.
> Permite cuantificar el efecto de cada variable independiente, en forma de *odds ratio*, ajustado por otras variables.

6. Análisis de supervivencia

En muchos estudios clínicos el principal resultado de interés no es la frecuencia de ocurrencia de un evento sino el tiempo hasta que ocurre uno. Este evento puede ser adverso, como la muerte o el ingreso, o positivo, como el alta hospitalaria o la reincorporación a la vida laboral. Al final del período de seguimiento siempre hay individuos en los que no se ha podido observar el evento. Son las **censuras**. Este tiempo de ocurrencia del evento tampoco es conocido en los pacientes perdidos en el seguimiento.

Al **conjunto de técnicas que permiten estudiar la variable «tiempo hasta que ocurre un evento» y su dependencia de otras posibles variables explicativas se le denomina análisis de supervivencia**, (Vídeo 3-4) y aunque este nombre sugiere que el evento es muerte, se insiste en que también puede y debe usarse para analizar el tiempo hasta cualquier otro evento, como por ejemplo la curación, la aparición de la enfermedad o el rechazo del injerto (MIR 2007-2008, P196).

Existen tres motivos por los que pueden aparecer las censuras. En primer lugar, por fin del estudio. La segunda causa es la pérdida del seguimiento, algunos de los pacientes pudieron desaparecer del estudio en algún momento del mismo por diversos motivos: cambio de domicilio, falta de interés, etc. Una última causa de censura es la ocurrencia de un evento competitivo que impida la observación del evento, por ejemplo, muerte por alguna otra causa ajena al estudio. Todos estos tiempos censurados infraestiman el tiempo hasta el evento, que siempre ocurrirá, asumiendo que ocurra, en un tiempo posterior al del último seguimiento de estos pacientes.

6.1. Estimaciones de Kaplan-Meier

La variable «tiempo hasta que ocurre el evento», o «tiempo de espera», es una variable aleatoria que generalmente suele describirse y modelizarse mediante una función de supervivencia en el tiempo. La probabilidad de supervivencia, representada por la **función de supervivencia *S(t)*, es la probabilidad de que el evento ocurra en un tiempo igual o mayor que *t*.** Es decir, que si el evento es muerte, es la probabilidad de que el individuo sobreviva más que un tiempo *t*.

Relacionado con el análisis de tiempo hasta un evento aparecen dos conceptos clave:

- **Mediana de supervivencia**: es el tiempo en el que la mitad de la cohorte todavía no ha experimentado el evento, es decir, está libre del evento (sobrevive). En términos de la función de supervivencia *S(t)*, la mediana de supervivencia es el tiempo *t* para el que *S(t)* = 0,5. También se conoce como el tiempo de semivida.
- **Mediana de seguimiento**: es el tiempo en el que la mitad de la cohorte ha dejado de estar en seguimiento, bien sea porque ha experimentado el evento o porque ha sido censurado.

La forma más habitual de estimar la función de supervivencia es el método de Kaplan-Meier(MIR 2004-2005, P256; MIR 2010-2011, P173)(Fig. 3-1). Gráficamente, la mediana de supervivencia se obtiene trazando una línea horizontal desde el valor 0,5 del eje vertical hasta que corte a la curva de supervivencia, y desde este punto de corte, una línea vertical hasta el eje horizontal. El tiempo donde corte esta línea vertical es la mediana de supervivencia. Si la curva de supervivencia no desciende por debajo del 0,5 no se puede estimar la mediana de supervivencia (MIR 2011-2012, P174).

6.2. Prueba de log-rank

La comparación de curvas de supervivencia se hace mediante la prueba del log-rank, traducida a veces como prueba del rango logarítmico (Fig. 3-2). Es una prueba no paramétrica que compara

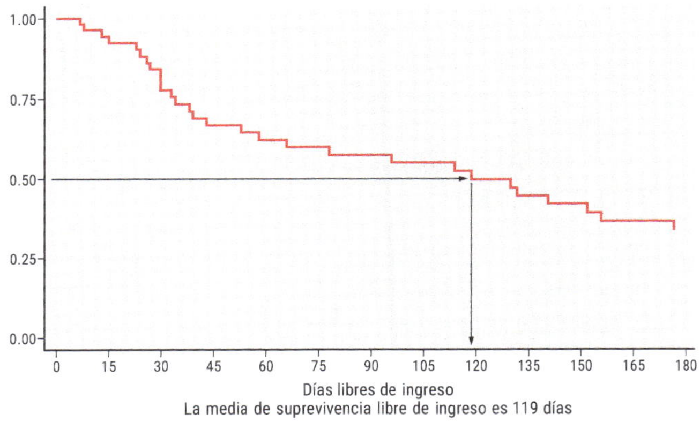

Fig. 3-1 Método de Kaplan-Meier.

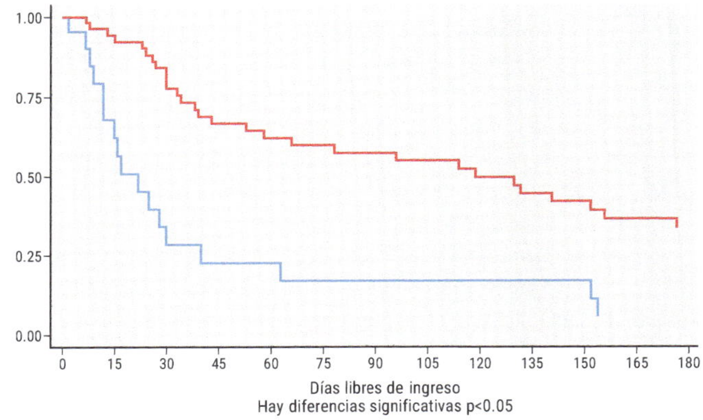

Fig. 3-2 | Prueba de log-rank.

dos o más curvas de supervivencia. Para que pueda aplicarse, las curvas de supervivencia no deben cruzarse. Evalúa globalmente para todos los tiempos si las curvas de supervivencia son iguales (hipótesis nula). Si el valor *p* asociado a la prueba, que está basada en una chi cuadrado, es menor que el nivel de significación, entonces se rechaza y se afirma que existen diferencias entre las curvas de supervivencia comparadas.

6.3. Regresión de Cox

El análisis de regresión más utilizado para analizar el efecto de una o más variables sobre el riesgo de ocurrencia de un evento en el tiempo es el modelo de regresión de Cox. La exponenciación de los coeficientes del modelo de regresión de Cox proporciona los *hazard ratio* (HR). El HR se interpreta de igual forma que el riesgo relativo (RR). Si no hay efecto de una variable sobre el riesgo de ocurrencia de un evento en el tiempo, el HR es igual a 1 (MIR 2010-2011, P173; MIR 2013-2014, P034; MIR 2013-2014, P033).

> El análisis de supervivencia es el conjunto de técnicas que estudian la variable «tiempo hasta que ocurre un evento».
> La función de supervivencia en un tiempo *t* es la probabilidad de que, en un individuo de la cohorte, el evento ocurra (sobreviva, si el evento es muerte) en un tiempo igual o mayor que *t*. Esta función se suele estimar mediante el método de Kaplan-Meier.
> La mediana de supervivencia indica aquel tiempo en el que la mitad de los pacientes no han tenido el evento, es decir, el tiempo al que sobrevivirá la mitad de la población.
> Para comparar dos funciones de supervivencia se utiliza el estadístico de log-rank.
> Para cuantificar el efecto de una variable sobre el riesgo de un evento se emplea el *hazard ratio*.

Puntos clave

- ✔ Los dos tipos de problemas que resuelven las técnicas estadísticas inferenciales son la estimación y contraste de hipótesis.
- ✔ El intervalo de confianza de un cierto parámetro es un par de valores (a, b) denominados límites, entre los cuales, con un nivel de confianza determinado, se encontraría el verdadero valor del parámetro estimado. Este intervalo de confianza es más ancho cuanto mayor sea el nivel de confianza y más pequeño cuanto mayor sea el tamaño muestral si el resto de los parámetros permanecen constantes.
- ✔ En un contraste de hipótesis se trata de formular una asunción que puede ser cierta o no y a través de los datos de la muestra se toma la decisión de rechazarla o no. La hipótesis con intención de rechazarla se suele llamar hipótesis nula, H_0 y la hipótesis que se desea aceptar hipótesis alternativa, H_1. Rechazar la hipótesis nula supone aceptar la alternativa. Se comete un error de tipo I cuando se rechaza H_0 siendo en realidad verdadera. Se comete un error de tipo II si no se rechaza la hipótesis nula, H_0 y esta es falsa. El valor p cuantifica la probabilidad de encontrar unos resultados como los que se han obtenido o más alejados de la igualdad si la hipótesis nula es verdadera.
- ✔ El tamaño muestral va a depender de varios factores: Variable de medida, dispersión, efecto que creemos que vamos encontrar. A menor nivel de significación (α) y mayor potencia (1-β) mayor tamaño muestral.
- ✔ Si la distribución se puede asumir normal en cada grupo el estadístico t de Student nos permite contrastar la asunción de igualdad de medias. Cuando hay más de 2 grupos y la variable es continua y con distribución normal el estadístico de elección es el análisis de la varianza (ANOVA). Las alternativas no paramétricas son Mann Whitney, Wilcoxon y Friedman. La prueba de Chi- cuadrado permite evaluar la independencia entre 2 variables categóricas. Esta prueba se realiza mediante una tabla cruzada. Si las frecuencias esperadas son menores a 5 en más de 25% de las casillas el estadístico de elección sería la prueba exacta de Fisher.

- El coeficiente de correlación de Pearson permite evaluar la correlación entre 2 variables continuas normalmente distribuidas. Si la asunción de normalidad no puede ser asumida en alguna de las variables se utiliza el coeficiente de correlación de Spearman. La regresión lineal es el modelo de regresión más utilizado cuando la variable dependiente es continua, permite cuantificar el efecto de cada variable independiente en forma de coeficiente y ajustar por otras variables.
- La regresión logística es el modelo de regresión más utilizado cuando la variable dependiente es dicotómica. Permite cuantificar el efecto de cada variable independiente, en forma de *odds ratio*, ajustado por otras variables.
- El análisis de supervivencia es el conjunto de técnicas que estudian la variable tiempo a un evento.La función de supervivencia en un tiempo *t*, es la probabilidad de que, en un individuo de la cohorte, el evento ocurra (sobreviva, si el evento es muerte) en un tiempo igual o mayor que *t*. Esta función se suele estimar mediante el método de Kaplan Meier. La mediana de supervivencia indica aquel tiempo en el que la mitad de los pacientes no han tenido el evento, es decir, el tiempo al que sobrevivirá la mitad de los pacientes. Para comparar dos funciones de supervivencia se utiliza el estadístico de Log Rank. El modelo de regresión de Cox permite cuantificar el efecto de una variable sobre el riesgo de un evento mediante el *hazard ratio*.

Planificación y Gestión Sanitaria

1. Introducción a la salud de la población
2. Planificación y organización sanitaria
3. Economía de la salud
4. Gestión de la calidad asistencial

1 Introducción a la salud de la población

Orientación MIR

Tema de poca importancia en el MIR. Repasa los factores determinantes de la salud definidos por Lalonde

1. Concepto de salud y enfermedad

La Organización Mundial de la salud (OMS) definió la salud en 1948 como: «La salud es un **estado de completo bienestar físico, mental y social, y no solamente la ausencia de afecciones o enfermedades»**. La salud es la base para el bienestar y el funcionamiento efectivo de un individuo o una comunidad. M. Terris definió la **salud pública** como la ciencia y el arte de promover la salud, prevenir enfermedades y prolongar la vida a través de esfuerzos organizados de la sociedad.

El **informe Lalonde** de 1974, *A New Perspective on the Health of Canadians*, permitió dar un impulso a la prevención de la enfermedad y la promoción de la salud enfocadas a las conductas y estilos de vida y los factores de riesgo socioambientales. Los factores determinantes de la salud definidos por Lalonde fueron: **biología humana, ambiente, los estilos de vida y la organización de los sistemas de salud.**

La **promoción de la salud** es el proceso que permite a las personas incrementar el control sobre su salud para mejorarla. La **educación para la salud** es un instrumento de la promoción de la salud y, por tanto, una función importante de los profesionales sanitarios, sociales y de la educación (MIR 2003-2004, P217). Asimismo, la educación para la salud es una parte del proceso asistencial, incluyendo la prevención, el tratamiento y la rehabilitación.

- ✔ La **Carta de Otawa** de 1986 para la promoción de la salud, promovida por la OMS, incidía en la importancia del **empoderamiento** de las personas para asumir por ellas mismas el control de la salud y sus determinantes.
- ✔ El determinante de mayor impacto en la salud son los **estilos de vida** (MIR 2003-2004, P213).
- ✔ La salud está comprendida por los tres niveles de prevención: **primaria, secundaria y terciaria** (MIR 2019-2020, P154).

2. Actividades preventivas

El objetivo de la medicina preventiva es el control de los problemas de salud a nivel individual.

Existen cuatro niveles de prevención, según el momento de la historia natural de la enfermedad en el que se realicen las actividades preventivas (MIR 2022-2023, P189):

1. Prevención primaria. Se trata de las actividades orientadas a evitar la aparición o disminuir la prevalencia de factores de riesgo en individuos sanos para así evitar la aparición de una enfermedad. Se realiza sobre las personas sanas. Ejemplos de estas actividades son las campañas de vacunación, la promoción de estilos de vida saludables, etc.).
2. Prevención secundaria. Se trata de las actividades orientadas a evitar el progreso de una enfermedad ya diagnosticada. Entre ellas están las actividades de cribado, diagnóstico y tratamiento precoz de enfermedades
3. Prevención terciaria. Se trata de las actividades orientadas a prevenir o reducir las complicaciones y secuelas de una enfermedad ya diagnosticada.
4. Prevención cuaternaria: Se trata de las actividades orientadas a evitar intervenciones y actos médicos innecesarios para evitar iatrogenia.

3. Educación para la salud

La OMS define la educación para la salud como las "actividades educativas diseñadas para ampliar el conocimiento de la población en relación con la salud y desarrollar los valores, actitudes y habilidades personales que promuevan salud". Otra definición equivalente es "diferentes formas de educación dirigidas a grupos, organizaciones y comunidades enteras que pueden servir para concienciar a la gente sobre los determinantes sociales, ambientales y económicos de la salud y la enfermedad y posibilitar la acción social y la participación activa de las comunidades en procesos de cambio social respecto a su salud".

Varios estudios han demostrado que determinados cambios en el estilo de vida son eficaces para mejorar la salud de las personas y disminuir la carga de enfermedad. La mayoría de las recomendaciones internacionales proponen que las intervenciones de consejo y asesoramiento se basen en el modelo de las 5 "aes" de la *U.S. Preventive Services Task Force* (USPSTF) (Tabla 1-1).

4. Valoración demográfico-sanitaria de una población: demografía dinámica y estática

La demografía es la ciencia encargada del estudio de las poblaciones humanas, a través de la cual se puede conocer y analizar el estado de salud de la población (Tabla 1-2).

La demografía **estática** ofrece una instantánea de la población **en un momento concreto del tiempo**. Una forma habitual de presentar las distribuciones de la población según sexo y edad es mediante las pirámides de población. A mayor natalidad más ancha es la base. Si la cúspide se prolonga y engrosa, se trata de una población madura o envejecida.

Tabla 1-1. Modelos de las 5 "aes" para las intervenciones en educación para la salud (MIR 2020-2021, P053)

Assess- Averiguar	Preguntar sobre los factores y las conductas de riesgo, así como sobre los aspectos que afectan a la elección o el cambio de la conducta
Advise- Aconsejar	Dar consejos claros, específicos y personalizados, e incluir información sobre los riesgos/beneficios personales
Agree- Acordar	Pactar colaborativamente los objetivos y los métodos más apropiados, basados en los intereses y en la capacidad para el cambio de la persona
Assist- Ayudar	Usar técnicas para ayudar a la persona a conseguir los objetivos pactados adquiriendo las habilidades, la confianza y el apoyo social/ambiental que favorece el cambio, junto con los tratamientos farmacológicos cuando sean adecuados
Arrange- Asegurar	Fijar (asegurar) visitas de seguimiento (en el centro o telefónicas) para ayudar/apoyar y para ajustar el plan terapéutico como se necesite, incluida la derivación a unidades especializadas cuando sea necesario

La demografía **dinámica** investiga la **evolución de la población** a lo largo del tiempo y los mecanismos que la determinan. Según la OMS los **indicadores** son variables para medir cambios. En la Tabla 1-3 se describen los indicadores más usados.

Tabla 1-2. Fuentes de datos demográficos

Datos			
Censo	- Instituto Nacional de Estadística - Se realiza cada **10 años** - **Universal, obligatorio y secreto**	Padrón	- Municipios - Actualización continua - No secreto

Tabla 1-3. Indicadores de mortalidad

Indicadores de mortalidad	
Tasa de mortalidad neonatal	Nº de RN vivos fallecidos con menos de 28 días / Total de RN vivos durante 1 año
Tasa de mortalidad neonatal precoz	Nº de RN vivos fallecidos con menos de 7 días / Total de RN vivos durante 1 año
Tasa de mortalidad neonatal tardía	Nº de RN vivos fallecidos entre los 7 y 28 días / Total de RN vivos durante 1 año
Tasa de mortalidad infantil	Nº de RN vivos fallecidos durante el primer año de vida / Total de RN vivos durante 1 año
Tasa bruta de mortalidad	Nº total de defunciones / Población total media
Tasa de letalidad	Núm. defunciones por una enfermedad en un tiempo y período determinado / Núm. afectados por la enfermedad en ese mismo tiempo y período (MIR 2020-2021, P049)

- ✔ La **mortalidad materna** es definida por la OMS como la muerte de una mujer mientras está embarazada o dentro de los 42 días siguientes a la terminación del embarazo. Es uno de los indicadores demográficos y sanitarios que mayores diferencias presenta entre países y que por tanto mejor expresa las *desigualdades de salud*.
- ✔ En las poblaciones con *alta mortalidad infantil* las muertes son principalmente por *causas infecciosas y parasitarias*. En poblaciones con *baja mortalidad infantil* son por *problemas congénitos y perinatales*.
- ✔ **La tasa de mortalidad infantil es un indicador del estado de salud de la población.**
- ✔ En poblaciones de alta mortalidad, muchos de los problemas de salud que afectan a la población de 0 años no desaparecen tras el primer año, por tanto, es deseable estudiar de manera específica *la mortalidad de los menores de 5 años de edad*.
- ✔ La **mortalidad perinatal** es el agregado de la mortalidad fetal tardía y la mortalidad neonatal precoz.
- ✔ La **tasa de letalidad** se define como el cociente entre el número de fallecimientos a causa de una determinada enfermedad en un período de tiempo y el número de afectados por esa misma enfermedad en ese mismo período
- ✔ **«Años de vida ajustados por calidad (AVAC)»** combina dos dimensiones de la salud (cantidad y calidad de vida) con la variable «tiempo».
- ✔ **«Años de vida ajustados por discapacidad (AVAD)»** mide las pérdidas de la vida sana (consecuencias mortales y no mortales) como consecuencia de la enfermedad. *Sirve para medir la carga de enfermedad.*

Continúa...

Tabla 1-3. Indicadores de mortalidad	(Cont.)
Indicadores de natalidad	
Tasa bruta de natalidad	Nº de RN vivos en 1 año / Población total media
Tasa general de fecundidad	Nº de RN vivos en 1 año / Población de mujeres en de procrear (15 a 49 años)

- ✔ **Esperanza de vida al nacer:** años que un recién nacido puede esperar vivir si los patrones de mortalidad por edades imperantes en el momento de su nacimiento se mantuvieran igual el resto de su vida.
- ✔ Según la OMS, «el mero incremento de la longevidad sin una mejora paralela del estado de salud no debería ser un objetivo en sí mismo. Por ello, *las* ***expectativas de salud*** *son un indicador más valioso incluso que la esperanza de vida»*.

Tasa bruta o cruda: considera a la población en su totalidad. Tasa específica: considera sólo a la población expuesta. La estandarización o ajuste de tasas permite superar el efecto de confusión que ciertas variables pueden producir al medir los fenómenos demográficos. Hay dos métodos de estandarización: directo e indirecto. La estandarización indirecta se adecua mejor a poblaciones reducidas y/o con pocos casos. RN: recién nacidos.

Puntos clave

Recuerda el determinante de mayor impacto en la salud son los estilos de vida.

2 Planificación y organización sanitaria

Orientación MIR

El bloque de planificación y organización sanitaria es poco importante. Eso sí, debes tener claros los conceptos de eficacia, eficiencia y efectividad.

1. Definición

Una concepción clásica de la **planificación sanitaria** es la de Pineault y Daveluy: «Proceso formalizado para escoger, organizar y evaluar las actividades más eficaces para satisfacer las necesidades de salud de una determinada comunidad, teniendo en cuenta los recursos disponibles». La gestión sanitaria consiste en el conjunto de acciones dirigidas a obtener un fin.

Se pueden diferenciar **tres niveles de gestión sanitaria**: en la organización de ministerios y departamentos de salud (**macrogestión**), en la dirección de hospitales, aseguradoras y otros centros sanitarios (**mesogestión**) y en la práctica diaria de servicios y unidades clínicas (**microgestión**) (MIR 2011-2012, P196).

2. Los sistemas de salud: sus principios y funciones

La Organización Mundial de la Salud (OMS) define **sistema de salud** como el conjunto de los elementos capaces de influir en el estado de salud de las poblaciones. Como **principios esenciales** destacan los siguientes:

- **Universalidad** o cobertura total de la población.
- **Atención integral**, incluyendo actividades de promoción de la salud, prevención, tratamiento y rehabilitación.
- **Equidad** en la distribución de recursos.
- **Eficiencia** con objeto de conseguir las mayores prestaciones y el mejor nivel de salud al menor coste.
- **Flexibilidad y funcionalidad** para adaptarse o adecuarse con rapidez a nuevas necesidades.
- **Participación** de la población en la planificación y gestión sanitaria

3. Sistema sanitario español. Niveles organizativos

La Constitución Española de 1978 establece, en su artículo 43, el derecho a la protección de la salud y a la atención sanitaria de todos los ciudadanos. La **Ley 14/86 General de Sanidad** regula el marco jurídico y organizativo de la atención sanitaria. Esta ley supuso el cambio desde un modelo basado en seguros (**modelo Bismark**) al actual Sistema Nacional de Salud (**modelo Beveridge**) con financiación proveniente de los impuestos generales y de carácter prácticamente universal. El Sistema Nacional de Salud español constituye un sistema público, universal y descentralizado.

3.1. Niveles organizativos

Se configura como el conjunto coordinado de los servicios de salud de la **Administración del Estado y los servicios de salud de las comunidades autónomas**. El **Consejo Interterritorial** del Sistema de Salud garantiza la cooperación y coordinación entre todas las comunidades autónomas. Está formado por representantes de todas ellas y de la Administración del Estado, y presidido por el ministro de Sanidad, Servicios Sociales e Igualdad. En la Tabla 2-1 se muestran las competencias sanitarias de los diferentes organismos.

Se establecen **dos niveles asistenciales**: atención primaria y atención especializada, integradas en un dispositivo asistencial, el **área de salud** (200.000-250.000 habitantes). Cada área de salud está vinculada a un hospital y se divide en **zonas básicas de salud** (5.000-25.000 habitantes), constituyendo el marco territorial de la atención primaria. El concepto de atención primaria actual parte de la Conferencia Internacional de Alma-Ata en 1978, que la convierte en la puerta de entrada a la población y promueve una atención integrada (diagnóstico, tratamiento y prevención) con una dimensión familiar y comunitaria.

4. Modelos de gestión

Los distintos modelos de gestión se resumen en la siguiente figura (Fig. 2-1).

Tabla 2-1. Competencias sanitarias

	Competencias sanitarias
Administración del Estado	Bases y coordinación de la sanidad Sanidad exterior Política del medicamento Gestión de INGESA (Sanidad de Ceuta y Melilla)
Comunidades autónomas	Planificación sanitaria Salud pública Gestión de servicios de salud
Corporaciones locales	Salubridad Colaboración en la gestión de los servicios públicos

Sistema Nacional de Salud de España 2010 [monografía en Internet]. Madrid: Ministerio de Sanidad y Política Social, Instituto de Información Sanitaria. Disponible en: http://www.msssi.gob.es/organizacion/sns/docs/sns2010/Principal.pdf

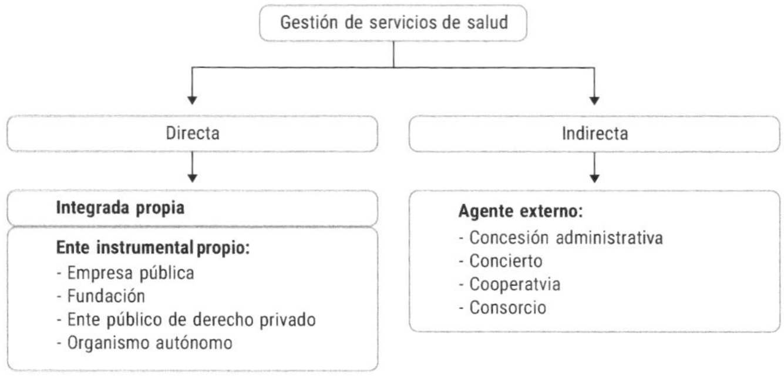

Fig. 2-1 | Modelos de gestión.

5. Niveles de planificación sanitaria. Ciclo de planificación

Pineault define el proceso de planificación como un proceso continuo de previsión de recursos y servicios necesarios para alcanzar unos objetivos, determinados según un orden de prioridades, teniendo en cuenta el contexto actual y sus alteraciones previsibles por la influencia de factores internos o externos. Dominar las etapas y los instrumentos de la planificación es esencial para poner en práctica un programa de salud. Hay 4 tipos de planificación (**NETO**):

- Planificación **n**ormativa o política: es el primer nivel de planificación y está ligado al nivel político. Está dirigido al establecimiento de grandes metas u objetivos políticos que deben conseguirse a medio y largo plazo (5 a 10 años). Por tanto, depende de la ideología gobernante.

Normativa políticas de salud.

- Planificación **e**stratégica: la finalidad de este segundo nivel de planificación es llevar a la práctica los principios y líneas de actuación de la política. Incluye la toma de decisiones de mayor trascendencia, así como la selección de prioridades de acción, en función de las metas indicadas por la política sanitaria (3 a 5 años). El producto es el plan de salud, plan estratégico o plan director de las actuaciones de salud.

Estratégica plan de saludo.

- Planificación **t**áctica o estructural: su objetivo es estructurar y programar las actividades y los recursos para alcanzar los objetivos fijados. El producto es el programa. Suele ser desarrollada en los niveles más bajos de la organización (centros de salud, hospitales, etc) y se materializa en programas y protocolos concretos, también denominados planes de operaciones.

Táctica programa de saludo.

- Planificación **o**perativa: consiste en la organización práctica para la puesta en marcha o ejecución del programa de salud. Incluye las decisiones a más corto plazo que conciernen al desarrollo de las actividades, el calendario de ejecución y la gestión de los recursos.

Operativa puesta en marcha.

Ciclo de la planificación

La planificación es un **proceso cíclico y dinámico** que va del análisis de las necesidades a la evaluación:

- **Análisis de las necesidades:** la identificación de problemas y necesidades se define como *diagnóstico de salud*. Las necesidades se pueden clasificar en normativas o identificadas como necesidades por expertos, percibidas por la población o expresadas como demanda de servicios.
- **Establecimiento de prioridades:** los criterios de priorización de un problema de salud son la repercusión clínica, epidemiológica y económica que conlleva y la existencia de soluciones efectivas para abordarlo. Los métodos de selección de prioridades son cuantitativos (indicadores relativos a la salud) y cualitativos (encuestas y técnicas de consenso: Delphi, grupos nominales).
- **Formulación de objetivos:** los objetivos deben ser pertinentes y factibles. Los objetivos se dividen en generales y específicos.
- **Selección de recursos y actividades e implementación:** se realiza mediante distintas técnicas: el diagrama de Gantt, que relaciona actividades con el tiempo previsto para su desarrollo (Fig. 2-2), los árboles de decisión, que ayudan a la toma de decisiones ante distintas disyuntivas, y las técnicas de gestión de procesos.
- **Evaluación:** su finalidad es lograr un juicio objetivo sobre la necesidad de un programa de salud, la adecuación de actividades y recursos utilizados y los resultados conseguidos con un propósito de mejora.

6. Evaluación de la planificación sanitaria

Se realiza a través de varios instrumentos de análisis, que se exponen seguidamente.

6.1. Análisis de los resultados de la intervención sanitaria

Se resumen en la Tabla 2-2.

6.2. Indicadores de actividad asistencial especializada

En la Tabla 2-3 se resumen los indicadores de la atención especializada.

La atención especializada constituye la parte más importante del gasto sanitario en nuestro país.

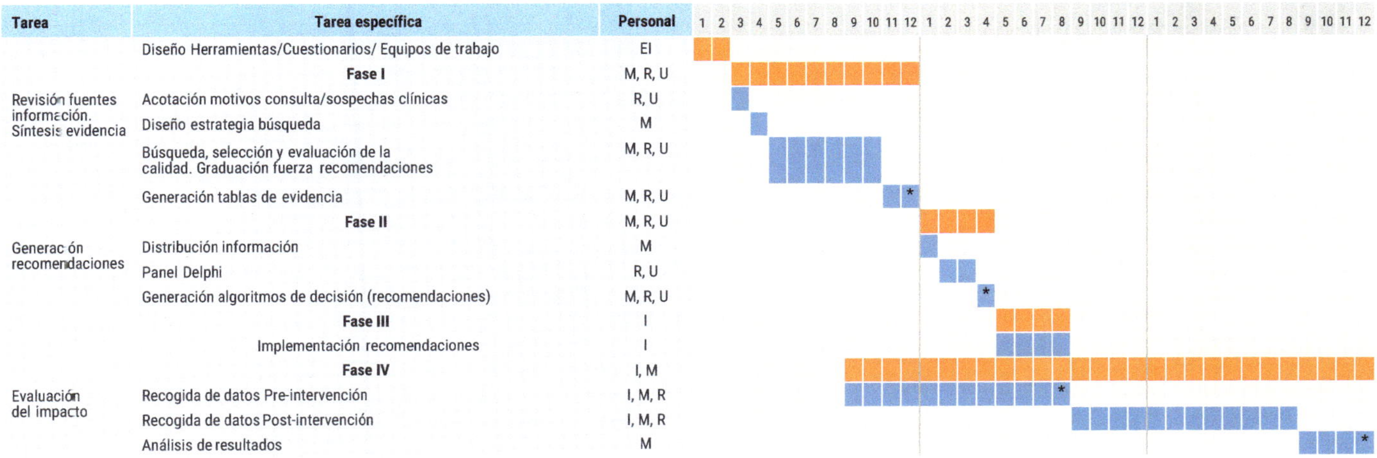

* Presentación de resultados a congresos/Publicación
EI: equipo investigador **R:** radiólogo **U:** médico de urgencias **M:** metodólogos **I:** informático/servicios externos

Fig. 2-2 | Diagrama de Gantt.

6.3. Sistemas de información en gestión sanitaria

El objetivo de un sistema de información sanitario es permitir la evaluación de las estructuras, procesos y resultados del sistema sanitario. Uno de estos sistemas de información sanitaria, el **conjunto mínimo básico de datos (CMBD)**, permite caracterizar los episodios de hospitalización en función de los diagnósticos y procedimientos clínicos realizados (MIR 2007-2008, P218). El CMBD permite agrupar los episodios asistenciales en función de determinadas variables (*case-mix*).

> Los **grupos relacionados de diagnóstico (GRD)** clasifican los episodios de hospitalización en función del proceso clínico y la utilización de recursos (MIR 2004-2005, P217; MIR 2008-2009, P215).

Tabla 2-2. Análisis de los resultados de la intervención sanitaria

Eficacia	Grado en que una determinada intervención origina un resultado beneficioso en **condiciones ideales**, medido en el contexto de un ensayo clínico controlado.
Efectividad	Grado en que una determinada intervención origina un resultado beneficioso en las **condiciones de la práctica habitual** sobre una población determinada.
Eficiencia	Efectos o resultados alcanzados con una determinada intervención, en relación con el esfuerzo empleado para aplicarla, en términos de recursos humanos, materiales y de tiempo (MIR 2007-2008, P215; MIR 2008-2009, P216; MIR 2010-2011, P194).
Utilidad	Medida o evaluación del grado en que una tecnología contribuye a mejorar la calidad de vida de los pacientes afectos de la condición clínica a la que la tecnología se dirige.

Tabla 2-3. Indicadores de actividad asistencial especializada

Indicadores de relacion hospital-población	
Frecuentación hospitalaria	Nº de ingresos en un hospital por 1.000 habitantes
Presión hospitalaria	Nº de pacientes pendientes de ingreso en un hospital por 1.000 habitantes
Indicadores de actividad	
Estancia	Conjunto de pernocta más una comida (almuerzo o cena)
Estancia media	Total de estancias en el período considerado dividido por los episodios de hospitalización (MIR 2003-2004, P218)
Porcentaje de ocupación	(Estancias totales / (Nº de camas × Días del período considerado)) × 100 Se considera que el 85 % es el porcentaje óptimo de ocupación

Continúa...

Tabla 2-3. Indicadores de actividad asistencial especializada **(Cont.)**

	Indicadores de actividad
Índice de rotación enfermo cama	Nº de episodios de hospitalización / Nº de camas
Actividad quirúrgica	Total de intervenciones (urgentes + programadas + intervenciones sin ingreso)
Cirugía mayor ambulatoria	Procedimientos quirúrgicos programados (MIR 2003-2004, P219)
Rendimiento de quirófano	Nº de horas utilizadas / Nº de horas disponibles
Presión de urgencias	(Nº total de ingresos por urgencias / Nº total de ingresos) × 100
Promedio de urgencias atendidas	Nº de urgencias atendidas / Días naturales

Puntos clave

- Los **GRD** clasifican los episodios de hospitalización en función del proceso clínico y la utilización de recursos
- El análisis de los resultados de la intervención sanitaria debe tener en cuenta:
  - Eficacia
  - Efectividad
  - Eficiencia
  - Utilidad

3 Economía de la salud

Orientación MIR

Éste es el tema más importante con diferencia en los últimos años.

Las técnicas de evaluación económica facilitan la elección de intervenciones alternativas cuando los recursos son escasos, es decir, ayudan a priorizar. El criterio empleado, el de **eficiencia**, constituye la base teórica de las evaluaciones económicas (MIR 2004-2005, P215; MIR 2006-2007, P216). Los costes y los beneficios considerados en una evaluación económica dependen de la perspectiva de análisis adoptada en el estudio. Las perspectivas más habituales son las de la sociedad, del sistema sanitario o del paciente. La elección de una perspectiva de análisis u otra es un elemento determinante y puede explicar las discrepancias sobre la disposición a financiar prestaciones sanitarias. La evaluación económica debe realizarse desde el punto de vista más amplio posible, es decir, asumiendo una **perspectiva social**. Ello implica la consideración de todos los costes y los beneficios con independencia de quién los soporte o los perciba.

1. Tipos de costes

En la Tabla 3-1 se resumen los tipos de **costes directos e indirectos**, tanto sanitarios como no sanitarios.

Otros costes son:

- **Costes intangibles.** Son los costes relacionados con el dolor o sufrimiento de los pacientes. Debido a su difícil cuantificación no suelen incluirse en los estudios de evaluación económica.
- **Coste de oportunidad**. Llevar a cabo una intervención, actuación, supone utilizar recursos (de tiempo, personal o dinero) que no pueden ser usados en acciones alternativas. El valor de esta pérdida de posibilidad de uso es lo que se denomina coste de oportunidad.
- **Coste medio**. El coste promedio por unidad de producto o servicio.
- **Costes fijos.** Costes que no varían con la actividad pero pueden variar con el paso del tiempo (equipamiento, salarios).
- **Costes variables.** Costes que varían con la actividad o volumen de la producción (reactivos, personal extra, etc.).
- **Coste marginal.** Es el coste adicional de producir una unidad más.
- **Cantidad disponible a pagar (WTP).** Es la máxima cantidad de dinero que una persona estaría dispuesta a pagar: a) para alcanzar un determinado estado de salud preferido, o aumentar la probabilidad de alcanzar tal estado; b) para evitar un estado de salud no preferido.

Para tomar decisiones los costes importantes son los marginales.

2. Tipos de análisis de evaluación

Se habla de **evaluación económica completa** cuando se valoran a un mismo tiempo los **resultados y los costes** de las distintas alternativas posibles (Tabla 3-2 y Tabla 3-3) (MIR 2010-2011, P193). Dentro de los estudios parciales que evalúan costes se pueden destacar los estudios de **impacto presupuestario**, que tratan de contabilizar los costes que inciden sobre el presupuesto de una institución sanitaria, agencia, etc. a consecuencia de la introducción de una nueva prestación.

2.1. Análisis de minimización de costes

Es el estudio de evaluación económica completa más sencillo. Pretende identificar entre varias estrategias con resultados equivalentes o equiparables la de menor coste (MIR 2004-2005, P215; MIR 2006-2007, P216).

Tabla 3-1. Costes directos e indirectos

	Sanitarios	No sanitarios
Directos	Costes directamente relacionados con la enfermedad de carácter sanitario Ej. Costes de hospitalización, pruebas médicas, tratamiento, etc. (MIR 2012-2013, P193)	Costes directamente relacionados con la enfermedad pero no de carácter sanitario Ej. Gastos de desplazamiento del paciente, comida, cuidado familiar, etc.
Indirectos	Costes relacionados con el consumo adicional de servicios sanitarios a causa de enfermedades que aparecen como consecuencia de una mayor longevidad debida a la intervención inicial	Costes producidos por la morbilidad o la mortalidad prematuras asociadas a una enfermedad Ej. Pérdida de productividad del paciente (MIR 2005-2006, P220; MIR 2006-2007, P218; MIR 2009-2010, P197; MIR 2014-2015, P187)

Tabla 3-2. Características de los estudios de evaluación económica

	Examinan sólo consecuencias Evaluación sanitaria	Examinan solo costes Evaluación financiera	Examinan costes y consecuencias Evaluación económica
Analizan una opción	Descripción de consecuencias	Descripción de costes (impacto presupuestario y costes de la enfermedad)	Descripción de costes y consecuencias
Comparan dos o más opciones	Evaluación de la eficacia, efectividad o utilidad	Análisis de costes	Minimización de costes Análisis coste-efectividad Análisis coste-utilidad Análisis coste-beneficio

2.2. Análisis coste-efectividad

Es un análisis en el que se expresan los efectos en términos de salud y se describen los costes para alguna ganancia adicional en salud (por ejemplo, coste por un infarto adicional evitado) (MIR 2005-2006, P219; MIR 2006-2007, P217; MIR 2009-2010, P198).

2.3. Análisis coste-utilidad

Es un análisis en el que se expresan los efectos de una intervención en términos de preferencias personales (utilidades) (MIR 2019-2020, P183) y se describen los costes para alguna ganancia adicional en utilidades (por ejemplo, coste por 1 año de vida ajustado por calidad -AVAC- adicional) (MIR 2003-2004, P211; MIR 2006-2007, P217; MIR 2008-2009, P217; MIR 2011-2012, P195; MIR 2013-2014, P208; MIR 2024-2025, P042).

Tabla 3-3. Estudios de evaluación económica

	Costes	Consecuencias
Minimización de costes	Unidades monetarias (costes directos)	Unidades naturales o físicas
Coste-efectividad	Unidades monetarias (costes directos ± indirectos)	Unidades naturales o físicas
Coste-utilidad	Unidades monetarias (costes directos ± indirectos)	Unidades de utilidad (AVAC o QALY)
Coste-beneficio	Unidades monetarias (costes directos, indirectos e intangibles)	Unidades monetarias

AVAC (QALY): año de vida ajustado por calidad (*quality-adjusted life year*).

Además de los AVACS, los años de vida ajustados por discapacidad (AVAD) es la medida propuesta para medir la carga de enfermedad (MIR 2021-2022, P049). Este cálculo se realiza sumando los años potenciales de vida perdidos (APVP) estimados a partir de la esperanza de vida a la edad de la muerte, y los años vividos con discapacidad (AVD).

2.4. Análisis coste-beneficio

Es un análisis en el que se expresan los efectos de una intervención en las mismas unidades monetarias que los costes y se comparan ambos. En el ámbito sanitario no está muy generalizado su uso por la dificultad de valorar en unidades monetarias los efectos de las intervenciones sanitarias (MIR 2004-2005, P214; MIR 2012-2013, P192).

Los indicadores de evaluación económica se resumen en la Tabla 3-3. Observa en la Tabla 3-4 cuáles son las ventajas e inconvenientes de las evaluaciones económicas realizadas a partir de los ensayos clínicos frente a los estudios observacionales (MIR 2007-2008, P216).

Tabla 3-4. Estudios observacionales frente a ensayos clínicos

Estudios observacionales	Ensayos clínicos
Ventajas ✔ Alta validez externa ✔ Evalúan efectividad ✔ Estudio de bajo coste ✔ Mayor horizonte temporal	Ventajas ✔ Alta validez interna ✔ Minimización de pérdidas al seguimiento ✔ Eficiente uso de recursos: se evalúan a un tiempo costes y efectos
Limitaciones ✔ Penaliza la validez interna ✔ Sesgos de selección, información y confusión ✔ Pueden infraestimarse los recursos utilizados	Limitaciones ✔ Penaliza la validez externa ✔ Horizonte temporal corto ✔ Alto coste ✔ Evalúan eficacia, no efectividad

Puntos clave

Es crucial diferenciar los tipos de estudios de evaluación económica y la clasificación de costes directos e indirectos.

Recuerda:

- ✔ La pérdida de productividad del paciente constituye un coste indirecto no sanitario.
- ✔ En los estudios de coste-utilidad las consecuencias se miden en unidades de utilidad (AVAC o QALY).
- ✔ En los estudios coste-beneficio los efectos se miden en unidades monetarias.
- ✔ En el análisis coste-efectividad los efectos se expresan en términos de salud.
- ✔ El análisis de minimización de costes es el estudio de evaluación completa más sencillo.

4 Gestión de la calidad asistencial

Orientación MIR

Este es un tema poco preguntado en el MIR. Es importante conocer el concepto de calidad asistencial y de calidad total.

1. Definición

La calidad asistencial puede ser vista desde varias perspectivas, pero hoy es entendida como la medida en que los servicios de salud para el individuo y para la población aumentan la probabilidad de obtener los deseados resultados de salud consistentes con el conocimiento profesional de ese momento (MIR 2013-2014, P209). La **asistencia sanitaria** debe reunir las siguientes características: **ser eficaz, eficiente, segura, adecuada a la demanda, disponible, accesible y tener una continuidad temporal y espacial.**

★ El estándar es la norma técnica que se utilizará como parámetro de evaluación de la calidad.

2. Modelos para gestionar la calidad

Para gestionar la calidad de la asistencia sanitaria hay dos tipos de modelos: los de **mejora continua**, que incluyen los modelos de certificación y excelencia, y los **basados en modelos de acreditación**.

2.1. Normalización y certificación

En la Tabla 4-1 se resume este modelo.

2.2. Acreditación y autorización

Este modelo se resume en la Tabla 4-2.

2.3. Modelos de excelencia

Se entiende como **gestión de calidad total** una «estrategia de gestión de toda la empresa, a través de la cual se satisfacen las necesidades y expectativas de los clientes, de los empleados, de los accionistas y de la sociedad en general, por medio de la utilización eficiente y coordinada de todos los recursos disponibles: personas, materiales, tecnologías, sistemas productivos, etc.». El modelo EFQM (modelo de la Fundación Europea para la Gestión de la Calidad, *European Foundation for Quality Management*) es un modelo principalmente de autoevaluación y está formado por un conjunto de criterios que recogen buenas prácticas de gestión de organizaciones excelentes. La principal característica diferenciadora de este modelo con respecto a los otros es su enfoque teórico hacia la excelencia o al concepto llamado «**calidad total**» (MIR 2009-2010, P199; MIR 2010-2011, P192). Existen varios niveles de excelencia caracterizados por la puntuación obtenida en las evaluaciones.

La implantación de la calidad total supone un cambio en la cultura hospitalaria, prevaleciendo la **responsabilidad colectiva** frente a la responsabilidad profesional, el **liderazgo de gestión** frente al liderazgo clínico, la **responsabilidad** frente a la autonomía (MIR 2011-2012, P196), la **participación** frente a la autoridad administrativa y la **mejora continua** frente al control de calidad.

Tabla 4-1. Modelo de normalización y certificación

Norma	Certificación
Es un conjunto de especificaciones técnicas Se aprueban por un Organismo de Normalización reconocido (**AENOR** en España) Se publican como **NORMAS UNE**	Es una confirmación de que un proceso o actividad se sigue de forma rigurosa

Normas ISO. Están elaboradas por la *International Office of Standards*. Es una herramienta eficaz para organizaciones que están introduciéndose por primera vez en la gestión, ya que establece mínimos de un sistema de gestión de la calidad. Sin embargo, no se adaptan bien al ámbito sanitario.

Tabla 4-2. Modelo de acreditación y autorización

Acreditación	Autorización
Acreditación es el reconocimiento por una tercera parte autorizada de la competencia técnica de una entidad	Acreditación de tipo administrativo, que supone un reconocimiento de que una determinada institución, persona jurídica o actividad reúne una serie de requisitos *(por ejemplo, para la apertura de un hospital)*

The Joint Commission **(JCAHO)**. El modelo se encuentra en un manual de acreditación, el cual es público y conocido, tiene criterios bien definidos, estándares óptimos alcanzables y es actualizado periódicamente. Es una herramienta muy precisa para evaluar la calidad de la asistencia sanitaria

Puntos clave

Son claves en el modelo EFQM su enfoque hacia la excelencia o calidad total y su carácter autoevaluativo.

PROMIR® | Medicina Legal y Bioética

1. Introducción a la Medicina Legal y Forense
2. Aspectos legales de los derechos y deberes de los pacientes. La responsabilidad profesional del médico
3. Documentos médico-legales. Medicina del trabajo
4. Toxicología y biología forense. Legislación sobre toma y envío de muestras
5. Violencia y maltrato. Delitos contra la libertad sexual
6. *Exitus*
7. Levantamiento del cadáver. Autopsia judicial. Data de muerte
8. Lesiones en el Código Penal
9. Asfixias. Muerte súbita en el adulto
10. Síndrome de muerte súbita del lactante
11. Psiquiatría Forense
12. Principios de bioética y relación médico-paciente
13. Competencia y capacidad. Menor maduro. Aborto/interrupción voluntaria del embarazo. Donación y trasplante de órganos
14. Últimos días. Adecuación del esfuerzo y obstinación terapéutica. Cuidados paliativos. Sedación, eutanasia y suicidio asistido

1 Introducción a la Medicina Legal y Forense

Orientación MIR

Tema nunca preguntado en el MIR. Por tanto, no lo consideramos tema importante para el examen, pero sí es importante conocer el concepto, el ámbito y las funciones de la Medicina Legal.

1. Concepto

La Medicina Legal y Forense es una rama de la medicina que se encarga de peritar en los asuntos judiciales en los que se produce una intersección con la Medicina. El objetivo es la aplicación de los conocimientos médicos a la peritación, interpretación y perfeccionamiento de las áreas en las que confluyen la administración de justicia y la sanitaria. También se incluyen los procesos de asesoramiento que se realizan al desarrollar legislación dentro del marco sanitario. Estos conocimientos se aportan mediante la realización de la prueba pericial médica, que consiste en una actuación facultativa (reconocimiento médico, realización de autopsia, exploración psicopatológica, etc.) cuyo resultado, valoración y conclusiones se recogerán en el informe pericial médico, que se aportará al procedimiento judicial. La Medicina Forense, por tanto, es una ciencia auxiliar del Derecho, pero auxiliar insustituible, porque sin su intervención sería imposible una correcta administración de la justicia.

Dependiendo del orden jurisdiccional en el que se produzca la peritación, el informe solicitado puede ser muy diferente y va a afectar a unas u otras ramas de la Medicina Legal.

La Medicina Legal y Forense tiene distintas subespecialidades:

- La Medicina Legal es la rama médica que se ocupa de la resolución de problemas que plantea el Derecho dentro del área sanitaria, como la redacción de legislación específica o el asesoramiento de problemas legales (reclamaciones, denuncias, realización de protocolos, etc.) dentro del ámbito clínico.
- La Medicina Forense asesora sobre asuntos biológicos, físicos, químicos o patológicos al Poder Judicial, entidades administrativas del Estado y personas jurídicas que lo requieran. La Medicina Forense comprende, entre otras subespecialidades de valoración del daño corporal, psiquiatría forense, antropología, tanatología, odontología, sexología forense, patología forense, criminalística, etcétera.

2. Organización de la Medicina Legal en España

La Medicina Legal y Forense en España puede ejercerse de manera pública o privada. En el ámbito público, se trata de un servicio del Estado que se lleva a cabo por el Cuerpo Nacional de Médicos Forenses dependiente de Justicia. Este se originó en la primera Ley General de Sanidad de 1855, aunque, a nivel práctico, no se convierte en una realidad hasta 1915 (gracias a Pedro Mata).

Según la legislación actual, el Cuerpo Nacional de Médicos Forenses está integrado por un grupo de titulados superiores (licenciados en Medicina) adscritos al servicio de la Administración de Justicia. El ingreso en el Cuerpo Nacional de Médicos Forenses se realiza por oposición, aunque las plazas vacantes pueden ser ocupadas mediante interinidades. Actualmente no es necesario tener la especialidad vía MIR de Medicina Legal para acceder al Cuerpo Nacional de Médicos Forenses; el único requisito es ser licenciado en Medicina. Sin embargo, en el año 2022 se convocaron las plazas para la primera promoción de médicos forenses formados y especializados vía MIR.

Los médicos forenses de cada comunidad autónoma se agrupan en el **Instituto de Medicina Legal (IML)** correspondiente. Los IML se constituyen como órganos técnicos que centralizan las funciones realizadas por los médicos forenses, desde los que se organiza y distribuyen sus funciones según las necesidades del servicio. Los IML constan de tres servicios: patología, clínica médico-forense y laboratorio forense, aunque también podrán crearse otros servicios a propuesta de cada comunidad autónoma o según las necesidades o carga de trabajo de cada IML. Por último, a los IML también se les asignan funciones de investigación y docencia relacionadas con la medicina forense.

El **Instituto Nacional de Toxicología y Ciencias Forenses (INT)** es un órgano técnico adscrito al Ministerio de Justicia cuya misión es auxiliar en asuntos judiciales (y se encargará solo de asuntos judiciales, a excepción del servicio de información toxicológica) mediante la realización de análisis complementarios. Su organización y supervisión corresponde al Ministerio de Justicia. Tiene su sede en Madrid y su ámbito de actuación se extiende a todo el territorio nacional a través de tres departamentos: Madrid, Barcelona y Sevilla. Adicionalmente existe una delegación en La Laguna que depende del departamento de Sevilla.

3. Medicina legal intrahospitalaria

Unidad de asesoramiento en todos aquellos aspectos médico-legales, deontológicos y éticos que surgen en el centro hospitalario como consecuencia de la actividad asistencial. Entre sus funciones no se incluye la realización de informes periciales en casos de reclamaciones por mala praxis a médicos del centro.

4. Funciones de los médicos forenses

La actividad de los médicos forenses viene regulada en el Real Decreto 296/1996, de 23 de febrero, por el que se aprueba el Reglamento Orgánico del Cuerpo de Médicos Forenses. Es un cargo **incompatible con la realización de labores periciales privadas.** En la Tabla 1-1 se resumen las funciones de los médicos forenses.

Tabla 1-1. Funciones de los médicos forenses

Ámbito penal	✔ Valoración del daño corporal ✔ Imputabilidad ✔ Determinación de la edad de los imputados ✔ Valoración del estado de drogadicción ✔ Excarcelación en caso de patología terminal ✔ Valoración de la capacidad procesal ✔ Valoración de la capacidad de enjuiciamiento
Funciones de guardia del ámbito penal	✔ Levantamiento del cadáver y autopsia ✔ Estudio forense en agresiones sexuales ✔ Estudio del estado de drogadicción ✔ Asistencia clínica y valoración pericial de lesiones en detenidos ✔ Valoración de casos de violencia sobre la mujer
Ámbito civil	✔ Incapacidades civiles ✔ Lanzamientos ✔ Filiaciones de paternidad ✔ Valoración del daño corporal (accidentes de tráfico)
Funciones de guardia del ámbito civil	✔ Internamientos psiquiátricos urgentes ✔ *Articulo mortis*
Oficinas del Registro Civil	✔ Identificación del sexo en casos de hermafroditismo y transexuales ✔ Determinación de la edad de individuos ✔ Visados de certificados de defunción ✔ Capacidad para contraer matrimonio
Ámbito social	✔ Valoración de incapacidades laborales ✔ Valoración de minusvalías ✔ Valoración del daños corporal en accidentes laborales ✔ Bajas laborales

Puntos clave

- **Definición.** La Medicina Legal se encarga de la aplicación de los conocimientos médicos y científicos en el ámbito del Derecho. Combina principios médicos con procedimientos legales para la resolución de casos judiciales.
- **Organización de la Medicina Legal en España.** En España la Medicina Legal está organizada a nivel estatal y autonómico. Algunos puntos importantes de su organización son:
  - Instituto Nacional de Toxicología y Ciencias Forenses (INT): es el organismo central encargado de la Medicina Legal en España. Tiene como función principal la realización de autopsias médico-legales y análisis toxicológicos.
  - Servicios de Medicina Legal y Forense: en cada comunidad autónoma existen servicios de Medicina Legal y Forense (Institutos de Medicina Legal, IML) que se encargan de llevar a cabo las funciones periciales y asistenciales en el ámbito local.
- **Funciones del médico forense.** El médico forense, también conocido como perito médico, desempeña un papel fundamental en la Medicina Legal. Sus principales funciones incluyen:
  - Realizar autopsias y determinar las causas de muerte.
  - Examinar y evaluar lesiones y heridas.
  - Establecer el grado de incapacidad o discapacidad en casos de accidentes o enfermedades.
  - Elaborar informes y testimonios periciales para ser presentados en juicios.
  - Asesorar a las autoridades legales en cuestiones médicas.

2 Aspectos legales de los derechos y deberes de los pacientes. La responsabilidad profesional del médico

Orientación MIR

Cada vez esta parte tan importante de la profesión médica va teniendo mayor importancia en el examen MIR, especialmente las preguntas sobre el consentimiento informado. A veces plantean también preguntas sobre la historia clínica.

1. Derechos y deberes de los pacientes. Legislación actual

Los derechos de los enfermos se pueden definir como el conjunto de obligaciones que tiene el sistema sanitario, tanto público como privado, con el enfermo.

A raíz de la aprobación del Convenio de Oviedo, en España se pone en marcha la reforma legislativa que culmina con la promulgación y aprobación de la **Ley 41/2002, de 14 de noviembre, ley básica reguladora de la autonomía del paciente y sus derechos y obligaciones en materia de información y documentación clínica**. La Ley 41/2002 fue actualizada en 2015 especialmente en materia de autonomía/consentimiento informado, como se explicará más adelante. Aparte de esta Ley Básica, cada comunidad autónoma, con transferencias en materia sanitaria, ha dictado sus propias normas al respecto.

Adicionalmente, el Código de Deontología Médica, cuya última versión es de 2011, sirve de encuadre normativo sobre la actividad médica.

Los derechos básicos de los pacientes que el médico y las instituciones sanitarias están obligados a proteger son fundamentalmente los que se muestran en la Tabla 2-1.

1.1. Derecho a la información sanitaria

Este derecho está recogido en los **artículos 4, 5 y 6** de la **Ley 41/2002**, así como en el **artículo 10** de la **Ley General de Sanidad de 1986**. Otros documentos legales específicos también incluyen entre sus preceptos el derecho a la información sanitaria.

La información suministrada deberá tener una serie de características fundamentales; entre ellas destacan: veracidad, claridad e intimidad.

Tabla 2-1. Derechos básicos de los pacientes
Derecho a la información sanitaria
Derecho a que se respete su autonomía
Derecho a la intimidad
Derecho de acceso a la historia clínica

El paciente tiene derecho a conocer toda la información disponible sobre su estado de salud, salvo en los supuestos exceptuados por la ley. El titular del derecho a la información es el paciente, aunque también podrán ser informadas las personas a él vinculadas por razones familiares o de hecho, en la medida en que el paciente lo permita de manera expresa o tácita. Incluso será informado el paciente en casos de incapacidad y de menores hasta los 16 años que no tengan la capacidad intelectual o emocional suficiente para comprender el alcance de la intervención. El médico tiene que asegurarse en todo momento de que el paciente ha comprendido la información que le ha facilitado, para que posteriormente pueda dar su consentimiento de forma efectiva (MIR 2014-2015, P133).

Forma y contenido de la información. Como norma general, la información debe ser verbal, dejando siempre constancia escrita en la historia clínica. La información será por escrito en los casos de intervención quirúrgica y en procedimientos diagnósticos y terapéuticos invasores que impliquen riesgos para la salud del paciente.

1.2. Derecho a la autonomía y consentimiento informado

La autonomía supone el derecho de los pacientes a tomar las decisiones que consideren mejor para su salud. La autonomía se ejerce a través del proceso de consentimiento informado, que en el artículo 3 de la Ley 41/2002 queda definido como: «La conformidad libre, voluntaria y consciente de un paciente, manifestada en el pleno uso de sus facultades después de recibir la información adecuada, para que tenga lugar una actuación que afecta a su salud».

El **documento de consentimiento informado** ha de ser específico para cada supuesto y debe incluir:

- ✔ Identificación del centro, servicio o establecimiento sanitario y la fecha.
- ✔ Identificación del profesional sanitario responsable del procedimiento.
- ✔ Identificación del paciente y, en su caso, del representante legal, o persona vinculada a él por razones familiares o de hecho.
- ✔ Identificación y descripción del procedimiento y sus objetivos, y de los beneficios que se espera alcanzar.

- Riesgos frecuentes y poco frecuentes, cuando sean de especial gravedad y estén asociados al procedimiento, así como sus contraindicaciones.
- Alternativas razonables al procedimiento y consecuencias previsibles de su realización y de su no realización.
- Declaración de quien presta el consentimiento en la que conste que ha comprendido adecuadamente la información, que conoce que el consentimiento puede ser revocado en cualquier momento sin expresión de la causa de la revocación y que ha recibido una copia del documento.
- Firma del profesional sanitario responsable del procedimiento y de la persona que presta el consentimiento.

El consentimiento informado deberá ser comunicado al paciente de forma comprensible, ayudándole a tomar decisiones de acuerdo con su propia y libre voluntad, y respetando el principio de autonomía del paciente.

El consentimiento informado es imprescindible, salvo en las excepciones fijadas en la ley, en cualquier acto clínico, y es un integrante del derecho del paciente a la autonomía.

El médico responsable debe recabar el consentimiento informado con antelación al procedimiento, siempre que sea posible. El consentimiento será básicamente verbal, excepto en los tres supuestos que marca la ley en los que adicionalmente al proceso verbal es necesario que el paciente firme un documento escrito de consentimiento informado:

- Intervención quirúrgica.
- Procedimientos diagnósticos y terapéuticos invasores.
- En general, aplicación de procedimientos que suponen riesgos o inconvenientes de notoria y previsible repercusión negativa sobre la salud del paciente.

Será necesario recabar siempre el consentimiento informado de los pacientes excepto en los siguientes supuestos:

- **Pacientes que no quieren ser informados**, sin perjuicio de que tengan que autorizar previamente la realización del procedimiento. El facultativo deberá hacer constar la renuncia del paciente en la historia clínica, sin perjuicio de que en todo caso deberá obtener su consentimiento informado para la intervención. Es importante, además, hacer constar la información que se ha dado y si se ha firmado o no el correspondiente consentimiento informado (en el caso de que sea necesario). La correcta cumplimentación de la historia clínica del paciente no solo es un signo de calidad, sino que es prueba fundamental a efectos jurídicos, por ser el medio de prueba fundamental para demostrar que la actuación médica se ha ajustado a la *lex artis*.
- **Riesgos para la salud pública** (p. ej., tuberculosis bacilífera activa).
- **Cuando existe riesgo inmediato grave para el enfermo** y no es posible conseguir su autorización, consultando, cuando las circunstancias lo permitan, a sus familiares o a las personas vinculadas de hecho a él.

El consentimiento informado debe otorgarlo el paciente de forma libre y voluntaria siempre que sea competente. Cuando no sea así, se otorgará el **consentimiento por representación**:

- Cuando existe riesgo para la salud pública a causa de razones sanitarias establecidas por la ley, debiéndose comunicar a la autoridad judicial en el plazo máximo de 24 horas siempre que se produzca el internamiento obligatorio de personas.
- Situaciones de urgencia: cuando existe riesgo inmediato grave para la integridad física o psíquica del enfermo y no es posible conseguir su autorización, consultando, cuando las circunstancias lo permitan, a sus familiares o a las personas vinculadas de hecho a él. En estos casos deberá dejarse constancia suficiente en la historia clínica de las circunstancias y de los motivos que han llevado a adoptar la decisión, comunicándolo a los familiares siempre que ello fuese posible (MIR 2022-2023, P183).
- Cuando el paciente no sea capaz de tomar decisiones, a criterio del médico responsable de la asistencia, o su estado físico o psíquico no le permita hacerse cargo de su situación. Si el paciente carece de representante legal, el consentimiento lo prestarán las personas vinculadas a él por razones familiares o de hecho.
- Cuando el paciente esté incapacitado legalmente.
- Cuando el paciente menor de edad no sea capaz intelectual ni emocionalmente de comprender el alcance de la intervención. En este caso, el consentimiento lo dará el representante legal del menor después de haber escuchado su opinión si tiene 12 años cumplidos.
- En el caso de los menores no incapaces ni incapacitados, pero emancipados o con 16 años cumplidos, no cabe prestar el consentimiento por representación. Sin embargo, en caso de actuación de grave riesgo, según el criterio del facultativo, los padres serán informados y su opinión será tenida en cuenta para la toma de la decisión correspondiente.
- En el caso de que sea necesario que se preste el consentimiento por parte del representante legal del menor, y siempre que el mismo no sea un tutor sino sus padres, bastará con el de uno de los dos si ambos están de acuerdo. Pero si existiese discrepancia entre ellos, se deberá poner en conocimiento judicial y de la fiscalía de menores, quienes resolverán la cuestión teniendo siempre en cuenta los intereses del menor. («En los casos en los que, a criterio del médico, los padres/tutores legales no buscasen el mayor beneficio del menor, deberá ponerse el caso en conocimiento de la Fiscalía de Protección de Menores o el Juzgado de Guardia correspondiente.»)

Después de haber proporcionado la información necesaria, el médico deberá dejar constancia en la historia clínica de qué información se ha dado y qué puntos incluía (alternativas, contraindicaciones, consecuencias, riesgos, etc.). Una vez sea dada la información, el paciente deberá reflexionar y tomar una decisión sobre si admite o no un procedimiento o si elige una u otra alternativa.

1.3. Derecho a la intimidad y confidencialidad. Secreto médico. Entrega de información al agente judicial

El derecho a la intimidad del paciente obliga al profesional sanitario a mantener la confidencialidad de los datos aportados por él, no pudiendo revelársela a un tercero sin su consentimiento específico, o sin que se ampare en una causa legal expresa que le exima del deber de secreto (MIR 2020-2021, P040). El médico que dé información o entregue documentación a otras personas que no sean el propio paciente o la persona por esté autorizada podría incurrir en la comisión de un delito de revelación de secretos, vulnerando el deber de secreto profesional y el derecho fundamental de la persona a su intimidad. Además, el profesional podría incurrir en responsabilidades en el orden administrativo, disciplinario y deontológico (MIR 2011-2012, P132).

En el caso de la cesión de datos referidos a la salud, no es necesario el consentimiento del interesado en los siguientes casos:

- Que la cesión esté autorizada en una ley.
- Que la comunicación que tenga que efectuarse se dirija al Defensor del Pueblo, al Ministerio Fiscal o a los jueces o tribunales, o al Tribunal de Cuentas, en el ejercicio de las funciones que tienen atribuidas.

El derecho a la intimidad se basa en el **artículo 18** de la **Constitución Española**, que garantiza el derecho al honor, a la intimidad personal y familiar y a la propia imagen, y establece que la ley debe garantizar el honor y la intimidad personal y familiar de los ciudadanos.

El **secreto médico** «es el compromiso que adquiere el médico, ante el paciente y la sociedad, de guardar silencio sobre toda información que llegue a conocer sobre el paciente en el curso de su actuación profesional». La palabra «secreto» hace referencia a «lo que debe mantenerse separado de la vista y del conocimiento de los demás».

El **artículo 7** de la **Ley41/2002** establece que toda persona tiene derecho a que se respete el carácter confidencial de los datos referentes a su salud, y que nadie pueda acceder a ellos sin previa autorización. Corresponde a los centros sanitarios adoptar las medidas que garanticen este derecho.

El **Código Deontológico** de la Organización Médica Colegial de España, en su **artículo 9.2**, estable que el médico debe actuar siempre con corrección respetando con delicadeza la intimidad del paciente. Este derecho a la intimidad se corresponde con la tradición médica del secreto médico, la cual es una tradición hipocrática De forma más específica, el Código Deontológico regula el secreto profesional en los **artículos27 a 31**.

Con la actualización normativa en relación con la protección de los datos personales, **Ley Orgánica 3/2018, de 5 de diciembre, de Protección de Datos Personales y garantía de los derechos digitales** (LOPD), se recoge:

- En el artículo 105bis el tratamiento de datos de la investigación en salud.
- En la disposición decimoséptima, el tratamiento de datos de salud.

Existen algunas excepciones al principio general de preservar la intimidad sobre la información sanitaria del paciente. La **Ley de Enjuiciamiento Criminal**, en su **artículo 262**, obliga al profesional a denunciar inmediatamente ante el Ministerio Fiscal cualquier tipo de delito público del que se enterase como consecuencia de su cargo. Por otra parte, La Ley de Enjuiciamiento Criminal permite la limitación del derecho a la intimidad cuando el médico sea reclamado para prestar declaración como testigo o perito. En cualquier caso, y en el caso de que el médico sea citado como perito, los datos que debería revelar serán aquellos datos imprescindibles para el perfecto discurrir del procedimiento judicial. Las excepciones al secreto profesional se recogen en la Tabla 2-2.

1.4. Derecho de acceso a la historia clínica

La historia clínica se define como «el conjunto de documentos que contienen los datos, valoraciones e informaciones de cualquier índole sobre la situación y la evolución clínica de un paciente a lo largo del proceso asistencial». Esta definición está recogida en el **artículo 3** de la **Ley 41/2002**.

Los derechos del paciente relacionados con la historia clínica están establecidos en los **artículos 20 y 21** de la **Ley 41/2002**, en donde se establece que los pacientes, y en los casos necesarios los familiares o personas vinculadas, tendrán el derecho de recibir del centro sanitario un informe de alta, una vez finalizado el proceso asistencial.

Igualmente viene recogido ese derecho en el **artículo 20.1 del Código Deontológico**: «Cuando proceda o el paciente lo solicite, es deber del médico proporcionar un informe o un certificado sobre la asistencia prestada o sobre los datos de la historia clínica. Su contenido será auténtico y veraz y será entregado únicamente al paciente, a la persona por él autorizada o a su representante legal».

La finalidad fundamental de la historia clínica es recoger y dejar constancia de todos aquellos datos que, bajo criterio médico, permitan el conocimiento veraz y actualizado del estado de salud de una persona:

- Permite poder consultar en cada momento el estado de salud actual e histórico de enfermedades, hecho de vital importancia para el médico que atiende al paciente en un determinado momento.
- Permite la consulta con el fin de realizar informes y certificados de salud o de enfermedad.

Tabla 2-2. Excepciones al secreto profesional médico
Autorización del propio paciente
Imperativo legal
Denuncia de hechos delictivos
Inspección médica
Daño a terceros
Salud pública

- Se puede utilizar como medio de prueba ante los tribunales en los casos de reclamación por negligencia profesional médica, y como fuente de información para la realización de informes periciales.
- Permite obtener información para la planificación sanitaria.
- Permite obtener información para la realización de trabajos científicos y para impartir docencia.

El acceso a los datos de la historia clínica se limita a lo expuesto en la Tabla 2-3.

¿Quién es el propietario de la historia clínica?
El médico tiene el derecho de propiedad de la historia, el paciente tiene el derecho de acceso a la historia, y la institución tiene el derecho de gestión, conservación y almacenamiento de la historia clínica. Esta triple propiedad está respaldada por la Ley 41/2002.

1.5. Deberes de los pacientes

La **Ley General de Sanidad**, en su **artículo 11**, recoge los deberes de los pacientes. En dicha ley se habla de los deberes de los pacientes con las instituciones y organismos del sistema sanitario, aunque no se habla del deber con respecto a los médicos. Estas obligaciones serían:

- Cumplir las prescripciones generales de naturaleza sanitaria, comunes a toda la población, así como las específicas determinadas por los servicios sanitarios.
- Cuidar las instalaciones y colaborar en el mantenimiento de la habitabilidad de las instituciones sanitarias.
- Responsabilizarse del uso adecuado de las prestaciones ofrecidas por el sistema sanitario, principalmente en lo que se refiere a la prestación de servicios, procedimientos de baja laboral o incapacidad permanente y prestaciones terapéuticas y sociales.

2. Responsabilidad del médico. Problemas médico-legales de los médicos internos residentes

Toda actividad profesional, y como paradigma la Medicina, lleva unida una responsabilidad asociada por la cual el profesional debe responder de las consecuencias de sus acciones. Cuando un médico en su quehacer profesional se aleja de la buena práctica clínica (*lex artis ad hoc*) y de los códigos éticos y deontológicos, puede cometer errores profesionales que en algunos casos pueden constituir mala praxis y que por sí mismos constituyen acciones delictivas establecidas en los Códigos Civil y Penal.

2.1. Concepto de responsabilidad profesional

Se define **responsabilidad jurídica** como la deuda u obligación de reparar y satisfacer el daño o perjuicio ocasionado a un tercero, por sí mismo o por otro del cual somos responsables. Este concepto está reflejado en el Código Civil, el cual en su artículo 1902 indica que «el que por acción u omisión causare daño a otro, interviniendo culpa o negligencia, está obligado a reparar el daño causado».

2.2. Tipos de responsabilidad profesional

Desde el punto de vista práctico, el médico puede estar sometido a diferentes tipos de responsabilidad en función de si ejerce su actividad en el marco del sistema público de salud, o bien ejerce la

Tabla 2-3. Acceso a los datos de la historia clínica

Paciente	Derecho recogido en el artículo 18.1 de la Ley 41/2002: «El paciente tiene el derecho de acceso [...] a la documentación de la historia clínica y a obtener copia de los datos que figuran en ella». Normalmente se le proporcionará una copia de los documentos solicitados de la historia clínica. Este derecho queda limitado respecto al contenido que haya de terceras personas y a las anotaciones subjetivos de los profesionales sanitarios
Representante del paciente	Derecho recogido en el artículo 18.2 de la Ley 41/2002: «También tendrán acceso a la historia clínica los representantes del paciente que, debidamente acreditados, sean autorizados al acceso a la historia clínica y recogida de la copia correspondiente»
Médicos y profesionales sanitarios	El personal sanitario que participe en el proceso asistencial del paciente podrá acceder ilimitadamente a la historia clínica durante el propio proceso asistencial. No podrán acceder el resto de los profesionales sanitarios o del centro que no realicen labores asistenciales sobre el paciente
Personal administrativo	Solo podrán acceder a los datos relacionados y necesarios para la realización de sus propias funciones
Inspectores sanitarios	Tendrán acceso a la historia clínica siempre que se limiten al uso necesario para la realización de sus funciones
Otros	El acceso a la historia clínica con fines judiciales, epidemiológicos, de salud pública, de investigación o docencia, etc. obliga a preservar los datos de identificación personal del paciente separados de los de carácter clínico-asistencial, de manera que quede asegurado el anonimato, salvo que el propio paciente haya dado su consentimiento para no separarlos. Se exceptúan los supuestos de investigación judicial en lo que se considere imprescindible la unificación de los datos identificativos con los clínico-asistenciales, quedando a criterio del juez

Medicina de manera privada. También podrá incurrir en delitos penales en función de la gravedad de su error. Existen otros tipos de responsabilidades que no se resuelven en los tribunales de Justicia sino en otras instancias, como son la responsabilidad administrativa, la responsabilidad deontológica y, la más íntima, la responsabilidad moral o ética.

Son tipos de responsabilidad profesional los siguientes:

- **Responsabilidad civil.** Es aquella a la que está comprometido un médico que firma un contrato de atención con un paciente. Afecta directamente al médico, puesto que es él el que adquiere la responsabilidad de la atención, y por tanto es típica del ejercicio privado e individual de la Medicina. Pero el médico estará sometido a responsabilidad civil no solo cuando haya un contrato de por medio, sino que por el simple hecho de ser médico tendrá que atender situaciones fuera de su ámbito de trabajo si estas se dan (p. ej., en la calle, en un centro comercial o en un avión), y en estos casos su actuación también estará sometida a responsabilidad civil, llamada en este caso responsabilidad civil extracontractual.

- **Responsabilidad patrimonial de la Administración.** Es aquella a la que está sometido un médico que trabaja en la Administración Pública. En este caso, el contrato de atención no se firma directamente entre el paciente y el médico que lo atiende, sino entre el paciente y la institución sanitaria. Por ello, la responsabilidad no recaerá directamente sobre el médico, sino sobre la institución, aunque la negligencia haya sido responsabilidad de un médico en concreto. La Administración Sanitaria tiene un seguro de responsabilidad que correrá con los gastos de la indemnización y el médico no es demandado directamente.

- **Responsabilidad penal.** Este tipo de responsabilidad persigue un tipo actos especialmente peligrosos y que atacan de lleno a los derechos fundamentales de los individuos. Estos actos especialmente punibles se denominan «delitos y faltas» y están específicamente recogidos en el Código Penal como conductas criminales. En el campo concreto de la Medicina, son constitutivas de responsabilidad penal todas aquellas conductas dolosas que acaban con el daño o la muerte del sujeto, así como determinadas conductas culposas que por su especial gravedad deben ser asumidas como penales. Existen algunas situaciones específicas que generan responsabilidad penal:
  - Omisión del deber de socorro.
  - Homicidio por imprudencia grave.
  - Lesiones por imprudencia grave.

2.3. Problemas médico-legales de los médicos internos residentes

Los problemas médico-legales de los médicos internos residentes (MIR) son aquellos relacionados con aspectos legales y éticos que pueden surgir durante su formación y práctica clínica. Estos problemas pueden variar en naturaleza y gravedad, y suelen requerir una atención y manejo adecuados para evitar consecuencias legales y profesionales negativas.

Algunos de los problemas médico-legales más comunes que pueden afectar a los MIR incluyen:

- **Responsabilidad profesional.** Los MIR tienen responsabilidad profesional al ejercer la Medicina y pueden enfrentarse a demandas o reclamaciones por mala praxis médica. Esto puede ocurrir si se comete un error diagnóstico, se realiza un tratamiento inapropiado o se produce un resultado adverso durante la atención médica.
- **Consentimiento informado.** Los MIR deben obtener el consentimiento informado de los pacientes antes de realizar cualquier procedimiento médico o tratamiento. Si no se obtiene el consentimiento adecuado o si se proporciona información insuficiente, pueden surgir problemas legales.
- **Confidencialidad y protección de datos.** Los MIR tienen la obligación de mantener la confidencialidad de la información médica de los pacientes. La divulgación no autorizada de información confidencial puede dar lugar a acciones legales y violaciones de la privacidad.
- **Relaciones médico-paciente.** Los MIR deben mantener relaciones adecuadas y respetuosas con sus pacientes. Problemas como la falta de comunicación efectiva, la falta de empatía o el trato negligente pueden dar lugar a quejas y denuncias.
- **Horarios de trabajo y fatiga.** Los MIR suelen enfrentarse a largas jornadas laborales y turnos extenuantes, lo que puede afectar a su rendimiento y aumentar el riesgo de cometer errores médicos. La fatiga y el agotamiento pueden tener implicaciones legales si se demuestra que han contribuido a un incidente médico adverso.
- **Supervisión inadecuada.** Si la supervisión de los MIR es insuficiente o inadecuada, pueden surgir problemas legales. La falta de supervisión puede llevar a errores médicos y a una formación deficiente.

Es importante que los MIR estén familiarizados con las leyes y regulaciones médicas, así como con los principios éticos, para evitar problemas médico-legales. Además, es fundamental que busquen orientación y apoyo de sus supervisores y profesionales más experimentados para enfrentar estos desafíos de manera adecuada.

Puntos clave

- Dentro del principio de autonomía cobra especial importancia el consentimiento informado. Este deberá ser comunicado al paciente de forma comprensible, ayudándole a tomar decisiones de acuerdo con su propia y libre voluntad y respetando el principio de autonomía del paciente.
- El derecho a la intimidad del paciente obliga al profesional sanitario a mantener la confidencialidad de los datos aportados por él, no pudiendo revelársela a un tercero sin su consentimiento específico o sin ampararse en una causa legal expresa que le exima del deber de secreto.
- El secreto médico es fundamental para la relación médico-paciente. El secreto médico es un principio ético y legal que protege la confidencialidad de la información médica y la relación de confianza entre el médico y el paciente. Se refiere a la obligación de los profesionales de la salud de no revelar información privada sobre el paciente sin su consentimiento, a menos que exista un deber legal o una razón médica justificada.
- La historia clínica es un registro médico que recopila información sobre el estado de salud de un paciente, incluyendo antecedentes médicos, síntomas, diagnósticos, tratamientos y otros datos relevantes. Sirve como una herramienta fundamental para el seguimiento y la toma de decisiones en la atención médica de un paciente.

3 Documentos médico-legales. Medicina del trabajo

Orientación MIR

Los documentos médico-legales van teniendo más presencia en las preguntas del examen MIR. La parte de Medicina del Trabajo todavía no ha entrado en el MIR, pero es básico tener nociones sobre ciertos conceptos de esta disciplina.

1. Documentos médico-legales

Se designan como documentos médico-legales todas las actuaciones escritas empleadas por el médico en sus relaciones con las autoridades, los organismos oficiales, el público y los particulares. Deben contener un estilo claro, sencillo y conciso, que los haga útiles y comprensibles para quien los recibe y que sean adecuados a su finalidad.

Los documentos más empleados en la práctica son: el certificado (o certificación), el parte, el oficio, la receta, la declaración, el informe y, desde luego, la historia clínica.

1.1. Certificado

Es un documento mediante el cual se da constancia de un hecho o hechos ciertos. Extendido por el médico, toma el nombre de certificación médica o facultativa, y se refiere a hechos de su actuación profesional.

El rasgo que más lo caracteriza es el de no ir dirigido a nadie en particular, pudiendo ser exhibido y utilizado en cualquier sitio. Se extiende siempre a petición de la parte interesada, que así libera al médico de la obligación del secreto profesional.

Un certificado de salud falsificado o «de complacencia» es un documento fraudulento en el que se certifica un estado de salud falso o engañoso de una persona sin contar con los estudios diagnósticos o evidencia médica adecuada que respalde dicha afirmación. Estos certificados pueden ser utilizados con fines ilegales o fraudulentos, como evitar responsabilidades legales, obtener beneficios o permisos especiales, o engañar a empleadores o instituciones.

1.2. Certificado médico de defunción

Se usa para acreditar una defunción y sin su expedición no podrá autorizarse la inscripción del fallecimiento ni, por tanto, la inhumación o cremación del cadáver. Para su formato se sigue lo dispuesto en la Ley 20/2011, de 21 de julio, del Registro Civil, en los Estatutos Generales de la Organización Médica Colegial y del Consejo General de Colegios Oficiales de Médicos, y en el Real Decreto 1018/1980.

1.3. Parte

Es un documento breve mediante el cual se comunica un hecho. En él se hace constar de forma clara y concisa el hecho que lo motiva, seguido de la fecha y la firma. Cuando va dirigido a una autoridad, se hace constar la dirección en la parte inferior.

Los distintos tipos de partes son:

- Parte de lesiones.
- Parte médico-forense.
- Parte de incapacidad temporal (laboral).
- Parte de interés sanitario.
- Parte de información pública.

1.3.1. Parte de lesiones

El médico debe emitir un parte de lesiones siempre que atienda a un individuo que presenta una lesión para informar de la existencia de la misma a la autoridad judicial, independientemente de que la asistencia se haya prestado en la clínica privada o en centros asistenciales públicos, ambulatorios u hospitalarios.

El mismo documento se utilizará para informar de la existencia de intoxicaciones, abortos o lesiones al feto.

El objetivo que se persigue con este documento es que la autoridad judicial tenga conocimiento del hecho y de sus consecuencias (las lesiones), a efectos de que pueda llevar a cabo la investigación pertinente y, en su caso, adoptar las medidas oportunas con respecto al autor (detención, fianza, etcétera) (MIR 2022-2023, P186).

> El parte judicial por lesiones puede ser emitido en cualquier momento y por cualquiera de los facultativos que realizan la asistencia, en virtud de los hallazgos realizados durante la misma y aunque en un principio la asistencia no hubiera sido calificada como de judicial. El destino final del parte judicial es el juzgado de guardia.

El parte incluirá:

- ✔ Filiación del facultativo con todos los datos necesarios para su correcta identificación, especialidad y datos de la institución para la que presta sus servicios.
- ✔ Fecha (y hora) en la que se presta la asistencia.
- ✔ Identificación del paciente y de sus acompañantes y personas que hubiesen participado y presenciado los hechos (se deberá realizar con el DNI, si es posible).

- Descripción de cómo se produjeron las lesiones.
- Quién las produjo, lugar, fecha y hora en que se produjeron.
- Descripción de las lesiones: localización, extensión, posible afectación de órganos vitales, traumatismos antiguos, posible mecanismo lesivo. Descripción de posibles intoxicaciones.
- Descripción del tratamiento.
- Indicación de si ha sido necesaria la hospitalización o si se remite a otro especialista.
- A efectos médico-legales se debe hacer constar si las lesiones han necesitado para curar solo una primera asistencia o, por el contrario, han necesitado tratamiento médico o quirúrgico. Para ello, conviene hacer constar expresamente, entre otros datos:
  - Si el paciente ha necesitado puntos de sutura y cuántos.
  - Si necesita reposo absoluto o relativo, y durante cuánto tiempo se prescribe.
  - Si necesita tratamiento ortopédico (collarín, etcétera).

1.3.2. Parte laboral

La legislación española protege al trabajador que sufre un proceso patológico durante el tiempo que dura este y le impide desarrollar su normal actividad laboral, ya sea por accidente de trabajo, enfermedad profesional o enfermedad común. Para que se pueda poner en marcha esta acción protectora, la Seguridad Social ha sistematizado todas las comunicaciones que deben mantener los médicos con la propia institución en relación con la asistencia a los asegurados mediante el uso de múltiples variedades de partes laborales, que son los que permiten la percepción de las prestaciones médicas, farmacéuticas y económicas.

De todas las variedades hay modelos impresos que el médico debe cumplimentar: partes para especialistas, partes para exploraciones especiales y, de particular importancia, partes de incapacidad temporal (llamados habitualmente partes de baja), de confirmación de esta y de finalización de dicha situación (partes de alta).

En los modelos impresos de los partes de alta y baja hay cuatro copias: una para la propia Seguridad Social, otra para la entidad gestora, otra para el trabajador y, finalmente, la última, para que el empresario tenga conocimiento de la situación de incapacidad del trabajador y así quede justificada su inasistencia al trabajo.

1.4. Receta

Es el documento normalizado por el cual los facultativos médicos legalmente capacitados (también odontólogos y podólogos en sus respectivas competencias) prescriben la medicación al paciente para su dispensación en las farmacias. Está regulada en el Real Decreto 1718/2010, de 17 de diciembre, sobre receta médica y órdenes de dispensación.

Las **finalidades de la receta** son:

- Garantizar la salud mediante la correcta identificación de los productos sanitarios.
- Evitar el uso incontrolado de medicamentos por parte de la población.
- Instruir a los pacientes sobre el uso correcto de los medicamentos prescritos mediante receta: duración del tratamiento, posología, etcétera.
- En el caso de la sanidad pública, es el documento mediante el cual se puede obtener una financiación del medicamento por el Sistema Nacional de Salud.

Cada receta será válida para una sola prescripción y su plazo de validez será de 10 días naturales a partir de la fecha de prescripción, o bien desde la fecha que se indica para su dispensación. Fuera de este plazo no podrá dispensarse dicho medicamento.

1.5. Oficio

Ha sido calificado de carta oficial, por ser el medio habitualmente empleado para comunicarse por escrito con autoridades, corporaciones oficiales, subordinados, etc. Sirve para transmitir noticias, pedirlas, acusar recibo, remitir objetos, hacer nombramientos, aceptarlos, formular denuncias, dar órdenes, etcétera.

1.6. Declaración

Puede definirse como la exposición verbal que el médico presta bajo juramento como perito en las causas criminales, pleitos civiles y demás casos previstos por las leyes y reglamentos.

Pese a que suele darse de palabra, se considera un documento, por quedar constancia escrita en las actuaciones judiciales y porque es recomendable que el perito médico lo presente escrito para luego ser trasladado a los autos judiciales, a fin de evitar equivocaciones.

1.7. Informe

Es un documento médico-legal emitido por orden de las autoridades, o a petición de particulares, sobre la significación de ciertos hechos judiciales o administrativos. Puede ser evacuado por un perito médico o por una corporación científica (sociedades científicas, colegios de médicos, reales academias, etc.), y suele ser solicitado en actuaciones judiciales ya adelantadas, en contraste con la declaración, que es propia de los primeros momentos de procedimiento.

Este documento es el que se emite también en el curso de una peritación privada solicitada por las partes.

2. Medicina del Trabajo

La Medicina del Trabajo es una especialidad médica que se ocupa de aspectos médicos-quirúrgicos relacionados con el ámbito laboral, ya sea en su faceta asistencial o pericial:

- **Asistencial:** actividades preventivas, asesoramiento médico, primera asistencia en accidentes laborales, diagnóstico y tratamiento de enfermedades comunes y laborales en el medio laboral.

- **Pericial:** asesoramiento médico a tribunales de la jurisdicción de lo social por los peritos médicos, sean o no médicos forenses.

Cualquier persona puede padecer una enfermedad como consecuencia de su trabajo secundariamente a:

- Puesto de trabajo.
- Ambiente de trabajo.
- Forma de trabajar.
- Factores sociales.

2.1. Accidente laboral

Se define accidente laboral o de trabajo (art. 156 de la Ley General de la Seguridad Social) como toda lesión corporal que el trabajador sufra con ocasión o por consecuencia del trabajo que **ejecute por cuenta ajena.**

El concepto de accidente laboral incluye una serie de características:

- **Traumatismo:** debe haber un acto violento de intensidad mayor a la habitual en el trabajo, producido por un medio externo e imprevisto.
- **Lugar y tiempo:** esta acción violenta se debe producir en el lugar donde se desarrolla el trabajo y durante las horas en que el mismo se desarrolla.
- **Nexo causal:** debe existir una relación directa entre la realización del trabajo y la lesión que se produce.

En la Tabla 3-1 se resumen los requisitos del accidente laboral.

2.2. Enfermedad profesional

Según el art. 157 de la Ley General de la Seguridad Social: «Se entiende por enfermedad profesional la contraída a consecuencia del trabajo ejecutado por cuenta ajena en las actividades que se especifiquen en el cuadro que se apruebe por las disposiciones de aplicación y desarrollo de esta Ley y que esta proceda por la acción de los elementos o sustancias que en dicho cuadro se indiquen para cada enfermedad profesional».

Las enfermedades profesionales están ligadas específicamente al desarrollo de una determinada profesión u oficio y son las que se producen como consecuencia de dicha profesión. Generalmente están causadas por la realización de determinadas actividades o por la intoxicación con determinadas sustancias.

Tabla 3-1. Requisitos del accidente laboral
Causa: evento violento
Efecto: se produce un daño
Nexo causal
Con ocasión o a consecuencia del trabajo
Trabajador por cuenta ajena

2.3. Incapacidad laboral

2.3.1. Incapacidad laboral temporal

Se entiende por incapacidad laboral temporal la situación en la que se halla un asegurado que se encuentra incapacitado para el desempeño de su trabajo habitual. Las causas de la baja laboral pueden ser:

- Contingencia común.
- Enfermedad laboral.
- Causa accidental fuera del ámbito profesional.
- Accidente laboral.

2.3.2. Incapacidad laboral permanente

La incapacidad o invalidez laboral permanente se produce en aquellas situaciones en las que después del alta el trabajador presenta reducciones anatómicas o funcionales graves, susceptibles de determinación objetiva y previsiblemente definitivas, que disminuyen o anulan su capacidad laboral.

A la hora de valorar una incapacidad permanente es necesario relacionar el **grado de limitación funcional** que sufre el trabajador en relación con los **requisitos funcionales de su profesión habitual.** Dependiendo del grado de afectación anatómica o funcional se pueden dar diferentes tipos de incapacidad/invalidez, que se muestran en la Tabla 3-2.

2.3.3. Lesiones permanentes no invalidantes

Por último, en ocasiones puede aparecer lesiones permanentes no invalidantes, que no causan una incapacidad laboral permanente. Corresponden a las lesiones, mutilaciones y deformaciones de carácter definitivo, causadas por accidente de trabajo o enfermedad profesional, que sin llegar a constituir una invalidez permanente suponen una disminución o alteración de la integridad física del trabajador y deben, por tanto, ser indemnizadas.

Tabla 3-2. Tipos de incapacidad laboral

Tipo	Descripción
Incapacidad permanente parcial	Se entiende por incapacidad permanente parcial para la profesión habitual la que, sin alcanzar el grado de total, ocasione al trabajador una disminución no inferior al 33 % en su rendimiento normal para dicha profesión, sin impedirle la realización de las tareas fundamentales de la misma
Incapacidad permanente total	Se entiende por incapacidad permanente total para la profesión habitual la que inhabilite al trabajador para la realización de todas o de las fundamentales tareas de dicha profesión, aunque pueda dedicarse a otro trabajo distinto
Incapacidad permanente absoluta	Se entiende por incapacidad permanente absoluta la que inhabilite por completo al trabajador para cualquier oficio
Gran invalidez	Se entiende por gran invalidez la situación del trabajador afectado de la incapacidad permanente y que, por consecuencia de la afectación/pérdidas anatómicas, necesite la asistencia de otra persona para realizar los actos más esenciales de la vida, tales como vestirse, desplazarse, comer o análogos

Puntos clave

- **Documentos médico-legales.** Los diferentes tipos incluyen: certificado, certificado médico de defunción, parte (parte de lesiones, parte médico-forense, parte de incapacidad temporal o laboral, parte de interés sanitario, parte de información pública), receta, oficio, declaración e informe.
- **Accidente laboral.** Se refiere a un evento repentino y no intencional que ocurre durante el desempeño de una actividad laboral y que causa daño físico o mental a un trabajador. Puede ser el resultado de una acción insegura, condiciones de trabajo peligrosas o negligencia. Desde la perspectiva médico-legal, implica evaluar las circunstancias del accidente, determinar la relación causal entre el evento y el trabajo, y proporcionar informes y testimonios expertos en casos legales relacionados.
- **Enfermedad profesional.** Es una condición de salud causada directamente por la exposición a riesgos o sustancias presentes en el entorno laboral. Puede desarrollarse gradualmente a lo largo del tiempo debido a la exposición constante a agentes nocivos, como productos químicos tóxicos, radiación, ruido excesivo o posturas incorrectas. La perspectiva médico-legal implica identificar la relación causal entre la enfermedad y el trabajo, determinar si se tomaron las medidas de seguridad adecuadas y proporcionar informes y testimonios expertos en casos legales relacionados.

- **Incapacidad laboral.** Se refiere a la pérdida o disminución de la capacidad de un trabajador para realizar las tareas y funciones habituales de su trabajo debido a una lesión o enfermedad. La incapacidad laboral puede ser temporal o permanente, parcial o total. La perspectiva médico-legal implica evaluar la condición médica del trabajador, determinar el grado de incapacidad y su relación con el trabajo, y proporcionar informes y testimonios expertos en casos legales relacionados. La incapacidad laboral se puede clasificar en varios tipos:
  - Incapacidad temporal.
  - Incapacidad permanente: puede ser parcial, total o absoluta.
  - Lesiones permanentes no invalidantes (lesiones, mutilaciones, etc.): no producen una incapacidad laboral permanente.

4 Toxicología y biología forense. Legislación sobre toma y envío de muestras

Orientación MIR

Las preguntas sobre toxicología suelen presentarse en forma de caso clínico. Los apartados de médico-legal, exploración y fallecimiento por intoxicaciones todavía no han formado parte de las preguntas del examen MIR.

1. Toxicología. Conceptos generales y tipos de intoxicación

La toxicología (del griego *toxikon*, «arco, flecha») es la ciencia que estudia los tóxicos y las intoxicaciones. Comprende el estudio del agente tóxico, su origen y propiedades, sus mecanismos de acción, las consecuencias de sus efectos lesivos, los métodos analíticos, cualitativos y cuantitativos, los modos de evitar la contaminación ambiental y de los lugares de trabajo, las medidas profilácticas de la intoxicación y el tratamiento general.

1.1. Tipos

Los diferentes tipos de intoxicación son:

- **Intoxicación criminal:**
  - Homicida.
  - Sumisión química.
  - Dopaje deportivo.
  - Aborto tóxico.
- **Intoxicación voluntaria (autointoxicación):**
  - Suicida.
  - Autolesión tóxica/tentativa autolítica.
  - Toxicodependencia.
  - Estado psicofísico tóxico deseado: intoxicación recreativa/ocio, dopaje, terapéutica.
- **Intoxicación accidental:**
  - Alimentaria.
  - Medicamentosa.
  - Doméstica (productos de uso doméstico).
  - Gases tóxicos.
  - Intoxicación en el medio natural.
  - Intoxicación laboral.
- **Intoxicación-ejecución.**

1.2. Formas clínicas de intoxicación

Se distinguen cuatro formas de intoxicación según la rapidez de aparición, la gravedad y la duración de las manifestaciones clínicas:

- **Intoxicación hiperaguda o fulminante.** Es aquella en la que la exposición al agente se sigue inmediatamente del cuadro clínico. Se da en casos de exposición a tóxicos por vía intravenosa o inhalada. Por ejemplo: inyecciones endovenosas de heroína y cocaína o la difusión alveolar de monóxido de carbono y ácido cianhídrico.
- **Intoxicación aguda.** Se debe a exposiciones de corta duración y con absorción bastante rápida del tóxico. Puede ser consecuencia de una administración única o de múltiples administraciones en un corto espacio de tiempo. Los síntomas no aparecen inmediatamente porque se requiere el tiempo necesario para que el tóxico sea absorbido y distribuido. Por ejemplo: ingestión de múltiples comprimidos de benzodiacepinas.
- **Intoxicación subaguda o tardía.** Suele deberse a exposiciones tóxicas frecuentes o repetidas en un período de varios días o semanas antes de que aparezca el cuadro clínico.
- **Intoxicación crónica.** Es aquella debida a una exposición repetida del tóxico durante mucho tiempo y las manifestaciones clínicas se prolongan durante meses o años.

1.3. Investigación toxicológica médico-forense

La investigación toxicológica es el conjunto de procesos analíticos que tienen por objeto el aislamiento, la identificación y la determinación cuantitativa de los tóxicos, tanto en el vivo como en el cadáver, con el fin de permitir el diagnóstico de intoxicación y el esclarecimiento de los hechos.

El interés de los análisis toxicológicos comprende los siguientes puntos:

- Establecer la etiología tóxica de una muerte.
- Dictaminar que una persona se encuentra o ha estado bajo los efectos de algún tóxico.
- Obtener información sobre la distribución de los tóxicos en el organismo.
- Obtener información sobre la impregnación tóxica de una población respecto a un tóxico determinado.

1.4. Principales agentes toxicológicos

Las intoxicaciones más frecuentes se deben a los siguientes agentes:

- Intoxicación por monóxido de carbono.
- Intoxicación por ácido cianhídrico.
- Intoxicación por irritantes: ácidos y álcalis.
- Intoxicación por medicamentos.
- Intoxicación por etanol.

- Intoxicación por drogas de abuso.
- Intoxicación por plaguicidas.
- Intoxicación por metales.
- Intoxicación alimentaria.
- Intoxicación por setas.

2. Biología forense

La biología forense es la rama de la Medicina que se encarga del estudio y análisis de los restos o indicios biológicos. Estos indicios poseen restos celulares, los cuales permiten determinar el ADN de dicha muestra y, por tanto, obtener la identidad de la persona de la que proceden. Se trata de una ciencia básica para el ámbito judicial, tanto para la resolución de casos criminales (p. ej., identificación en agresiones sexuales, búsqueda de restos genéticos del autor de un homicidio, identificación del cadáver, etc.) como en asuntos civiles (p. ej., determinación de la paternidad).

3. Toma y envío de muestras. Legislación

En la Orden del Ministerio de Justicia JUS/1291/2010, de 13 de mayo, se fijan las normas de preparación y remisión de muestras al Instituto Nacional de Toxicología y Ciencias Forenses para su posterior análisis e interpretación. En ella se recoge:

- Principales muestras para el análisis y qué se puede solicitar para cada una de las muestras. Los análisis más habituales son el toxicológico, el histopatológico y el biológico.
- Normas para la tramitación, documentación, embalaje y precintado de las muestras: qué formularios hay que cumplimentar y qué información mínima debe constar en la misma.
- Normas para la recogida de muestras para no contaminarlas, para no estropearlas, para una buena conservación y siempre relacionándolo con el tipo de análisis que se va a solicitar.
- Etiquetado y almacenamiento de las muestras. Todas las muestras irán etiquetadas de manera individual y haciendo constar: juzgado de remisión, asunto, nombre de la persona del análisis, muestra remitida, tipo de estudio solicitado y fecha. Las muestras se englobarán por paquetes y, por último, se pondrán todas en un paquete común. El almacenamiento para que esta no se deteriore dependerá de la muestra que se toma y del análisis solicitado.
- Remisión de las muestras y cadena de custodia. Las muestras se remitirán con la mayor brevedad posible. En todo momento han de estar supervisadas. Las personas responsables dejarán constancia en el documento de la cadena de custodia de sus datos identificativos, la fecha de recepción de las muestras y el tratamiento que se les dio bajo su supervisión.

Puntos clave

- La toxicología es la ciencia que estudia los tóxicos y las intoxicaciones. Hay diferentes tipos de intoxicación:
  - Intoxicación criminal.
  - Intoxicación voluntaria (autointoxicación).
  - Intoxicación accidental.
  - Intoxicación-ejecución.
- Las intoxicaciones pueden ser hiperagudas, agudas, subagudas y crónicas.
- La investigación médico-forense se encarga de:
  - Establecer la etiología tóxica de una muerte.
  - Dictaminar que una persona se encuentra o ha estado bajo los efectos de algún tóxico.
  - Obtener información sobre la distribución de los tóxicos en el organismo.
  - Obtener información sobre la impregnación tóxica de una población respecto a un tóxico determinado.
- La biología forense es la rama de la Medicina que se encarga del estudio y análisis de los restos o indicios biológicos.

5 Violencia y maltrato. Delitos contra la libertad sexual

Orientación MIR

Tema de poco peso en el examen MIR. La primera vez que se incluyó una pregunta sobre violencia de género fue en 2020. Es importante tener claros los conceptos de violencia y maltrato en todos los ámbitos.

1. Conceptos de violencia de género y violencia doméstica

La **violencia de género** es aquella que se dirige sobre las mujeres por el hecho mismo de serlo. Consiste en la «violencia física o psíquica que sobre una mujer ejerce el hombre que sea o haya sido su cónyuge o haya estado ligado a ella por análoga relación de afectividad, aun si no ha habido convivencia». Comprende: «Todo acto de violencia física y psicológica, incluidas las agresiones a la libertad sexual, las amenazas, las coacciones o la privación arbitraria de libertad». Las situaciones de violencia sobre la mujer afectan también a los menores que se encuentran dentro de su entorno familiar, víctimas directas o indirectas de esta violencia. En 2004 se publicó la Ley Orgánica 1/2004 de medidas de protección integral contra la violencia de género, que trata de garantizar el auxilio a las víctimas de la violencia sobre la mujer.

La **violencia doméstica** es un ilícito penal consistente en la violencia física o psíquica ejercida tanto por el hombre como por la mujer sobre cualquiera de las personas enumeradas en el Código Penal. Las conductas incluidas dentro del ámbito de la violencia doméstica son:

- **Maltrato por acción:**
  - Maltrato físico: todo tipo de violencia física.
  - Maltrato psíquico: insultos, amenazas de agresiones, humillaciones.
  - Abuso sexual: coacción para mantener relaciones sexuales.
  - Síndrome de Munchausen por poderes: se produce cuando una persona, normalmente uno de los progenitores, provoca en el cónyuge o en los hijos los síntomas y la patología que padece el paciente.
- **Maltrato por omisión (negligencia física o psíquica):** se da sobre todo en el caso de niños y ancianos, y consiste en privarles de lo necesario para su cuidado, pudiendo llegar incluso al abandono.

Protocolos de actuación. Ante el incremento de la violencia doméstica en nuestro país, además de la legislación penal, han sido confeccionados unos protocolos que facilitan a los profesionales sanitarios su actuación para garantizar la atención integral que hay que dispensar a las víctimas de esta violencia. Estos protocolos establecen todos los pasos precisos para que la víctima cuente cuanto antes con una protección integral, sanitaria, jurídica, policial y social que dé solución a su caso y, cuando sea necesario, se inicien las medidas de protección procedentes.

La actuación del profesional en los casos de violencia doméstica, incluidos los casos de niños y ancianos, deberá ser fijada por los protocolos existentes al efecto, siendo bastante completo el redactado en el seno del Consejo Interterritorial del Sistema Nacional de Salud. En todos los protocolos, la actuación deberá pasar por:

- Prestar la correspondiente asistencia médica a la víctima.
- Prestar asesoramiento a la víctima. Se recomendará que contacte con los servicios sociales más próximos, el trabajador social del hospital o del equipo de Atención Primaria, quien se encargará, en los casos de urgencia, de realizar las gestiones oportunas para facilitar una casa de acogida para la víctima e hijos menores y le informará sobre el proceso legal que se inicia. También puede facilitar a la víctima de malos tratos los teléfonos que el Estado, las comunidades autónomas u otros organismos o entidades ponen a su disposición, y que igualmente se encuentran señalados en los protocolos.
- Remitir al juez de guardia el correspondiente documento de informe o parte de lesiones.

Esta no es una cuestión habitual en el examen MIR, pero presta atención a la pregunta MIR 2003-2004, P137.

En la Fig. 5-1 se puede ver, como ejemplo, el protocolo implantado en la Comunidad Autónoma de Madrid para la violencia doméstica.

2. Concepto de maltrato infantil

El maltrato incluye tanto el daño físico como psíquico. Según el Centro Internacional de la Infancia de París, el maltrato infantil se define como: «Toda acción, omisión o trato negligente, no accidental, que priven al niño de sus derechos, su bienestar o que amenacen y/o interfieran su ordenado desarrollo físico, psíquico o social, cuyos autores pueden ser personas (familiares o no), instituciones o la propia sociedad».

Las circunstancias que pueden constituir maltrato infantil no solamente son el maltrato físico, el abuso sexual o el abandono; también hemos de considerar el maltrato emocional-psicológico (ataques verbales, aislamiento, terror), explotación laboral, falta de cuidados básicos, incumplimiento de los deberes paternales, discriminaciones sufridas debido a raza, sexo, minusvalía o enfermedad, etcétera.

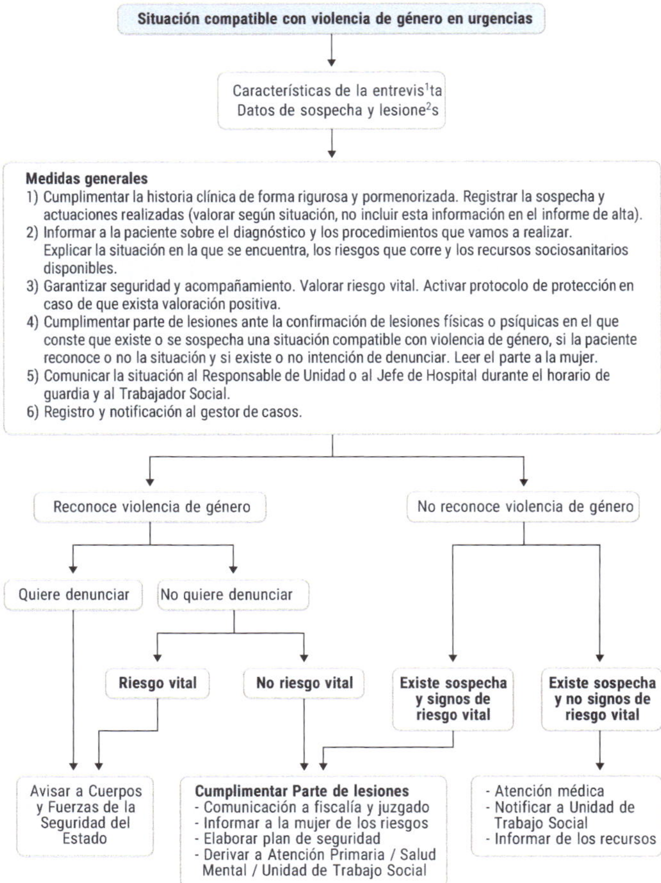

Fig. 5-1 | Protocolo implantado en la Comunidad Autónoma de Madrid para la violencia doméstica.

2.1. ¿Cuándo sospechar maltrato en la consulta médica?

Se debe sospechar maltrato físico, psicológico o abuso sexual o negligencia ante los siguientes hallazgos (MIR 2008-2009, P259):

- **Maltrato físico:**
  - Fracturas esqueléticas múltiples en distintos estadios de evolución, fracturas de arcos costales, fractura de hueso largo en un lactante (Fig. 5-2).
  - Hematomas múltiples de distintos tiempos de evolución, cefalohematomas, hematomas en la parte proximal de las extremidades o zonas no accesibles, en la cara externa del antebrazo (postura de protección), lesiones de agarrón en los brazos o faciales.
  - Algunas lesiones tienen morfología típica, como las quemaduras de cigarrillo, la lesión por hebilla de cinturón en las nalgas o espalda, las quemaduras de plancha, etc. (Fig. 5-3).
- **Maltrato psicológico o abuso sexual:**
  - Niño irritable, con cambio de conducta reciente, regresión social o escolar, o refractario a que le exploren.
  - Enfermedades de transmisión sexual no explicadas. Verrugas genitales. Lesiones anales o vulvares. Hematomas en la cara interna de los muslos.
- **Negligencia:** aspecto desnutrido, descuidado, falta de aseo, mal estado dental.

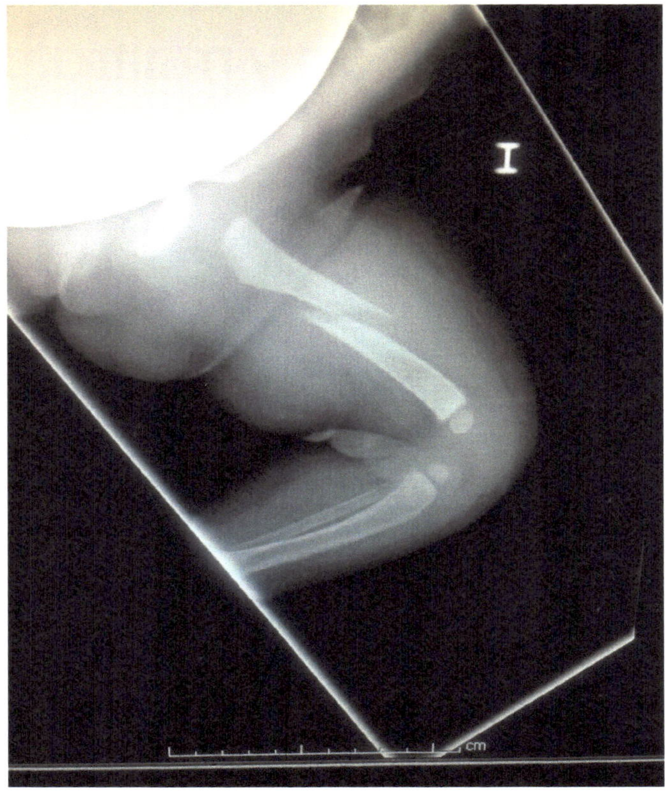

Fig. 5-2 | La fractura de un hueso largo en un lactante debe hacernos pensar en la posibilidad de maltrato infantil.

2.2. Síndromes específicos

Son los siguientes:

- **Síndrome del niño zarandeado (*shaken baby syndrome*).** Lesiones producidas al agarrar un bebe del tórax y zarandearlo bruscamente. Se producen lesiones en los arcos costales, hemorragias retinianas, irritabilidad, hematomas subdurales y lesión axonal difusa cerebral (Fig. 5-4).
- **Síndrome de Munchausen por poderes.** Situación en la que el progenitor inventa o incluso provoca síntomas en el niño para desencadenar un proceso médico con exploraciones y tratamientos innecesarios. El familiar que provoca la situación habitualmente tiene ciertos conocimientos médicos.

3. Concepto de violencia al anciano

Las personas mayores pueden convertirse en víctimas de la violencia familiar cuando las relaciones y la organización familiar están desajustadas en los aspectos afectivo y organizativo, lo que acaba produciéndoles un daño concreto, o supone un riesgo o amenaza para su bienestar o su salud física y/o mental.

Se distinguen dos tipos de maltrato (de las conductas de maltrato en el anciano se pueden derivar lesiones físicas y/o psíquicas):

- El maltrato por omisión, cuando no se le proporcionan los cuidados que necesita o el afecto, la compañía, etc., necesarios para su bienestar integral.

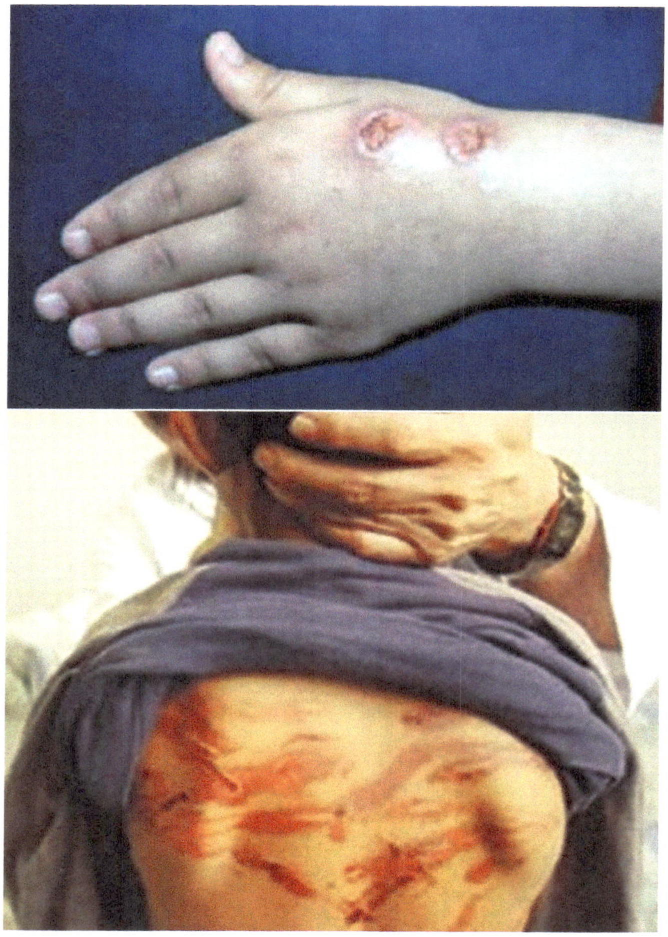

Fig. 5-3 | Morfología típica de lesiones por quemadura de cigarrillo y por hebilla de cinturón.

- El maltrato con acciones concretas violentas y agresivas, ya sea verbales o físicas, de variada gravedad.

4. Delitos contra la libertad sexual

4.1. Conceptos

Según el Código Penal de 1995 y sus posteriores reformas, se distinguen distintos delitos contra la libertad sexual:

- **Agresión sexual:** «El que atentare contra la libertad sexual de otra persona, con violencia o intimidación».

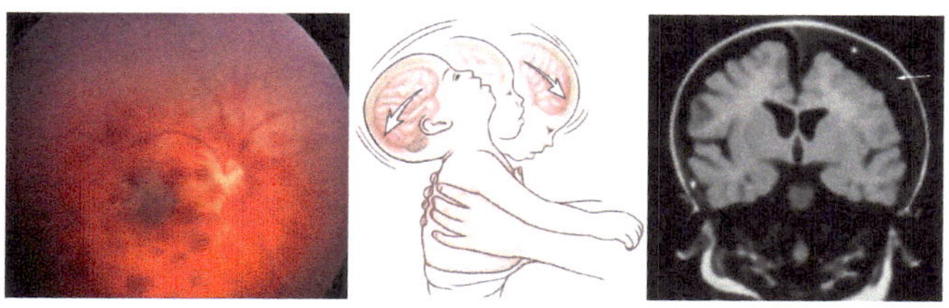

Fig. 5-4 | Hemorragias retinianas y hematoma subdural parietal izquierdo secundarios al síndrome del niño zarandeado.

- **Abusos sexuales:** «El que, sin violencia o intimidación y sin que medie consentimiento, realiza actos que atenten contra la libertad o indemnidad sexual de otra persona». En la normativa penal española se ha equiparado a la agresión sexual.
- **Violación:** «Cuando la agresión sexual consista en acceso carnal por vía vaginal, anal o bucal o introducción de miembros corporales u objetos por alguna de las dos primeras vías».
- **Exhibicionismo.**
- **Provocación sexual** (venta de material).
- **Acoso sexual** (favores a cambio de beneficios laborales).
- **Prostitución** (promoción o explotación).
- **Agravamiento contra menores.**

4.2. Actuación integral en víctimas de agresión sexual

La participación médico-forense en las agresiones sexuales requiere una intervención urgente.

La asistencia incluye:

- **Desde la perspectiva médico-legal:**
  - Relato de los hechos.
  - Exploración de las lesiones.
  - Exploración ginecológica (mujeres) o de zonas sexuales (hombres y niños).
  - Exploración psicopatológica.
  - Toma de muestras de interés biológico.
  - Toma de muestras toxicológicas.

- **Desde el punto de vista clínico:**
  - Valoración de las lesiones y asistencia de las mismas en caso de que haya cualquier estado de gravedad. La asistencia de lesiones graves será siempre la prioridad por encima de la toma de muestras u otras valoraciones médico-legales.
  - Valoración de todas las áreas anatómicas de interés sexual: boca, senos, genitales y ano.
  - Exploración ginecológica (en caso de que la víctima sea una mujer).
  - Toma de muestras de interés clínico:
    - Sangre para el control de enfermedades de transmisión sexual (ETS): una búsqueda sistemática de ETS pone de manifiesto la existencia de ETS previas a la agresión o la necesidad de alguna profilaxis en el agresor en caso de que la víctima tuviese antecedentes de ETS previas.
    - Orina para comprobar si en el momento de la exploración la víctima se encontraba embarazada.
- El médico asistencial realizará la toma de muestras que el médico forense le vaya indicando mientras realiza la exploración.

- **Desde el criterio mental:**
- Valoración psiquiátrica o psicológica en caso de que fuese necesario.

Puntos clave

- **Desde el enfoque legal:**
  - Fuerzas de seguridad: denuncia de los hechos y testifical de la víctima.
  - Juzgado: intervención del juzgado de instrucción correspondiente y apertura de procedimiento de diligencias previas.
- **Examen del lugar de los hechos y recogida de indicios.**
- Es responsabilidad de los médicos la detección de maltrato al menor, y no debe pasarse nunca por alto una sospecha de maltrato por temor o rechazo a declarar ante la justicia.
- El maltrato al menor puede ser físico (lesiones no accidentales), sexual, psicológico, negligente (abandono, descuido de sus derechos de escolarización, aseo, etc.) o por inducción de enfermedades (Munchausen).
- Ante la sospecha de maltrato deben seguirse los protocolos locales, que suelen incluir anamnesis, exploración, aviso a la policía si existe una situación de riesgo inmediata o si el menor precisa de protección, aviso al juzgado de guardia o a la fiscalía del menor, realización de parte de lesiones y solicitud de valoración por los servicios sociales.
- Violencia en el anciano:
  - Maltrato por omisión.
  - Maltrato con acciones concretas violentas y agresivas verbales o físicas de variada gravedad.
- Conceptos importantes:
  - Agresión sexual.
  - Abusos sexuales.
  - Violación.
  - Exhibicionismo.
  - Provocación sexual.
  - Acoso sexual.
  - Prostitución.
  - Agravamiento contra menores.

6 *Exitus*

Orientación MIR

Tema nunca preguntado hasta la convocatoria MIR 2019-2020, en la que por primera vez se hizo una pregunta relacionada con fenómenos cadavéricos dirigidos a datar la hora de la muerte. Por tanto, no lo consideramos tema importante para el MIR, pero sí se revisarán aspectos prácticos de Medicina Legal que son de utilidad para el ejercicio profesional.

1. *Exitus*

Ante el aviso de sospecha de defunción de un paciente, hay que tomar una serie de medidas para confirmar de forma fehaciente el deceso.

Desde el punto de vista médico-legal se puede diferenciar entre muerte natural, muerte sospechosa de criminalidad y muerte violenta:

- **Muerte natural.** Es aquella en la que se produce el fallecimiento debido a un proceso biológico humano, ya sea de origen endógeno (p. ej., un infarto) o de origen exógeno (p. ej., un agente infeccioso).
- **Muerte sospechosa de criminalidad.** Se trata de muertes en principio de causa natural que se encuentran en unas circunstancias que hacen dudar de su etiología natural. También entran en esta categoría los casos de síndrome de muerte súbita del lactante, casos de cadáveres sin identificar o cadáveres que han iniciado el proceso de putrefacción.
- **Muerte violenta.** Es aquella que se ha producido por un agente exógeno ya sea físico o químico, como, por ejemplo, traumatismos, empleo de armas, muertes producidas por frío o calor, intoxicaciones, electrocuciones, asfixias, etcétera. Dentro de las muertes violentas pueden diferenciarse tres posibles etiologías médico-legales:
  - Suicidio: muerte producida por el propio sujeto.
  - Homicidio: muerte producida por un tercero.
  - Accidente: aquella en la que no existe voluntad de cometerla.

2. Confirmación de la muerte

La muerte real del individuo podrá certificarse tras la confirmación del cese irreversible de las funciones vitales durante al menos 5 minutos o del cese irreversible de las funciones encefálicas.

En ambos tipos de muerte, una vez confirmado el *exitus* del sujeto, hay que anotar en la historia clínica la hora aproximada del fallecimiento, indicando la exploración realizada e identificarse como el profesional que certifica la muerte.

2.1. Cese irreversible de las funciones vitales (parada cardiorrespiratoria)

Comprende lo siguiente:

- **Cese de las funciones neurológicas.** Pérdida de consciencia (no responde a estímulos), pérdida del tono postural (flacidez) y ausencia de reflejos troncoencefálicos (pupilas midriáticas con abolición del reflejo fotomotor en ambos ojos y ausencia de reflejo corneal bilateral).
- **Cese de la función circulatoria.** No se detectan pulsos centrales ni se oyen latidos cardíacos. Es obligatoria la realización de un electrocardiograma con tira de ritmo (identificando paciente y hora) para confirmar la ausencia de actividad eléctrica y adjuntarlo en la historia clínica.
- **Cese de la función respiratoria.** No hay ventilación pulmonar debido a la ausencia de movimientos respiratorios.

> ★ En pacientes con dispositivos de estimulación cardíaca que tienen batería se pueden ver las espigas de estimulación cardíaca. Si el paciente va a ser incinerado, debe constar en el apartado de observaciones que es portador de marcapasos o desfibrilador.

2.2. Muerte encefálica

Es necesario conocer este tipo de muerte ya que es una fuente importante de donaciones. El criterio de muerte encefálica se basa en la demostración de **coma arreactivo**, sin ningún tipo de respuestas motoras o vegetativas al estímulo algésico producido en el territorio de los nervios craneales; no deben existir posturas de descerebración ni de decorticación. Se precisa la ausencia de reflejos troncoencefálicos (reflejos fotomotor, corneal, oculocefálicos, oculovestibulares, nauseoso y tusígeno) y de la respuesta cardíaca a la infusión intravenosa de 0,04 mg/kg de sulfato de atropina (test de atropina). La apnea se ha de demostrar mediante el test de apnea, que confirma la ausencia de respiración al comprobar que no existen movimientos respiratorios torácicos ni abdominales durante un tiempo de desconexión del respirador suficiente para que la presión de dióxido de carbono en sangre arterial sea superior a 60 mm Hg. La presencia de actividad motora de origen espinal espontánea o inducida no invalida el diagnóstico de muerte encefálica.

Este coma arreactivo **debe cumplir dos criterios**:

- Debe ser de etiología conocida y de carácter irreversible, con evidencia clínica o por neuroimagen de lesión destructiva en el sistema nervioso central compatible con la situación de muerte encefálica.
- La exploración clínica del coma se hace en condiciones de estabilidad hemodinámica, oxigenación y ventilación adecuadas, temperatura corporal > 32 °C, así como en ausencia de alteraciones metabólicas, sustancias o fármacos depresores del sistema nervioso central o bloqueantes neuromusculares que pudieran ser causantes del coma.

2.3. Conceptos y definiciones. Final de la vida

2.3.1. Coma

El coma es un estado profundo de inconsciencia. Una persona en coma está viva pero incapaz de moverse o responder a su entorno.

2.3.2. Síndrome de cautiverio

El síndrome de cautiverio consiste en una parálisis prácticamente total. La consciencia y la función mental no están afectadas. La persona afectada no puede realizar expresiones faciales, moverse, hablar o comunicarse por sí mismo, pero puede mover los ojos hacia arriba y hacia abajo y parpadear.

El síndrome de cautiverio por lo general es consecuencia de un derrame cerebral, pero puede estar causado por el síndrome de Guillain-Barré o por un cáncer que afecta cierta parte del cerebro.

Las personas con este síndrome no pueden mover la parte inferior de la cara, masticar, deglutir, hablar, mover las extremidades o mover los ojos de lado a lado, pero por regla general pueden ver, oír, mover los ojos hacia arriba y hacia abajo y parpadear.

Para identificar el síndrome de cautiverio, el médico examina al paciente, que no se mueve y parece que no responde, pidiéndole que abra y cierre los ojos, y solicita pruebas de imagen para identificar la causa.

El tratamiento incluye tratar la causa (si se identifica), proporcionar una buena nutrición, prevenir problemas debidos a la falta de movilidad (como úlceras por presión) y proporcionar entrenamiento en la comunicación.

2.3.3. Estados vegetativos

Se produce un estado vegetativo cuando el cerebro (la parte del encéfalo que controla el pensamiento y el comportamiento) ya no funciona, pero el hipotálamo y el tronco del encéfalo (las partes del encéfalo que controlan las funciones vitales, como los ciclos de sueño, la temperatura corporal, la respiración, la presión arterial, la frecuencia cardíaca y la consciencia) siguen funcionando. Por lo tanto, la persona abre los ojos y parece despierta, pero, por lo demás, no responde a la estimulación de una manera significativa.

El estado vegetativo puede ser **persistente** o **permanente**:

- **Persistente.** Estado vegetativo que dura más de 1 mes. La mayoría de las personas en estado vegetativo persistente no recuperan ninguna función mental o capacidad de interactuar con el entorno de una manera significativa. Sin embargo, algunas personas con un estado vegetativo persistente mejoran lo suficiente como para que el diagnóstico cambie a estado de mínima consciencia. La consciencia de las personas en un estado de mínima consciencia se ve afectada de forma grave pero no por completa. Cuando se produce una recuperación, la causa era por lo general un daño cerebral debido a un traumatismo craneoencefálico (lesión cerebral traumática), no un trastorno que dio lugar a que el cerebro se viera privado de oxígeno.
- **Permanente.** Cuando se establece un criterio pronóstico de irreversibilidad en dicho estado.

2.3.4. Estado de mínima consciencia

Es el estado clínico de aquellos pacientes con importante daño cerebral y alteración del nivel de consciencia que presentan evidencia clínica de actividad cognitiva residual, con conciencia de sí mismos y de su entorno.

Los pacientes en este estado han sufrido un daño de origen traumático o no traumático (anoxia, isquemia, infección, tumor, enfermedades metabólicas, malformaciones, etc.). Inicialmente han estado en coma, han recuperado posteriormente la apertura ocular y, tras pasar por un período de estado vegetativo más o menos prolongado, han llegado a recuperar una capacidad mínima e intermitente de comportamiento consciente.

3. Certificado de defunción

El objeto del certificado médico de defunción es el de informar sobre el fallecimiento cierto de una persona, dotándolo de valor jurídico. Los certificados se deben cumplimentar íntegramente por el facultativo para evitar adiciones posteriores a su firma. Según la Organización Médica Colegial, la certificación es un acto médico, sometido a las exigencias recogidas en el Título VI de los Estatutos Generales (art. 58-61) y del vigente Código de Ética y Deontología Médica de la Organización Médica Colegial (art. 11), por lo que está sujeto a las reglas de la responsabilidad profesional, penal y civil, de forma que la emisión de un certificado falso será castigada con la pena de multa de 3 a 12 meses.

El certificado médico de defunción debe entregarse únicamente a la persona que legítimamente lo ha solicitado, o a la que haya sido autorizada para ese fin por el paciente.

Los **datos necesarios** en todo certificado médico de defunción (Fig. 6-1 y Fig. 6-2) son los siguientes:

1. Identificación del médico que firma el certificado: nombre y apellidos. Colegio de médicos al que pertenece y número de colegiado.
2. Identificación del fallecido: nombre, apellidos, edad, lujar de nacimiento, nacionalidad, nombre del padre y de la madre, estado civil y lugar de vivienda.

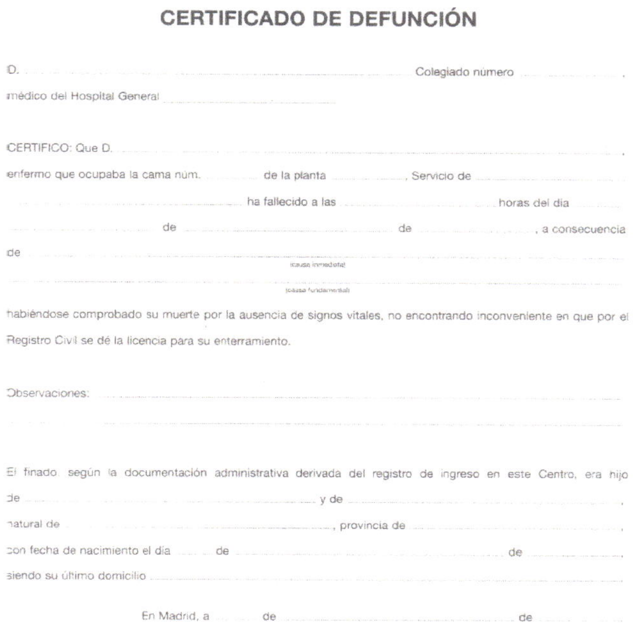

CERTIFICADO DE DEFUNCIÓN

D. .... Colegiado número ....

médico del Hospital General ....

CERTIFICO: Que D. ....

enfermo que ocupaba la cama núm. .... de la planta .... Servicio de ....

.... ha fallecido a las .... horas del día ....

.... de .... de ...., a consecuencia

de ....

(causa inmediata)

(causa fundamental)

habiéndose comprobado su muerte por la ausencia de signos vitales, no encontrando inconveniente en que por el Registro Civil se dé la licencia para su enterramiento.

Observaciones: ....

El finado, según la documentación administrativa derivada del registro de ingreso en este Centro, era hijo de .... y de ....

natural de ...., provincia de ....

con fecha de nacimiento el día .... de .... de ....

siendo su último domicilio ....

En Madrid, a .... de .... de ....

Fig. 6-1 | Certificado normal de defunción.

3. Certificación de la muerte, su causa inmediata y fundamental: la causa fundamental de la muerte se refiere a la enfermedad de base cuya complicación o evolución natural lleva al *exitus*; la causa inmediata o final se refiere a la circunstancia patológica que explica el fallecimiento (MIR 2023-2024, P210).
4. Fecha (día y hora) y lugar de la muerte.
5. A instancias de quién se conoce la identidad del fallecido: la identificación del fallecido se hace mediante comprobación del DNI u otro documento, o en ausencia de este, mediante testimonio de allegado que acredite la identidad del finado, en cuyo caso deberá aportar su documento identificativo y firmar en el apartado correspondiente. En caso de ausencia de identificación puede ser necesaria la intervención de médicos forenses expertos en técnicas de identificación, en cuyo caso el certificado de defunción será firmado por el propio médico forense.
6. Cuando existan signos de muerte violenta o se tenga conocimiento de que el cadáver presenta riesgo de contagio biológico o físico (radiactividad), se hará constar en el apartado: «Observación especial (2)».
7. Firma y fecha del documento.

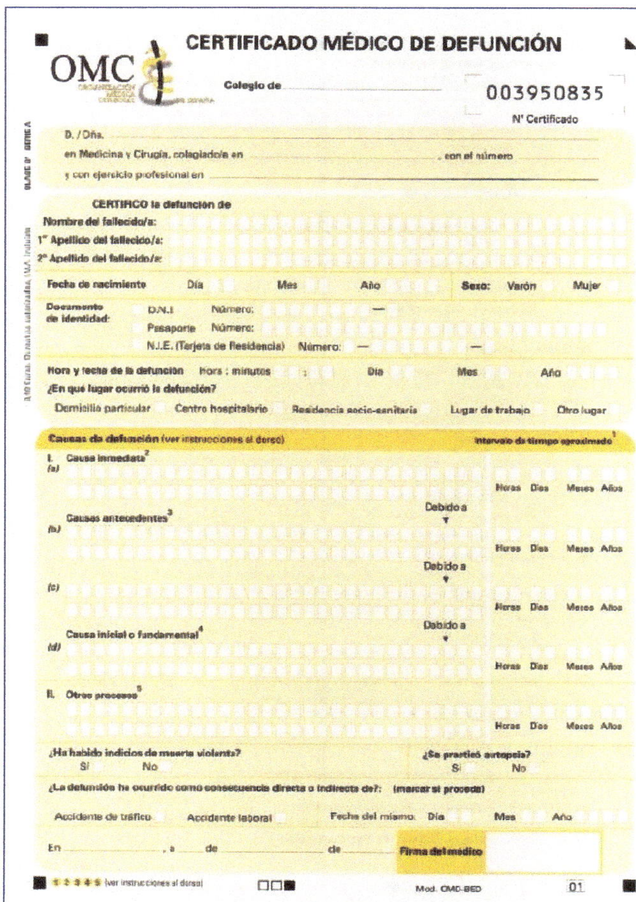

CERTIFICADO MÉDICO DE DEFUNCIÓN

OMC

Colegio de ....

003950835

Nº Certificado

D. / Dña. ....

en Medicina y Cirugía, colegiado/a en .... con el número ....

y con ejercicio profesional en ....

CERTIFICO la defunción de

Nombre del fallecido/a:

1º Apellido del fallecido/a:

2º Apellido del fallecido/a:

Fecha de nacimiento Día Mes Año Sexo: Varón Mujer

Documento de identidad: D.N.I. Número: — Pasaporte Número: N.I.E. (Tarjeta de Residencia) Número: — —

Hora y fecha de la defunción Hora : minutos : Día Mes Año

¿En qué lugar ocurrió la defunción?

Domicilio particular Centro hospitalario Residencia socio-sanitaria Lugar de trabajo Otro lugar

Causas de defunción (ver instrucciones al dorso) Intervalo de tiempo aproximado[1]

I. Causa inmediata[2] (a) Horas Días Meses Años

Debido a

Causas antecedentes[3] (b) Horas Días Meses Años

Debido a

(c) Horas Días Meses Años

Debido a

Causa inicial o fundamental[4] (d) Horas Días Meses Años

II. Otros procesos[5] Horas Días Meses Años

¿Ha habido indicios de muerte violenta? Sí No

¿Se practicó autopsia? Sí No

¿La defunción ha ocurrido como consecuencia directa o indirecta de?: (marcar si procede)

Accidente de tráfico Accidente laboral Fecha del mismo: Día Mes Año

En ...., a .... de .... de .... Firma del médico

1 2 3 4 5 (ver instrucciones al dorso) Mod. OMC-BED 01

Fig. 6-2 | Certificado nuevo de defunción.

> No se debe registrar la forma de morir (parada cardiorrespiratoria) como causa fundamental.

Los destinos finales de un cadáver son la inhumación (entierro), la incineración o la donación para investigación y docencia. Si el destino final es la incineración, hay que hacer constar en el apartado de observaciones del certificado de defunción si el paciente es portador de prótesis o marcapasos para el conocimiento de la funeraria.

4. Estimación del momento de la muerte. Fenómenos cadavéricos

No se debe firmar el certificado de defunción cuando exista discordancia entre los datos referidos por la familia o entorno y los hallazgos en la inspección externa del cadáver, por ejemplo, en lo referente a la hora de la muerte. En este sentido, para la estimación del tiempo que lleva muerto el cadáver nos valemos del estudio médico forense de los **fenómenos cadavéricos intermedios y tardíos**.

Los **fenómenos cadavéricos intermedios** son:

- ✔ **Enfriamiento (*algor mortis*).** Tras el fallecimiento de un individuo se produce una reducción de la temperatura corporal de una forma más o menos constante, dependiendo obviamente de la temperatura ambiental. La reducción de la temperatura corporal sigue una curva sigmoidea en función del tiempo (Fig. 6-3): desciende del orden de 0,5 °C/hora durante las 3 primeras horas, luego en las 12 horas siguientes la reducción es de 1 °C/hora, para posteriormente volver a enlentecerse el enfriamiento a un ritmo de 0,5 °C/hora hasta equilibrarse con el medio ambiente (curva de dispersión térmica de Marshall y Hoare). La temperatura corporal más fiable es la que se obtiene rectalmente (MIR 2019-2020, P059). Se dice que es un signo seguro de muerte cuando la temperatura rectal es inferior a 20 °C. De esta forma, conociendo la temperatura rectal se puede estimar la hora en que se produjo la muerte. Excepcionalmente la temperatura es más baja de lo estimado debido a la asociación de hemorragia masiva o fallo cardíaco congestivo. También depende del tipo de muerte, edad del finado, peso, si está con ropa o no, temperatura ambiental (es uno de los factores que más pueden alterar la caída de la temperatura en un cadáver) y humedad, etc. Cuando comienza la descomposición del cadáver la temperatura tiende a volver a aumentar.

Novedad: la medición de la temperatura timpánica con un termómetro infrarrojo se correlaciona muy bien con la temperatura rectal, siendo la reproducibilidad de las mediciones excelente.

- **Palidez cadavérica (*pallor mortis*).** Es la palidez *post mortem* que aparece casi instantáneamente por ausencia de circulación sanguínea. Aparece entre 15 y 20 minutos después de la muerte, su utilidad para determinar el momento de la muerte es muy baja.
- **Livideces cadavéricas (*livor mortis*).** Es la coloración rojo-violácea en las partes declives del cadáver. Se inician a partir de las 3 horas (entre las 2 a 4 horas) después del fallecimiento; a las 8-12 horas ya se encuentran establecidas en toda la superficie, pero aún desaparecen a la presión; a las 12-15 horas alcanzan su máxima intensidad y no desaparecen a la presión (livideces fijas). Este signo, aparte de ser útil para estimar la hora de la muerte, nos permite saber la posición del cadáver después de la muerte, así como si ha habido posibles movilizaciones del mismo tras el fallecimiento: cuando el cadáver es movido antes de las primeras 12 horas, las primeras livideces desaparecen y se forman nuevas manchas; entre las 12 a 24 horas posteriores a la muerte, si se cambia de posición el cadáver, aparecen nuevas livideces, pero no desaparecen las anteriores; si se mueve el cuerpo después de las 24 horas, no desaparecen las primeras livideces ni se forman nuevas manchas. Internamente también se van a apreciar las livideces en los distintos órganos, que se denominan hipostasis. En la Fig. 6-4 se pueden apreciar las hipostasis en el intestino delgado.

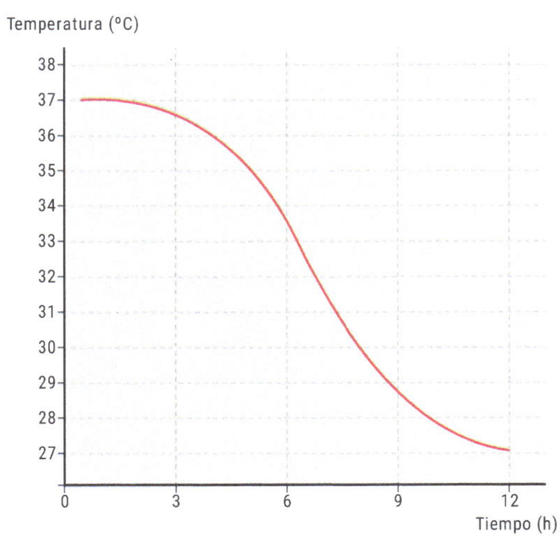

Fig. 6-3 | Curva sigmoidea en función del tiempo del enfriamiento cadavérico.

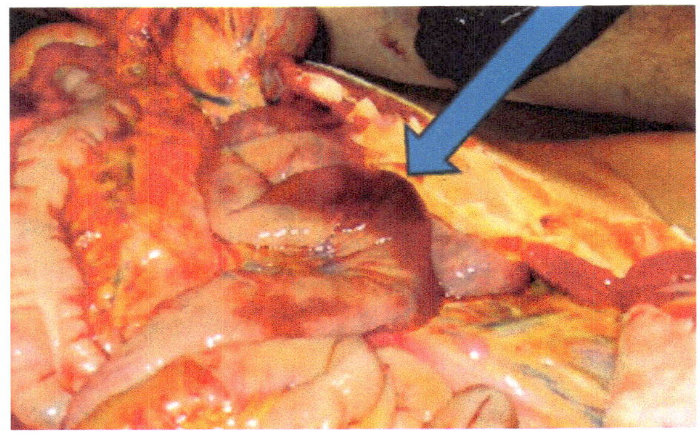

Fig. 6-4 | Hipostasis en el intestino delgado.

- **Rigidez cadavérica (*rigor mortis*).** Se inicia a partir de las 4-5 horas del fallecimiento, sigue una progresión descendiente desde los músculos mandibulares hasta las extremidades inferiores, es completa entre las 8 a 12 horas posteriores al fallecimiento y alcanza su máxima intensidad a las 24 horas. Desaparece entre las 36 a 48 horas siguiendo el mismo orden. Superado este límite, el cuerpo comienza a relajarse produciendo el efecto conocido como «descomposición».
- **Deshidratación del cuerpo.** Se debe a la evaporación pasiva de la humedad corporal. Esto se manifiesta en forma de apergaminamiento de la piel, mucosas secas y fenómenos oculares muy llamativos y conocidos como:
  - Hundimiento del globo ocular: el ojo se queda blando y se hunde.
  - Opacidad corneal: resultado de la pérdida de transparencia de la córnea (signo de Stenon-Louis). Si el cadáver permanece con los ojos abiertos, la córnea empieza a opacificarse en los primeros 45 minutos.
  - Deshidratación de la esclerótica: conocida como mancha de Sommer-Larcher o mancha negra esclerótica (se ve la coroides); se puede apreciar en las primeras 3-5 horas del fallecimiento.
- **Otros fenómenos oculares.** Hay otros fenómenos oculares muy útiles para datar un fallecimiento, como la reactividad química pupilar. La **reactividad química pupilar** es un fenómeno útil para calcular el momento de la muerte entre las primeras 2-4 horas posteriores. El procedimiento consiste en la observación de la reacción o su ausencia administrando un colirio de atropina que reacciona a las 4 horas provocando midriasis, o de pilocarpina, que en las 2 primeras horas provoca miosis en las pupilas. Sin embargo, este y otros métodos químicos propuestos para estimar el tiempo transcurrido desde la muerte, como el aumento de potasio en el vítreo o métodos inmunohistoquímicos para estimar el tiempo transcurrido desde la muerte, tienen un papel escaso en la práctica forense real.

El *gold standard* para la estimación del tiempo transcurrido desde la muerte en el período *post mortem* temprano es el **método de nomograma**, basado en la temperatura rectal junto con los criterios dependientes del tiempo de muerte de la lividez *post mortem* y el *rigor mortis*.

En cuanto a los **fenómenos cadavéricos tardíos**, se puede hablar de fenómenos de **autólisis**, que se dan inicialmente y van seguidos o se superponen con los **fenómenos putrefactivos**:

- **Autólisis.** Es un conjunto de fenómenos fermentativos anaerobios que se producen por acción enzimática y sin intervención bacteriana. Es como un proceso de necrosis celular. El tiempo de instauración de los fenómenos autolíticos varía según los diferentes tejidos, siendo los órganos más resistentes el corazón, el útero y el músculo esquelético.
- **Putrefacción.** Es un proceso de descomposición que produce fermentación de origen bacteriano. En la putrefacción intervienen tanto gérmenes internos (siendo los de origen intestinal los que tienen un papel más importante) como bacterias de origen externo al cadáver que penetran en él a través de la nariz, boca y órganos respiratorios.

Los fenómenos putrefactivos pueden verse modificados en su evolución por factores personales, ambientales o relacionados con la causa de la muerte (Tabla 6-1).

Tabla 6-1. Factores que influyen en la evolución de los fenómenos putrefactivos

Factores individuales	✔ Constitución física: las personas obesas se descomponen con mayor rapidez que las delgadas ✔ Edad: la putrefacción es más rápida en los niños y más tardía en los ancianos
Factores patológicos	La putrefacción es más precoz e intensa en: ✔ Heridas graves ✔ Contusiones extensas ✔ Enfermedades sépticas ✔ Muerte tras agonía lenta ✔ Otras causas como asfixia, insolación, fulguración, etc.
Factores ambientales	✔ Humedad, aire, frío, naturaleza del suelo, corrientes de agua, etc.; por ejemplo, la descomposición se ve acelerada por el calor y retardada por el frío ✔ En cuanto al ambiente, según Casper, a igualdad de condiciones de temperatura y en un mismo lugar, 1 semana de putrefacción al aire equivale a 2 semanas en agua y 8 en tierra

5. Fenómenos conservadores del cadáver

En ocasiones los fenómenos putrefactivos se detienen o, incluso, pueden actuar fenómenos físicos que impiden el inicio de los fenómenos de descomposición. En estas circunstancias y con las condiciones adecuadas, pueden aparecer en el cadáver lo que denominamos fenómenos conservadores, que van a mantener el estado del cadáver de forma parcial o total:

- **Momificación.** Consiste en la desecación prolongada del cadáver por evaporación del agua de sus tejidos. Para que se produzca la momificación natural se precisan entre 1 y 12 meses dependiendo de las condiciones ambientales y del volumen corporal del cadáver. Cuando la momificación se ha establecido es difícil establecer la data, ya que la variación a lo largo de los años es mínima. Se caracteriza por pérdida de peso, conservación de las formas externas y gran consistencia de la piel. La momificación puede afectar globalmente al cadáver o solo de manera parcial.
- **Saponificación.** Es un proceso transformativo del cadáver que consiste en un cambio químico de la grasa corporal, que se convierte en un compuesto céreo similar a los jabones. El resultado final es la formación de una coraza dura, granulosa y de color gris blanquecino que se llama adipocira.
- **Corificación.** Este fenómeno se produce cuando el cadáver se encuentra dentro de una caja de cinc soldada. La piel presenta un aspecto similar al cuero, con un tacto consistente, un color gris amarillento y una cierta flexibilidad y blandura. Los órganos están reducidos de volumen y conservan bastante bien su forma. El tiempo necesario para que se produzca este fenómeno es entre 1 y 2 años.

Puntos clave

- Existen tres tipos de muerte:
  - Muerte natural.
  - Muertes sospechosas de criminalidad.
  - La muerte violenta: suicidio, homicidio y accidente.
- Conceptos clave en final de la vida: muerte encefálica, coma, síndrome del cautiverio, estado vegetativo persistente y permanente, estado mínima conciencia.
- Fenómenos cadavéricos: para establecer el momento de la muerte.
- Fenómenos conservadores del cadáver:
  - Momificación.
  - Saponificación.
  - Corificación.

7 Levantamiento del cadáver. Autopsia judicial. Data de muerte

Orientación MIR

No se han incluido todavía preguntas sobre este tema en el examen MIR, pero para cualquier médico es fundamental conocer los conceptos básicos sobre la data de la muerte y el levantamiento del cadáver.

1. Levantamiento del cadáver

1.1. Concepto

Se conoce por levantamiento del cadáver la diligencia judicial que realiza la comisión judicial (integrada por juez, secretario judicial y médico forense) con el objetivo de examinar el cadáver judicial en el lugar de los hechos. Durante el levantamiento debe obtenerse toda la información posible en relación con las circunstancias del fallecimiento, identificación del fallecido, data de la muerte, estudio preliminar de las lesiones y la causa de la muerte, determinar si existen elementos constitutivos de delito y recoger las evidencias que puedan ser de interés.

Para que un cadáver se judicialice y sea necesaria la realización de levantamiento judicial tiene que darse uno de los siguientes supuestos:

1. Que se trate de una muerte violenta independientemente de si la etiología médico-legal es homicida, suicida o accidental.

2. Que se trate de una muerte sospechosa de criminalidad. En este apartado se encuentran las muertes súbitas, el síndrome de muerte súbita del lactante, cadáveres en descomposición o no identificados, o cualquier otro fallecimiento que no ha sido certificado por un médico asistencial.

En la Ley de Enjuiciamiento Criminal, artículo 778.6, se regula la posibilidad de que el juez delegue la diligencia del levantamiento en el Médico Forense: «El juez podrá autorizar al médico forense que asista en su lugar al levantamiento del cadáver, adjuntándose en este caso a las actuaciones un informe que incorporará una descripción detallada de su estado, identidad y circunstancias, especialmente todas aquellas que tuviesen relación con el hecho punible».

Desde el punto de vista criminalístico se deben cumplir de forma metódica los siguientes pasos a la hora de realizar el levantamiento del cadáver:

- ✔ Protección del lugar de los hechos.
- ✔ Observación del lugar de los hechos.
- ✔ Fijación del lugar de los hechos.

Por último, se procederá a la recogida de indicios y evidencias.

1.2. Examen del cadáver

Una vez que se ha procedido a la obtención inicial de información y datos, así como al estudio del lugar de los hechos, se realiza la exploración externa del cadáver, que debe ser lo más minuciosa posible para no pasar por alto ningún detalle y que tiene por objeto:

- ✔ Determinar si se trata de una muerte natural o violenta.
- ✔ En caso de muertes violentas, conocer la etiología médico-legal: homicida, suicida o accidental.
- ✔ Identificación del cadáver.
- ✔ Examen externo del cadáver, que incluye el estudio de signos identificativos, lesiones y fenómenos cadavéricos o putrefactivos.
- ✔ Orientar la data de la muerte.
- ✔ Realizar una reconstrucción preliminar de los hechos.

2. Fundamentos de la autopsia

El objetivo de una autopsia o necropsia es estudiar las lesiones, patologías, alteraciones, etc. de un cadáver con el objetivo de determinar cuál es la causa de la muerte. En el ámbito judicial, además, es preciso determinar si se trata de una muerte natural o violenta independientemente de la etiología médico-legal de la misma (accidental, homicida o suicida).

2.1. Tipos de autopsia

Hay que distinguir dos tipos de autopsia, la anatomopatológica o clínica y la médico-legal o judicial:

- ✔ La **autopsia anatomopatológica o clínica** se realiza en cadáveres no judiciales cuando el objetivo es estudiar las alteraciones que han producido el fallecimiento por su evolución atípica o su interés científico o social.

- ✔ La **autopsia médico-legal o judicial**, en cambio, es aquella que se realiza para ayudar en la instrucción (investigación judicial) de muertes violentas o sospechosas de criminalidad. Como objetivo principal, debe determinarse la posible existencia de un delito, y estudiarse las lesiones o alteraciones fisiológicas que han desencadenado el deceso. La autopsia judicial viene regulada en el artículo 343 de la Ley de Enjuiciamiento Criminal: «En los sumarios a que se refiere el artículo 340 (muerte violenta o sospechosa de criminalidad), aun cuando por la inspección exterior pueda presumirse la causa de la muerte, se procederá a la autopsia del cadáver por los médicos forenses, o en su caso por los que el juez designe, los cuales, después de describir exactamente dicha operación, informarán sobre el origen del fallecimiento y sus circunstancias». En la Tabla 7-1 se muestran las fases de la autopsia médico-legal.

En la Tabla 7-2 se comparan las principales características diferenciales entre la autopsia clínica y la judicial.

2.2. Informe de autopsia

El informe pericial en la autopsia judicial debe comunicar al juez todos los datos de interés judicial que se hayan podido obtener de la práctica del examen necrópsico. El informe de la autopsia se encabezará con los datos relativos al mismo. Posteriormente se realizará un informe de los hallazgos autópsicos que debe seguir los siguientes apartados:

I. Examen externo:

1. **Identificación.** Dejando constancia de que no se tiene duda sobre la identidad del fallecido y cuáles han sido los métodos para la identificación. Incluye la descripción de las características antropométricas y de los signos identificativos que existan.
2. **Fenómenos cadavéricos.** Se describirán y compararán en relación con el levantamiento, de manera que permitan aproximarse a la data de la muerte.
3. **Lesiones.** Ya sean propias o no de violencia, especificando las que son mortales y las que no, así como el carácter vital/posmortal de las mismas siempre que sea posible.
4. **Descripción de la ropa y objetos personales** que portaba el fallecido en el momento de la autopsia.

II. Examen interno. Se describen las técnicas de apertura y los hallazgos en las tres cavidades (cabeza, tórax y abdomen). Asimismo, se describen los hallazgos macroscópicos, correlacionándolos y estableciendo su significado anatomopatológico y criminalístico con las lesiones observadas y la posible causa de la muerte o cualquier otra circunstancia relacionada con la misma.

III. Remisión de muestras al Instituto Nacional de Toxicología y Ciencias Forenses. Se indicarán las muestras remitidas y los análisis solicitados. Se harán constar los resultados de estos en el informe definitivo de autopsia.

IV. Valoración médico-forense. Se debe realizar una valoración médico-forense de todos los hallazgos y de la interrelación entre ellos, así como la explicación de la trascendencia e incidencia de estos tanto en la muerte en sí como en las circunstancias de la misma. Se dará explicación de los métodos de identificación, de las causas de la muerte y sus mecanismos fisiopatológicos. También se correlacionará la causa de la muerte con los hallazgos analíticos. Por último, se dejará constancia de los procedimientos empleados para el establecimiento de la data de la muerte.

V. Conclusiones médico-forenses:

1. Identificación del cadáver.
2. Data de la muerte.
3. Se trata de una muerte natural o violenta.
4. Etiología médico-legal en caso de muerte violenta: homicidio, suicidio o accidente.
5. Causa de la muerte y su mecanismo. Se hará constar la causa fundamental del fallecimiento, la inmediata y cualquier causa intermedia.
6. Resultados de interés de los estudios complementarios realizados.

Tabla 7-1. Fases de la autopsia médico-legal
Levantamiento del cadáver
Examen externo del cadáver
Examen interno del cadáver
Análisis complementarios
Avance de autopsia
Informe de autopsia

Tabla 7-2. Principales características diferenciales entre la autopsia clínica y judicial

	Autopsia clínica	Autopsia judicial
Quién ordena	Nadie	Juez
Cuándo	Estudio clínico incompleto desde el punto de vista científico-clínico	Muerte violenta o sospechosa de criminalidad
Fin	Determinar/corroborar enfermedad y su extensión Investigación clínica	Determinar el origen del fallecimiento y sus circunstancias y posibles consecuencias jurídicas (tiempo, causa, etiología, ML, identificación, etc.)
Dónde	Hospitales y centros nacionales de patología	Instituto de Medicina Legal (salvo excepciones)
Quién hace	Anatonomopatólogo	Médico forense

7. Cualquier otra circunstancia que se considere de interés en el caso.

3. Data de la muerte

Establecer la data de la muerte tiene especial interés en casos delictivos y en casos civiles por posibles conflictos en situaciones de conmoriencia.

Para establecer la data de la muerte se pueden emplear distintas metodologías:

- **Signos paramédicos.** Son aquellos no relacionados con la biología ni con la medicina:
  - Última llamada del móvil o último mensaje.
  - Última vez que realizó la compra.
  - Datos obtenidos de testigos.
- **Signos de vida residual.** Poco empleados en la práctica habitual. En el individuo que ha fallecido quedan signos de vida que se van extinguiendo progresivamente y que pueden ayudarnos para establecer la data. Los más estudiados son:
  - Motilidad de los espermatozoides (hasta 34 horas después de la muerte).
  - Reacción de la pupila a la atropina (4 horas) y a la pilocarpina (2 horas).
  - Contracción de los músculos *post mortem* con corriente continua de baja intensidad (es útil para establecer la data hasta 8-10 horas después de la muerte).
- **Estudio de los fenómenos cadavéricos:**
  - Enfriamiento.
  - Deshidratación.
  - Livideces.
  - Rigidez cadavérica.
- **Estudio de los fenómenos putrefactivos.** Orientarán a una data determinada dependiendo de la fase de putrefacción en que se encuentre el cadáver.
- **Métodos químicos.** La tanatoquimia que puede emplearse es muy variada, pero se considera que son de especial interés la medición del potasio y del sodio en el humor vítreo.
- **Entomología cadavérica.** El estudio de los insectos devoradores del cadáver se puede usar para el establecimiento de la data. Se hace necesario el concurso de un especialista en Entomología Forense para poder obtener datos válidos y saber interpretarlos.

Puntos clave

- El levantamiento de cadáver se refiere al proceso de retirar el cuerpo de una persona fallecida de un lugar, ya sea público o privado, con el fin de realizar investigaciones médico-legales. Desde la perspectiva médico-legal, implica preservar la escena del fallecimiento, recopilar evidencia, documentar la posición y condiciones del cuerpo, y realizar un examen preliminar para determinar si hay indicios de muerte violenta o sospechosa.
- La autopsia médico-legal, también conocida como necropsia o examen *post mortem*, es un procedimiento médico realizado por un patólogo forense para determinar la causa y la manera de la muerte de una persona. Implica una evaluación sistemática y detallada del cuerpo fallecido, incluyendo órganos, tejidos y muestras para análisis. Durante la autopsia médico-legal se recolectan muestras de tejido y se realizan pruebas forenses, como análisis toxicológicos, para identificar posibles sustancias o condiciones que puedan haber contribuido a la muerte.
- El informe de la autopsia es un documento médico-legal que resume los hallazgos, conclusiones y opiniones del patólogo forense después de realizar la autopsia. El informe incluye detalles sobre la identificación del cuerpo, los hallazgos macroscópicos y microscópicos, los análisis de laboratorio, la causa de la muerte y cualquier otra información relevante. El informe de la autopsia es un documento crucial en investigaciones judiciales y puede proporcionar pruebas fundamentales en casos de muerte sospechosa o criminal.
- La data de la muerte se refiere al intervalo de tiempo transcurrido desde el momento en que una persona fallece hasta que se realiza la determinación médico-legal de la hora aproximada de la muerte. Los médicos forenses utilizan una variedad de métodos para estimar la data de la muerte, como la rigidez cadavérica, la lividez o *livor mortis* (coloración de la piel después de la muerte) y la temperatura corporal. Estos indicadores pueden ayudar a establecer el momento aproximado en que ocurrió la muerte.

8 Lesiones en el Código Penal

Orientación MIR

Es importante conocer los distintos tipos de lesiones y contusiones, a pesar de que en el examen MIR es poco frecuente que se incluya este tema.

1. Lesiones en el Código Penal. Valoración médico-legal de las lesiones

Toda lesión corporal originada con intención (dolo) o accidentalmente (culpa) obliga a reparar, a reintegrar al estado anterior al traumatismo; y cuando esto no es posible, obliga a indemnizar.

El concepto de «**valoración del daño corporal**» incluye una serie de actuaciones médicas dirigidas a conocer exactamente las consecuencias que un suceso traumático determinado (accidentes, agresiones y mala praxis) ha tenido sobre la integridad psicofísica y la salud de una persona (Tabla 8-1).

1.1. ¿Qué es una lesión?

Desde el **punto de vista médico**, se puede definir la lesión como toda alteración anatómica o funcional producida como consecuencia de la actuación de un **agente externo o interno** siempre y cuando sea objetivable.

Sin embargo, desde el **punto de vistamédico-legal** debe tener **siempre un origen externo**. Según la jurisprudencia del Tribunal Supremo (ya que en el Código Penal no se recoge lo que se entiende por lesión), se define **lesión** como «toda alteración anatómica o funcional que menoscabe la integridad corporal o la salud física o mental del individuo».

Tabla 8-1. Componentes de la valoración de daño personal

Daño patrimonial	✔ Gastos médicos y paramédicos: ✐ Pasados ✐ Futuros ✔ Reducción de su trabajo habitual: ✐ Presentes: dependiente de la fecha de alta, mejoría funcional que permite trabajar o de una estabilidad lesional con secuelas ✐ Futuros: si como consecuencia de las secuelas que han quedado se produce una limitación en la capacidad laboral del lesionado
Daño extrapatrimonial (no es cuantificable económicamente)	✔ Dolor ✔ Daños morales (al agraviado y familiares o terceros) ✔ Perjuicio estético: tener en cuenta: ✐ Graduación cualitativa ✐ Graduación cuantitativa ✔ Pérdida de bienestar ✔ Otros perjuicios

Las lesiones se pueden clasificar según los siguientes criterios:

- Etiología médico-legal: accidental, suicida y homicida.
- Evolutiva: curación (no quedan secuelas), estabilización lesional o sanidad con secuelas, muerte.
- Resultado/gravedad: mortales y no mortales.
- Intencionalidad: voluntarias e involuntarias.

En la Tabla 8-2 se reflejan los diferentes tipos de agentes que pueden producir lesiones.

1.2. Informe pericial de lesiones

El informe médico pericial es solicitado por los jueces para ayudarles a **interpretar el alcance de las lesiones y valorar la causalidad** de estas y sus secuelas.

La metodología de cualquier informe pericial de lesiones comienza con la realización de la historia clínica del lesionado, ya que el estado previo al hecho traumático (edad, patologías, medicación, actividad laboral, etc.) va a marcar la aparición y evolución de las lesiones que se produzcan.

Los principales informes en la peritación de lesiones:

- **Informe forense de sanidad.** Es el informe definitivo que se realiza una vez que las lesiones han alcanzado su tope terapéutico. Esto puede darse en dos circunstancias:
  - Las lesiones han quedado completamente curadas. Existe una curación y no quedan secuelas.
  - Las lesiones han dejado un deño permanente, de mayor o menor entidad, que debe ser indemnizado. Se dice, entonces, que existe una estabilización lesional y deben valorarse las secuelas.

- **Informe forense de estado.** Es aquel que se emite por el médico forense cuando se realiza el reconocimiento a un lesionado pero este todavía no ha alcanzado la curación, es decir, no se ha llegado al tope terapéutico y las lesiones siguen evolucionando.

1.3. Objetivos de la valoración médico-legal de las lesiones

En la Tabla 8-3 se muestran los objetivos de la valoración médico-legal de las lesiones.

Tabla 8-2. Agentes causantes de lesiones

Agentes mecánicos	Son aquellos que ejercen su mecanismo de acción incidiendo directamente sobre la superficie corporal y producen la lesión de manera directa (traumatismo activo), como al recibir un puñetazo. También puede ocurrir que el cuerpo tenga una energía determinada y, a consecuencia de ello, reciba un traumatismo al caerse (traumatismo pasivo)
Agentes físicos	Son aquellos que en determinadas situaciones pueden ser dañinos, como la presión o la temperatura, ya sea frío o calor, e independientemente de la presentación: quemaduras, carbonización, rotura de tímpanos por efecto de la presión, etc.
Agentes químicos	Cualquier sustancia capaz de producir daños en la integridad física de una persona, ya sea a nivel anatómico (desde reacciones alérgicas a quemadoras por ácido sulfúrico o destrucción tisular por fósforo blanco) o a nivel funcional (como la intoxicación hepática por consumo de altas dosis de paracetamol o la vasoconstricción de las coronarias secundaria al consumo de cocaína). Además, puede diferenciarse entre lesiones por contacto directo (fósforo blanco) o por acción sistémica (intoxicación por paracetamol)
Agentes biológicos	Cualquier agente biológico (virus, bacteria, etc.) es potencialmente capaz de producir lesiones. Ejemplos: infecciones nosocomiales que pueden ser subsidiarias de alguna responsabilidad profesional médica, situaciones de guerra biológica, contagio de enfermedades de transmisión sexual en los delitos contra la libertad sexual, etc.
Agentes psicológicos	Cualquier acto o situación que produzca una afectación psíquica puede describirse como agente lesivo psíquico independientemente de que la lesión desencadenada sea una depresión reactiva, un estrés postraumático, un síndrome ansioso-depresivo, *mobbing*, etc. Como ocurrió en el caso del trabajador Phineas Gage tras un accidente laboral con lesión cerebral y afectación secundaria del comportamiento

2. Contusiones

Las contusiones son aquellas lesiones que se producen por acción de cuerpos romos independientemente de que se produzcan por un objeto (p. ej., un bate) o una parte del cuerpo (p. ej., bofetada o patada). La contusión puede producirse por el golpe del objeto sobre el cuerpo humano (p. ej., bate al golpear un cuerpo) o por impacto del cuerpo sobre el objeto que produce la contusión (p. ej., si una persona se cae y se golpea la cabeza con una mesa).

Los **mecanismos de acción** de las contusiones pueden ser:

- Presión (perpendicular).
- Percusión (golpes repetidos).
- Frotamiento (tangencial).
- Combinación de varios mecanismos (tracción).

2.1. Tipos de contusiones

En la Tabla 8-4 se recogen los distintos tipos de contusiones.

Tabla 8-3. Objetivos de la valoración médico-legal de las lesiones

Comprobar el agente productor del traumatismo y evaluar el mecanismo de producción de las lesiones
Determinar si existen circunstancias que modifican las lesiones
Establecer la relación de causalidad
Valorar el tipo de asistencia sanitaria, el tratamiento médico o quirúrgico empleado posteriormente hasta alcanzar la curación o la estabilización
Calcular los días empleados hasta la curación o la estabilización
Evaluar si existen secuelas y el grado de las mismas

3. Lesiones por arma de fuego

Las lesiones por arma de fuego producidas por bala se caracterizan por tener: herida de entrada, trayecto y herida de salida.

3.1. Herida de entrada

Está conformada por el propio orificio que se produce al paso del proyectil, así como por el tatuaje o taraceo:

- **Orificio.** La forma del orificio de entrada puede ser circular, oval o estrellada dependiendo de la distancia a la que se realiza el disparo y de si afecta a partes blandas o hay alguna estructura ósea subyacente.
- **Tatuaje o taraceo.** Son las lesiones que aparecen en el contorno del orificio en sí:
  - Tatuaje o taraceo propiamente dicho: humo negro de gas e incrustación de granos de pólvora.

Tabla 8-4. Tipos de contusiones

Simples (un mecanismo lesivo)	Con integridad de la piel: ✔ Equimosis ✔ Contusión profunda ✔ Derrame seroso ✔ Derrame cavitario Con lesión cutánea: ✔ Erosión/excoriación ✔ Herida contusa
Complejas (varios mecanismos lesivos)	✔ Arrancamiento ✔ Aplastamiento ✔ Mordedura ✔ Caída ✔ Precipitación

- Cintilla contusiva o anillo de abrasión: se produce cuando el proyectil deprime la piel hasta el máximo de su elasticidad antes de perforarla.
- **Heridas atípicas en el orificio de entrada.** También se podrá presentar como:
  - Contusiones.
  - En fondo de saco.
  - Erosiones o surcos.
  - En boca de mina: produce un estallido que hace que exista un orificio de entrada muy grande pero con poca profundidad (como si se tratase de un cráter).

3.2. Trayecto

Es el recorrido que hace el proyectil entre el orificio de entrada y de salida. Puede ser único o múltiple: en ocasiones un solo proyectil puede ser desviado por alguna estructura ósea o incluso fragmentado, produciendo una sola bala varios trayectos. Además, puede realizar un recorrido rectilíneo o desviarse. Por ejemplo, en ocasiones una bala en el cráneo pierde fuerza durante el trayecto y, en vez de producir un orificio de salida, rebota y origina un nuevo trayecto.

3.3. Herida de salida

El orificio de salida suele tener los bordes evertidos. Si nos referimos a tejido blando, la forma suele ser más irregular y con un tamaño muy variable, ya que lo normal es que el proyectil una vez en el cuerpo gire, y entonces el tamaño del orificio de salida dependerá de la posición que tenga el proyectil al salir del cuerpo. Por el contrario, la herida de salida en el cráneo será biselada y presentará pequeñas fracturas alrededor del agujero. En ocasiones puede tener cintilla contusiva, pero se diferenciará del orificio de entrada en que no tendrá ningún signo del tatuaje.

3.4. Cuestiones médico-legales

Cabe destacar algunos aspectos médico-legales sobre las lesiones por arma de fuego:

- **Distancia.** Según la distancia a la que se realicen los disparos, pueden ser a bocajarro, a quemarropa, a corta distancia o a larga distancia.
- **Estudio criminalístico de las lesiones.** Consiste en la toma de muestras.
- **Causa de la muerte.**
- **Etiología médico-legal.** La estimación de la etiología médico-legal de la muerte se realiza básicamente mediante el estudio pormenorizado del lugar de los hechos y por la presencia/ausencia de lesiones defensivas en el cadáver. También el área anatómica en el que se ha producido el disparo, el número de disparos o la distancia y dirección a la que se produjeron pueden servir de orientación para valorar si se trata de una muerte suicida o no.
- **Identificación del arma.**
- **Reconstrucción de los hechos.**
- **Pronóstico de heridas.** Variará en función de:
  - Zona anatómica afectada.
  - Número de disparos.
  - Profundidad de la lesión.
  - Tipo de arma y de proyectil.
- **Nexo causal.** En el caso de lesionados a los que hay que peritar las heridas y secuelas, antes es necesario realizar un estudio de la causalidad, que incluirá la valoración del relato de los hechos, la morfología de la herida de entrada para estimar la distancia del disparo y la dirección del mismo en relación con la trayectoria. De las conclusiones obtenidas, se valorará si existe nexo de causalidad entre los hechos enjuiciados y las lesiones y secuelas de la persona a la que se está peritando.

4. Lesiones por arma blanca

Se consideran armas blancas aquellos instrumentos manejados manualmente que pueden producir lesiones por tener un filo, una punta o ambos a la vez.

Dependiendo de las **características morfológicas del arma** se pueden distinguir cuatro tipos de heridas:

- **Heridas por armas punzantes.** Las armas punzantes son elementos provistos de punta que actúan en profundidad más que en superficie.
- **Heridas cortantes o incisas.** Se producen por armas que lesionan gracias a un borde afilado.
- **Heridas inciso-punzantes.** Se producen por armas con dos mecanismos lesivos, ya que incluyen en la misma arma el mecanismo punzante y el cortante pues tienen tanto punta como filo, como por ejemplo un cuchillo.
- **Heridas inciso-contusas o corto-contundentes.** Son las producidas por instrumentos que tienen una hoja afilada y un peso considerable, por lo que a su efecto cortante hay que añadir una gran energía. El ejemplo típico sería el hacha o la guillotina.

5. Lesiones por agentes físicos y químicos

5.1. Electrocución

La electrocución incluye todas aquellas lesiones que son causadas por la electricidad, ya sea producida por corriente eléctrica artificial o de origen natural, en cuyo caso se llama fulguración.

Para que se produzca una electrocución es necesario que la corriente eléctrica encuentre una «puerta de entrada», realice un recorrido por el cuerpo y finalmente llegue a una toma de tierra por la que salir. Si alguno de esos condicionantes no se cumple, aunque la persona entre en contacto con una corriente eléctrica no se producirá la electrocución ni, por tanto, la lesión.

La capacidad de lesionar de las electrocuciones viene condicionada por el tipo de corriente, la intensidad, la fuerza electromotriz y la resistencia.

5.2. Fulguración

La fulguración es la descarga eléctrica producida por fenómenos atmosféricos. El tipo de corriente que transmiten es corriente continua. Su etiología médico-legal, obviamente, es siempre accidental.

La forma en la que se produce la fulguración puede ser directa (el rayo cae sobre la víctima) o indirecta (llega a un objeto conductor y desde ahí pasa a la persona; es lo que se denomina arco voltaico).

5.3. Quemaduras

Las quemaduras son lesiones producidas por la acción del frío o del calor en cualquiera de sus formas. Lo más habitual es que cuando producen el fallecimiento sea por etiología médico-legal accidental, mientras que un origen suicida (suicidio a lo bonzo) u homicida se considera excepcional.

En la Tabla 8-5 se muestran las características de las quemaduras según el agente causal.

5.4. Lesiones producidas por químicos

Los cáusticos son sustancias que en contacto con el cuerpo producen lesión tisular e incluso la destrucción en lo que se denomina quemaduras químicas. Los cáusticos incluyen:

- ✔ Ácidos: ácidos sulfurosos, sulfúrico o vitriolo, nítrico, fénico o fosfórico.
- ✔ Álcalis: hidróxido sódico, hidróxido potásico, hidróxido cálcico, hidróxido amónico y amoníaco.
- ✔ Sales: nitrato ácido de mercurio, cloruro de cinc, oxalato de potasio.
- ✔ Gases bélicos: iperita, lewisita.

Los cáusticos suelen producir salpicaduras que afectan a zonas no cubiertas, con especial riesgo en la cara y los ojos.

Las quemaduras químicas son lesiones externas extensas que pueden asemejarse a las quemaduras térmicas en cuanto al grado de afectación.

5.5. Lesiones por frío y por calor

5.5.1. Lesiones por frío

Las lesiones producidas por el frío pueden tener efectos locales o generales:

- ✔ **Efectos locales:**
  - ✐ Heladuras o congelación de primer grado: infiltraciones eritematosas localizadas y acompañadas de gran picor (perniosis o sabañones).
  - ✐ Heladuras o congelación de segundo grado: la piel toma color rojo violeta y se forman vesículas de contenido claro o sanguinolento.
  - ✐ Heladuras o congelación de tercer grado o gangrena: formación de costras negruzcas, espesas y adherentes.
- ✔ **Efectos generales.** La exposición al frío da lugar a una disminución del metabolismo en todos los órganos, disminuyendo el aporte de sangre a los tejidos. Esto se manifiesta en el sistema nervioso central por somnolencia, temblor, bradicardia, marcha ebriosa y alto el riesgo de fibrilación ventricular cuando la temperatura baja de 28 °C, siendo a menudo la causa de la muerte.

5.5.2. Lesiones por calor

Se engloban aquí las lesiones que se producen por acción del calor tanto atmosférico como industrial:

- ✔ **Edema o síncope por calor:** no es mortal.
- ✔ **Agotamiento por calor:** raramente es mortal.
- ✔ **Golpe de calor:** es el que comporta mayor gravedad; el riesgo de que se produzca aparece cuando la temperatura rectal se incrementa por encima de 40 °C. A los 43 °C la función cerebral y la renal están seriamente comprometidas.

5.6. Lesiones por radiación

Se pueden distinguir dos tipos de radiación que producirán distintas lesiones:

Tabla 8-5. Características de las quemaduras según el agente causal

	Llama	Gases	Vapores	Líquidos	Sólidos
Extensión	Amplia	Muy amplia	Muy amplia	Localizada	Localizada
Afectación	Zonas descubiertas	Zonas descubiertas	Zonas cubiertas	Zonas concretas	Zonas concretas
Gravedad	Diversa	Diversa	Leve	Relativa	Diversa
Pelo	Afectado	Afectado	No afectado	No afectado	Afectado

- **Radiaciones ionizantes.** Fundamentalmente las emitidas por los rayos X y rayos γ, que producirán radiodermitis, la cual puede ser de tipo agudo o por exposición crónica.
- **Radiaciones no ionizantes.** Son las radiaciones ultravioleta, infrarroja, láser, microondas; etc. No alteran la estructura genética de la célula y solo producen alteraciones bioquímicas o locales cuya significación y alcance no son bien conocidos en la actualidad.

Puntos clave

- Se define como lesión toda alteración que produzca un menoscabo de la integridad corporal o de la salud física o mental, empleando cualquier medio o procedimiento, ya sean agentes mecánicos (arma blanca, de fuego, automóvil, etc.), agentes físicos (calor, frío, etc.), agentes químicos (gases, hidrocarburos, etc.), agentes biológicos (toxiinfecciones alimentarias, etc.), agentes psicológicos (amenazas, agresiones, etc.), torturas, agresiones sexuales, etcétera.
- Siempre que se atienda a un paciente con lesiones se debe remitir al juez de guardia el correspondiente documento de informe o parte de lesiones.

9 Asfixias. Muerte súbita en el adulto

Orientación MIR

Tema de poco peso en el examen MIR. Es importante conocer el concepto de muerte súbita. En cuanto a las asfixias, hubo una pregunta en el examen MIR 2018 sobre asfixia pero perinatal. No tiene peso pero al menos es necesario conocer el concepto y los tipos de asfixias.

1. Asfixias

1.1. Concepto y tipos

Se considera que una **asfixia mecánica** es cualquier procedimiento que impide en los pulmones el intercambio gaseoso entre la sangre y el aire ambiental. Esta supresión deriva en una disminución del oxígeno sanguíneo y un aumento de la concentración de dióxido de carbono en la sangre que se traduce en una insuficiencia respiratoria.

Se distinguen cuatro **tipos de anoxia**:

- **Anóxica:** disminución del oxígeno en sangre (ambiente, obstrucción de vías, enfermedad pulmonar).
- **Isquémica:** incapacidad de realizar la perfusión tisular (fallo cardíaco, *shock*).
- **Anémica:** disminución del trasporte de oxígeno en sangre (anemias, intoxicación por monóxido de carbono).
- **Histotóxica:** las células son incapaces de utilizar el oxígeno que les llega (p. ej., intoxicación por cianhídrico).

Dentro de las asfixias mecánicas se incluyen diversos procedimientos, pero todos ellos tienen en común la anoxia como mecanismo de muerte.

1.1.1. Ahorcadura

La ahorcadura es un tipo de asfixia mecánica que se produce por compresión extrínseca en el cuello. La presión se produce por un lazo sujeto a un punto fijo (diferencia con la estrangulación) y sobre el cual se soporta el peso del cuerpo.

Dependiendo de la **posición del cuerpo** hay dos tipos de ahorcadura:

- **Ahorcadura completa.** Se produce cuando el cuerpo está completamente suspendido y sin apoyo en ninguna superficie.
- **Ahorcadura incompleta.** Es la más frecuente y se produce cuando el cuerpo se encuentra apoyado en alguna superficie. Dentro de esta tipología se incluyen las situaciones en las que la persona esta con los pies apoyados en el suelo, sentada o tumbada sobre una superficie.

Dependiendo de la posición del nudo los tipos son:

- **Ahorcadura simétrica.** Es la que se produce cuando el nudo se encuentra debajo del mentón o en la región nucal.
- **Ahorcadura asimétrica.** Es la que se produce cuando el nudo se encuentra lateralizado, normalmente a la altura del pabellón auricular.

1.1.2. Estrangulación

Asfixia mecánica que se produce por la compresión externa del cuello aplicando una fuerza activa distinta del peso del propio cuerpo del fallecido. Puede realizarse mediante un lazo, las manos, el antebrazo o cualquier otra estructura rígida.

La estrangulación se distingue de la ahorcadura principalmente por: *a)* el cadáver no se encuentra suspendido y la fuerza que se hace sobre el lazo no es la del propio cuerpo del sujeto; *b)* la etiología médico-legal es esencialmente homicida; *c)* no solo puede ser realizada mediante un lazo, sino que podrá producirse también con el cuerpo bien manualmente o bien con el antebrazo.

1.1.3. Sofocación

La sofocación es un término genérico que incluye varios tipos de asfixia mecánica que tienen en común que su mecanismo es exclusivamente la anoxia anóxica.

La etiología médico-legal homicida y suicida será excepcional. Lo más habitual es que se produzca una oclusión de los orificios respiratorios de forma accidental:

- Niños con bolsas de plástico en la cabeza.
- Acto sexual.
- Apoyos en la almohada en casos de intoxicación etílica y epilepsia.

1.1.4. Sumersión

La sumersión es un tipo de muerte asfíctica que se produce al introducirse el organismo en un medio líquido (generalmente el agua). No debe incluirse bajo el término de sumersión la penetración de material semilíquido o pastoso en la vía respiratoria (como en la broncoaspiración de contenido gástrico líquido, en cuyo caso estaríamos hablando de sofocación por oclusión de las vías respiratorias).

El proceso es el siguiente: al caer en el agua, el sujeto realiza una inspiración profunda antes de hundirse, se produce una apnea voluntaria, con lo que aumenta la concentración de dióxido de carbono y disminuye la de oxígeno; esto se sigue de una inspiración forzada y la inhalación de agua, que desemboca en la anoxia cerebral, con convulsiones y muerte.

1.2. Cuestiones de interés médico-forense

Una vez determinado que nos hallamos ante una muerte asfíctica, las principales cuestiones de interés médico-legal son:

- **Diagnóstico de la causa de la muerte:**
  - Mediante la demostración de alteraciones típicas.
  - Estudio de la vitalidad: con el objeto de ver si las lesiones asfícticas se produjeron en vida o son postmortales; incluye la presencia de fracturas, infiltrados hemorrágicos, roturas musculares y demostración histológica-histoquímica.
- **Etiología médico-legal:**
  - Estudio cuidadoso del lugar de los hechos.
  - Objetivación de lesiones defensivas.
  - Valorar antecedentes.
- Será necesario realizar siempre **estudio toxicológico**.
- Establecimiento de la **data de la muerte**: será especialmente complicado en los casos de sumersión.

2. Muerte súbita en el adulto

2.1. Concepto

La muerte súbita es una muerte natural, de carácter inesperado e imprevisto, de evolución rápida y de causa desconocida. El hecho de que se trate de una muerte natural implica que ha sido producida por causas biológicas.

Es importante remarcar que la muerte súbita es, por definición, una **muerte natural**, aunque al principio de la investigación no se pueda asegurar con certeza y se llegará a esta conclusión tras la realización de una autopsia médico-legal. En los antecedentes médicos, el fallecido no presentaba ninguna enfermedad conocida o, si la presentaba, esta no estaba en un estadio evolutivo que pueda justificarse como causa probable de muerte. Además, para que se pueda definir como muerte súbita, esta debe producirse dentro de las primeras 24 horas desde el comienzo de los síntomas, aunque muchas veces no ha habido ningún tipo de sintomatología previa al deceso y debuta en forma de parada cardiorrespiratoria.

La muerte súbita, por definición, es una muerte natural.

2.2. Epidemiología y factores de riesgo

Estadísticamente se considera que el 12-32 % de las muertes por causa natural son muertes súbitas. La mayoría son originadas por enfermedades cardiovasculares, siendo la más habitual la patología aterosclerótica (50-66 % de las muertes súbitas), que desencadena un infarto agudo de miocardio.

Los factores de riesgo para sufrir una muerte súbita están, por tanto, asociados a los factores de riesgo característicos de las patologías de origen cardiovascular:

- Obesidad.
- Hipercolesterolemia.
- Diabetes mellitus.
- Hipertensión arterial.
- 55-65 años (máximo pico de incidencia).
- Varones (2-7 veces).
- Enfermedades hereditarias.
- Tabaquismo (activo o pasado).

2.3. Enfermedades que causan la muerte súbita

Según el aparato o sistema involucrados son:

- **Aparato cardiovascular:** alteraciones coronarias ateroescleróticas, miocardiopatías, alteraciones coronarias no ateroescleróticas, anomalías en el sistema de conducción, alteraciones valvulares, etcétera.
- **Aparato respiratorio:** tromboembolismo pulmonar, crisis asmática aguda, etcétera.
- **Sistema nervioso:** epilepsia, hemorragia subaracnoidea, hemorragia intraparenquimatosa, etcétera.
- **Otras:** hemorragias agudas del aparato gastrointestinal, hemorragias agudas del aparato respiratorio, coma metabólico (diabetes mellitus, hipotiroidismo), rotura de embarazo ectópico en la mujer embarazada, etcétera.

Tras la realización de la autopsia podemos encontrarnos ante dos situaciones:

- **Muerte súbita lesional.** Es aquella en la que los hallazgos en la autopsia explican la muerte por sí mismos (macroscópicos, microscópicos, bioquímicos y/o toxicológicos).
- **Muerte súbita funcional sin sustrato lesivo.** No se encuentran alteraciones anatómicas ni en los estudios complementarios que justifiquen la causa de la muerte. Estaríamos entonces ante una «autopsia blanca». En este caso se deben extremar las precauciones sobre el origen traumático, toxicológico, etc. y recabar información de familiares, etc. para descartar definitivamente la muerte violenta.

Puntos clave

- **Asfixias** (anóxica, isquémica, histotóxica):
  - Ahorcadura:
    - Según la posición del cuerpo: completa e incompleta.
    - Según la posición del nudo: simétrica o asimétrica.
  - Estrangulación: asfixia mecánica.
  - Sofocación.
  - Sumersión.

- **Muerte súbita en el adulto:** es una muerte natural, de carácter inesperado e imprevisto, de evolución rápida y de causa desconocida.
- **Enfermedades que causan muerte súbita:** cardiovasculares, del sistema respiratorio, del sistema nervioso, y otras enfermedades como hipertensión arterial, obesidad o diabetes.

10 Síndrome de muerte súbita del lactante

Orientación MIR

Es importante en este tema conocer todos los factores de riesgo que se relacionan con la muerte súbita del lactante.

1. Concepto

El síndrome de muerte súbita del lactante (SMSL) se define como la muerte súbita e inesperada de un lactante, menor de 1 año de edad, que queda sin explicación tras un estudio *post mortem* completo. La autopsia resulta fundamental para distinguir el SMSL de causas explicables de muerte como malformaciones congénitas, infecciones o maltrato infantil (MIR 2021-2022, P087).

Junto con los accidentes, el SMSL representa la primera causa de muerte en lactantes en el período posneonatal.

En cuanto a la etiología de este síndrome, se postula que podría existir una disfunción bulbar que afecte a la función cardiorrespiratoria. Aunque no se conoce la etiología exacta del SMSL, sí se han identificado factores de riesgo asociados a su aparición, que conviene conocer para su prevención. Se han identificado igualmente algunos polimorfismos genéticos más frecuentes en estos lactantes. Existe la hipótesis que explica que lactantes genéticamente predispuestos, ante un ambiente desfavorable (factores de riesgo), pueden presentar una disminución de la regulación del sistema nervioso autónomo y de la activación cardiorrespiratoria, lo que conduciría al fatal desenlace del SMSL.

Ante un caso de muerte súbita infantil **siempre se deberá descartar la existencia de un posible origen criminal**. Existen fundamentalmente tres causas criminales de muerte súbita:

- Abuso o malos tratos.
- Asfixia.
- Abuso de sustancias tóxicas.

La existencia de una muerte súbita infantil de origen criminal está asociada a una serie de **factores de riesgo del origen criminal** que la hacen más probable. Entre ellos podemos destacar:

- Edad superior a 12 meses.
- Historia de muerte atípica para un SMSL: existencia de más de una muerte previa inexplicable en la familia; historia de violencia doméstica, abuso de sustancias o detenciones previas de los padres; existencia de varios casos de SMSL en la misma familia o muerte de gemelos al mismo tiempo.
- Factores relacionados con el embarazo/parto/cuidados del niño:
  - Embarazos no deseados.
  - Abortos fallidos, intentos provocados de abortos.
  - Escaso cuidado antenatal.
  - Parto fuera del hospital o llegada tardía al hospital.
  - Uso de drogas, alcohol o tabaco durante el embarazo.
  - Ausencia de historia de vacunaciones en el niño o revisiones pediátricas.
  - Mala alimentación y desnutrición.

2. Estudio médico-legal del síndrome de muerte súbita del lactante

Ante todo caso de muerte súbita infantil el médico forense deberá realizar un estudio secuencial que incluirá los siguientes puntos:

1. **Investigación de la escena de la muerte.** Observación de la higiene de la vivienda (viviendas con falta de higiene, hacinadas y caóticas indicarán sospecha de maltrato); búsqueda de alcohol o drogas (su existencia aumenta la sospecha de origen criminal); las señales de forcejeo o desorden en las ropas de cama del lactante o manchas de sangre en la cuna harán pensar en origen criminal; existencia de una ropas de cama defectuosas o inapropiadas; la existencia de productos tóxicos como insecticidas o juguetes peligrosos puede indicar origen accidental de la muerte.
2. **Interrogatorio a los padres del lactante.** Se debe recabar información sobre el historial médico del lactante (enfermedades que puedan predisponer a la muerte súbita), visitas al pediatra, historial de vacunaciones, historial obstétrico de la madre, muertes súbitas en otros hijos, reacción psicológica de los padres ante la muerte del lactante, perfil psicológico de los padres. La existencia de una disfunción familiar con hostilidad aumenta las sospechas de muerte criminal.
3. **Observación de la superficie corporal del lactante.** Se debe determinar la posición del lactante en el momento de la muerte, la existencia de marcas corporales (marchas cutáneas de asfixia o hematomas por malos tratos, deformaciones óseas por traumatismos, presencia de sangre en la nariz o en la boca en muertes por asfixia), cianosis marcadas (muertes por asfixia). Se determinará el peso del lactante para establecer una posible malnutrición. Asimismo, se buscarán elementos externos que pudieran estar taponando las vías respiratorias.
4. **Realización de un estudio radiológico completo *post mortem*.**
5. **Realización de la autopsia completa del lactante.** Incluirá la apertura de la cavidad craneal, el estudio histológico microscópico, la realización de un estudio toxicológico completo incluyendo las drogas de abuso, en especial la cocaína, y un estudio genético.

3. Hallazgos autópsicos en el síndrome de muerte súbita del lactante

En los casos de SMSL los principales hallazgos macroscópicos en la autopsia judicial van a ser inespecíficos:

- **Aspecto externo.** No existirán signos típicos de violencia en el examen externo del cadáver. Las zonas de coloración purpúrica en zonas declives (livideces) no constituyen signos de violencia sino fenómenos cadavéricos típicos. En ocasiones se puede observar material mucoso o espuma con tinte hemático alrededor de la boca o de la nariz, sin objetivarse traumatismos.
- **Aspecto interno.** Lo más característico es que no tiene alteraciones relevantes, y se apreciarán alteraciones normales e inespecíficas:
  - Congestión y edema pulmonar.
  - Petequias viscerales.
  - Contenido de sangre en el fluido gástrico.
  - Hiperplasia de los tejidos linfoides. Es necesario saber que en todos los niños existe un aumento del tamaño de los órganos linfoides completamente normal y fisiológico.

En la Tabla 10-1 y la Tabla 10-2 se muestran los **factores de riesgoambientales** asociados con un aumento del riesgo del SMSL (MIR 2006-2007, P180; MIR 2003-2004, P180).

Está indicada la monitorización domiciliaria a los lactantes hermanos de víctimas del SMSL y a los lactantes que han presentado un episodio aparentemente letal.

El **episodio aparentemente letal** se define como un episodio de cianosis con cambios del nivel de consciencia y del tono muscular que requiere la actuación urgente de la persona que lo presencia por temer por la vida del paciente. Ante uno de estos episodios se debe realizar una historia clínica minuciosa y exploraciones complementarias que descarten patología infecciosa, respiratoria, cardiológica, metabólica o digestiva (como el reflujo gastroesofágico). En caso de no encontrar una causa tratable y de ser un niño de riesgo, se puede indicar la monitorización domiciliaria del paciente.

Tabla 10-2. Factores de riesgo del lactante asociados al síndrome de muerte súbita del lactante
Edad: máxima incidencia a los 2-4 meses
Sexo masculino
Raza: afroamericanos
Ausencia de lactancia materna
Ausencia de chupete
Prematuridad
Posición de decúbito prono o lateral al dormir (MIR 2003-2004, P166)
Infección recientee
Exposición al tabaco
Colchón blando
Colecho
Calentamiento excesivo (sobreabrigo)
Época de invierno
Hermano con antecedente de síndrome de muerte súbita del lactante
Intervalo QT largo en el electrocardiograma

Tabla 10-1. Factores de riesgo maternos o perinatales asociados al síndrome de muerte súbita del lactante
Elevación de la concentración de α-fetoproteína sérica en el segundo trimestre
Tabaquismo
Consumo de alcohol o drogas
Déficit nutricional
Asistencia prenatal inadecuada
Menor nivel educativo o socioeconómico
Menor edad
Madre soltera
Intervalo corto entre las gestaciones
Hipoxia intrauterina
Retraso del crecimiento intrauterino

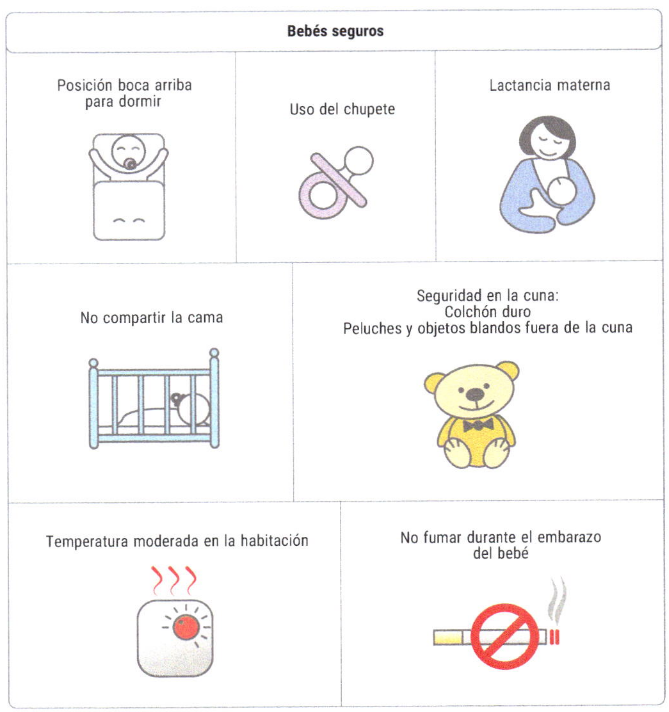

Fig. 10-1 | Consejos para que un bebé esté seguro.

Prevención del SMSL:

- **Favorecer:** dormir en decúbito supino (boca arriba), chupete, lactancia materna, colchón duro.
- **Evitar:** tabaquismo, decúbito prono (dormir boca abajo), sobreabrigo, objetos blandos en la cama, colecho.

El lactante típico de más riesgo (epidemiológicamente) cumpliría las siguientes condiciones: lactante varón, de 2-4 meses de edad, durante los meses de invierno, durante la noche, expuesto a tabaquismo, con antecedentes de prematuridad o de crecimiento intrauterino retardado, de entorno socioeconómico bajo, con madre soltera, en mal estado nutricional durante la gestación o consumidora de sustancias de abuso. Peor aún si este niño duerme en la cama de sus padres, en colchón blando, sin chupete, sobreabrigado y boca abajo.

En la Fig. 10-1 se muestran varios consejos para la seguridad del bebé.

Puntos clave

- El SMSL supone una de las principales causas de mortalidad en los niños de entre 1 y 12 meses de edad.
- Recuerda los factores de riesgo y los factores protectores asociados al SMSL:
  - El mayor factor de riesgo es dormir en posición de decúbito prono.
  - El principal factor protector es la lactancia materna.

11 Psiquiatría forense

Orientación MIR

No ha habido preguntas sobre este tema en el examen MIR hasta ahora. Pero cada vez estos temas van cobrando más importancia, incluso hay preguntas que se relacionan con ellos (MIR 2011-2012, P131). Por ello es importante conocer algunos conceptos clave.

1. Concepto

La Psiquiatría Forense es la disciplina de especialización de la Medicina Forense y la Psiquiatría que evalúa aquellos casos en los que una persona, a consecuencia de su salud mental, necesita una consideración especial ante la ley.

2. Prueba pericial psiquiátrica

La entrevista psiquiátrica debe partir de una estructura común y que se considera más extensa a la historia clínica que es necesaria recoger en otras especialidades y periciales. Incluye:

- Datos generales: se deben recoger todos los datos biográficos importantes y que pudieran haber influido en la salud mental del peritado (nombre y apellidos, teléfono, dirección, fecha de nacimiento, edad, sexo, etcétera).
- Motivo de consulta o, lo que es lo mismo, pericial solicitado.
- Antecedentes psiquiátricos personales incluyendo: diagnósticos ya realizados, si ha precisado internamientos psiquiátricos o no, seguimiento y tratamientos farmacológicos que tiene prescritos, etcétera.
- Antecedentes psiquiátricos familiares.
- Antecedentes somáticos personales.
- Historia actual: estado actual en el curso de la patología.
- Exploración psicopatológica.
- Tentativa diagnóstica: siempre debe ajustarse a criterios diagnósticos internacionalmente establecidos, ya sean los criterios diagnósticos establecidos por la Organización Mundial de la Salud en la *Clasificación Internacional de Enfermedades, 10ª edición* (CIE-10) o por la Asociación Americana de Psiquiatría en el *Manual Diagnóstico y Estadístico de los Trastornos Mentales, 5ª edición* (DSM-V).

3. Exploración psicopatológica

La exploración psicopatológica va a ser de verdadero interés, ya que en ella se va a basar el análisis de las alteraciones en la salud mental. Siempre deberá precisarse si existe alguna alteración y si la misma es persistente o no.

4. Imputabilidad y medidas de seguridad

El concepto de **imputabilidad** se define como la capacidad de comprender la ilicitud del acto que se está cometiendo y la capacidad de obrar conforme a esa comprensión. La **base psicológica** comprende el conjunto de facultades psíquicas mínimas que debe poseer un sujeto autor de un delito para ser declarado responsable del mismo.

Se considera que la imputabilidad es un concepto jurídico, y que el médico forense o perito psiquiatra debe hablar de las características básicas que la delimitan.

Las dos condiciones que determinan la imputabilidad son:

- **La capacidad cognitiva:** que en el momento de la ejecución del hecho la persona posea la inteligencia y el discernimiento de sus actos.
- **La capacidad volitiva:** que goce de la libertad de su voluntad, es decir, de su libre albedrío.

5. Internamiento psiquiátrico. Inmovilización de pacientes

5.1. Internamiento psiquiátrico

El médico que atiende en Urgencias a una persona mentalmente incapacitada (que padezca enfermedades o deficiencias persistentes de carácter psíquico que le impidan gobernarse por sí misma, o con un trastorno psíquico de carácter agudo) debe valorar si el estado en el que se encuentra el paciente puede suponer peligro o riesgo para la vida e integridad física del propio paciente o de terceros.

El internamiento psiquiátrico será una medida solo justificada en los casos realmente necesarios, cuando no sea posible aplicar otro tipo de terapéutica ambulatoria sin riesgo para la vida y la integridad física para el paciente o para terceros. Siempre será una medida con una duración lo más corta posible y nunca como forma de vigilancia.

En la práctica, todo internamiento de un enfermo mental en una institución hospitalaria puede incluirse en alguno de los siguientes supuestos:

- **Internamiento voluntario (sin repercusión judicial ni médico-forense).** Hay consentimiento por parte del paciente. En cualquier momento se puede revocar dicho consentimiento y pasar de voluntario a internamiento involuntario.
- **Internamiento psiquiátrico involuntario.** Viene regulado en el artículo 763 de la Ley de Enjuiciamiento Civil. Se da en patologías que cursan con períodos estables y desestabilizaciones graves durante las cuales los enfermos no son capaces de gobernarse y suponen un peligro para sí mismos o para otros, como por ejemplo brotes agudos psicóticos,

trastornos psicorgánicos, intoxicaciones por drogas con efectos psicopatológicos, ideas y actos suicidas, etcétera.

- **Internamiento forzoso urgente.** El paciente ofrece una negativa clara al internamiento o no está en condiciones de decidir y existe indicación médica urgente. Bajo criterio médico se procede al internamiento del paciente. Se debe dar cuenta al juez en el plazo máximo de 24 horas. La comisión judicial tendrá 72 horas para acudir al centro de internamiento y escuchar y valorar el estado psiquiátrico del internado. Todo el proceso queda resumido en la Fig. 11-1.
- **Internamiento forzoso ordinario o no urgente**. Se pondrá en conocimiento de la autoridad judicial la propuesta de ingreso del enfermo antes de que se haga efectivo el internamiento. El juez y el facultativo por él designado procederán al examen; el juez concederá o denegará la autorización y pondrá los hechos en conocimiento del Ministerio Fiscal.

5.2. Inmovilización de pacientes

La **inmovilización terapéutica** o **contención física** consiste en la inmovilización de un paciente en la cama con correas y cinturones de sujeción. Es el último recurso terapéutico que se utiliza en situaciones extremas, para garantizar la seguridad del paciente y de su entorno, cuando han fracasado otros medios de contención (verbal, distracción, medidas ambientales y/o de conducta y el abordaje farmacológico). La indicación de sujeción la hará el médico responsable del caso o el que esté de guardia. En su ausencia, el enfermero está autorizado para iniciarla, pero debe comunicarlo al médico inmediatamente.

6. Atención a pacientes conflictivos-agresivos

En los últimos años ha aparecido alguna pregunta sobre pacientes que se muestran agresivos en su relación con el facultativo que les atiende. Ante estas preguntas, utiliza el sentido común y seguramente darás con la respuesta adecuada.

El médico debe controlar las emociones que el paciente le produce y tratar de manejar la situación de una forma eficaz. La irritabilidad del paciente puede aumentar si intentamos ignorarlo o discutimos con él mientras se encuentra dominado por la ira. Lo mejor es dar al paciente un espacio para que se exprese y poder recoger así su demanda; probablemente se calme y reconozca posteriormente lo inadecuada de su reacción (MIR 2011-2012, P131).

7. Incapacidad civil

La ley considera la posibilidad de que un enfermo o una persona con discapacidad mental tengan mermada su capacidad de obrar y prevé su protección para garantizar su capacidad de autocuidado y de gestión jurídica y patrimonial.

Con la publicación de la **Ley 8/2021 por la que se reforma la legislación civil y procesal para el apoyo a las personas con discapacidad en el ejercicio de su capacidad jurídica**, se impone el cambio de un sistema como el hasta ahora vigente en nuestro ordenamiento jurídico, en el que predominaba la sustitución en la toma de las decisiones que afectan a las personas con discapacidad, por otro basado en el respeto a la voluntad y las preferencias de la persona, quien, como regla general, será la encargada de tomar sus propias decisiones.

El proceso de incapacidad puede ser reversible en caso de que la patología pueda revertir o curarse (p. ej., una incapacidad para gestionar los bienes en los ludópatas). En los procesos crónicos e irreversibles (como en la enfermedad de Alzheimer) la incapacidad no se revertirá, y el juzgado se encargará de supervisar periódicamente el estado del incapaz y de sus intereses.

En el **informe de incapacidad** habrá que concluir:

- Cuál es la enfermedad que padece la persona.
- Cuál es la etiología del proceso.
- Si es crónico o no y la posibilidad de revertir o curarse.
- Valoración sobre las distintas habilidades en la vida diaria y la necesidad de apoyos específicos en cada área, no hablando nunca de incapacitación ni limitación de derechos:

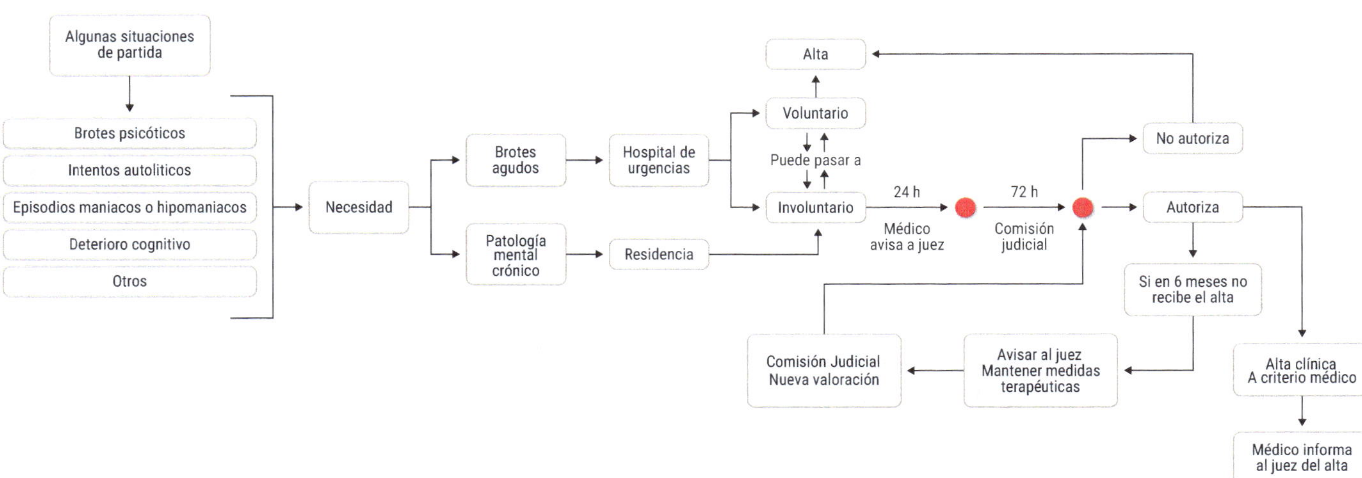

Fig. 11-1 | Procedimiento para el internamiento forzoso urgente.

- Apoyo para comprender términos económicos, gestiones bancarias, manejo de dinero del bolsillo, etcétera.
- Apoyo para tomar decisiones médicas o quirúrgicas.
- Apoyo para realizar actividades básicas: aseo, comidas, movilidad, etcétera.
- Apoyo para realizar contratos y gestiones administrativas, etcétera.

Puntos clave

- La Psiquiatría Forense es una rama de la Medicina que se ocupa de la intersección entre la Psiquiatría y el Derecho. Su objetivo principal es evaluar y proporcionar opiniones médicas sobre cuestiones relacionadas con la salud mental en el ámbito legal. Los psiquiatras forenses pueden estar involucrados en casos como la evaluación de la capacidad mental de una persona para enfrentar un juicio, la determinación de la responsabilidad penal en casos de trastornos mentales y la evaluación de la aptitud parental en disputas de custodia.
- El internamiento psiquiátrico es el proceso mediante el cual una persona es ingresada en un hospital psiquiátrico o centro de salud mental involuntariamente debido a su condición de salud mental. En el marco médico-legal el internamiento psiquiátrico se rige por leyes y regulaciones específicas que varían según el país. Estas leyes establecen los criterios y los procedimientos que deben seguirse para asegurar que el internamiento sea justificado y se respeten los derechos del paciente. En general, se requiere que exista un riesgo significativo para la seguridad del individuo o para la seguridad de los demás antes de que se pueda ordenar un internamiento involuntario.
- La incapacidad civil se refiere a la situación en la cual una persona es declarada legalmente incapaz de tomar decisiones o gestionar sus propios asuntos debido a una condición mental o física que le impide hacerlo de manera competente. La incapacidad civil puede ser total o parcial, y puede ser temporal o permanente.

12 Principios de bioética y relación médico-paciente

Orientación MIR

Las preguntas sobre aspectos de la bioética y de relación médico-paciente han aumentado en los últimos años. La mayoría de las cuestiones que se preguntan se pueden contestar utilizando el sentido común, pero conviene que tengas claros algunos conceptos teóricos que repasamos a continuación.

1. Principios de bioética

La bioética sanitaria introduce los valores morales en la práctica clínica con el fin de mejorar la calidad asistencial. Es necesario imponer un límite a la actuación y decisiones de los profesionales sanitarios en su interacción con el usuario basado en el respeto a la libre decisión del paciente. El criterio ético fundamental que regula la bioética es el respeto al ser humano, a sus derechos y, sobre todo, a su dignidad.

Los **principios bioéticos fundamentales** son (MIR 2018-2019, P205; MIR 2011-2012, P125):

- **Principio de autonomía.** Capacidad de tomar decisiones por uno mismo sin influencia de personas externas. Este principio se debe respetar salvo cuando se den situaciones en que las personas no sean autónomas o estén incapacitadas (MIR 2011-2012, P125) El **consentimiento informado (CI)** es la máxima expresión de este principio, y constituye un derecho del paciente y un deber del profesional sanitario (MIR 2012-2013, P185).
- **Principio de justicia.** Evita las situaciones de desigualdad con un equitativo reparto de los recursos sanitarios, atendiendo a parámetros como las necesidades personales, la capacidad económica, etc. Obliga al facultativo a realizar una adecuada gestión de los recursos (MIR 2014-2015, P136).
- **Principio de beneficencia.** Obligación de actuar en beneficio de otros promoviendo sus legítimos intereses y suprimiendo perjuicios. Se debe promover el interés del paciente, utilizando la formación que posee el profesional sanitario para recomendarle lo más conveniente. Actualmente, en nuestro modelo sanitario el principio de autonomía se sitúa en primer lugar, por delante del de beneficencia, que era más propio de una medicina «paternalista» donde la opinión que primaba era la del facultativo.
- **Principio de no maleficencia.** Evita realizar de forma intencionada acciones que puedan causar daño o perjudicar a otros. A veces las actuaciones médicas causan un daño para producir un beneficio final, debiendo prevalecer el beneficio sobre el perjuicio (estado de necesidad).

El principio de autonomía permite que el paciente, adecuadamente informado, decida sobre su proceso clínico (MIR 2022-2023, P180). El de justicia impone límites morales y prácticos a la acción de los profesionales y a las decisiones de los pacientes. El principio de beneficencia es el que guía la acción médica, y el de no maleficencia impide realizar lo que es malo para el paciente.

> La relación profesional médico-paciente se basa fundamentalmente en los principios de beneficencia y autonomía, pero cuando estos principios entran en conflicto, es el de justicia el que media entre ellos. La política sanitaria se basa en el principio de justicia.

2. Relación médico-paciente. Atención al paciente en situaciones especiales

La relación médico-paciente tiene como eje fundamental los derechos del paciente, entre los que destacan el **derecho a la información**, **el consentimiento informado**, el **derecho a la intimidad y confidencialidad de la información**, el **deber de protección** y el **deber de secreto** respecto a dichos datos. Lógicamente, esta relación debe mantenerse dentro del rigor profesional (MIR 2015-2016, P183).

Recordemos algunos de los aspectos más importantes:

- **Derecho a la información.** El paciente tiene derecho a conocer toda la información disponible sobre su estado de salud, salvo en los supuestos exceptuados por la ley. El titular del derecho a la información es el paciente, aunque también podrán ser informadas las personas a él vinculadas por razones familiares o de hecho, en la medida en que el paciente lo permita de manera expresa o tácita. Incluso será informado el paciente en casos de incapacidad y de menores hasta los 16 años que no tengan la capacidad intelectual o emocional suficiente para comprender el alcance de la intervención. El médico tiene que asegurarse en todo momento de que el paciente ha comprendido la información que le ha facilitado, para que posteriormente pueda dar su consentimiento de forma efectiva (MIR 2014-2015, P133).
- **Forma y contenido de la información.** Como norma general la información debe ser verbal, dejando siempre constancia escrita en la historia clínica. La información será por escrito en los casos de intervención quirúrgica y en procedimientos diagnósticos y terapéuticos invasores que impliquen riesgos para la salud del paciente.

3. Normativa en la investigación biomédica

La investigación biomédica se hará con las siguientes garantías:

- Se asegurará la protección de la dignidad e identidad del ser humano garantizándose el respeto a la integridad y a sus demás derechos y libertades fundamentales.
- La salud, el interés y el bienestar del ser humano que participe en una investigación biomédica prevalecerán por encima del interés de la sociedad o de la ciencia. La investigación se desarrollará de acuerdo con el principio de precaución para prevenir y evitar riesgos para la vida y la salud.
- Las investigaciones a partir de muestras biológicas humanas se realizarán en el marco del respeto a los derechos y libertades fundamentales, con garantías de confidencialidad en el tratamiento de los datos de carácter personal y de las muestras biológicas, en especial en la realización de análisis genéticos.
- La autorización y desarrollo de cualquier proyecto de investigación sobre seres humanos o su material biológico requerirá el previo y preceptivo informe favorable del Comité de Ética de la Investigación (MIR 2019-2020, P053). Será siempre necesario el consentimiento informado por escrito de las personas que participen en una investigación biomédica.
- La donación y la utilización de muestras biológicas humanas será gratuita, cualquiera que sea su origen específico. Deberá garantizarse la trazabilidad de las células, tejidos y cualquier material biológico de origen humano, para asegurar las normas de calidad y seguridad, respetando el deber de confidencialidad. En el caso de la investigación con células y tejidos destinados a su aplicación en el ser humano, los datos para garantizar la trazabilidad deben conservarse durante al menos 30 años.
- Las investigaciones que implican procedimientos invasivos en seres humanos solo podrán llevarse a cabo en ausencia de una alternativa de eficacia comparable. Toda investigación biomédica que comporte algún procedimiento invasivo en el ser humano deberá ser previamente evaluada por el Comité de Ética de la Investigación correspondiente del proyecto de investigación presentado y autorizada por el órgano autonómico competente.
- Investigaciones durante el embarazo: solo podrá autorizarse una investigación sobre una mujer embarazada si cumple las siguientes condiciones:
  - Que tenga el objeto de contribuir a producir unos resultados que redunden en beneficio de otras mujeres, embriones, fetos o niños.
  - Que no sea posible realizar investigaciones de eficacia comparable en mujeres que no estén embarazadas.
  - Que la investigación entrañe un riesgo y un perjuicio mínimos para la mujer y, en su caso, para el embrión, el feto o el niño.
  - Que la embarazada o los representantes legales del niño, en su caso, presten su consentimiento.
- Investigaciones sobre personas incapacitadas: solo se podrán realizar con las siguientes condiciones:
  - Que los resultados de la investigación puedan producir beneficios reales o directos para su salud.
  - Que no se pueda realizar una investigación de eficacia comparable en individuos capaces de otorgar su consentimiento.

4. Comités de ética asistencial

Los Comités de Ética Asistencial (CEA) tienen como finalidad asesorar sobre posibles conflictos éticos que se pueden producir en la práctica clínica asistencial en el ámbito de las organizaciones e instituciones sanitarias, con el objetivo de mejorar la calidad de la asistencia sanitaria y proteger los derechos de los pacientes. Se constituyen tanto en centros de sanidad pública como privada.

Las **funciones** del CEA son:

- Proponer a la institución u organización aquellas medidas que incidan en la protección de los derechos de los ciudadanos, en relación con el sistema sanitario.
- Asesorar a los profesionales de la salud, ciudadanos y administraciones sanitarias en la toma de decisiones que planteen conflictos éticos.
- Analizar y proponer, si procede, posibles alternativas o soluciones a los conflictos éticos planteados.
- Proponer a la institución u organización protocolos de actuación para aquellas situaciones que, por su mayor frecuencia o gravedad, generen conflictos éticos en su ámbito de actuación.
- Colaborar y promover la formación en bioética de los profesionales sanitarios y no sanitarios de la institución u organización, así como la de los miembros del CEA.

En ningún caso serán funciones o competencias de los CEA las siguientes:

- Promover o amparar actuaciones jurídicas para la institución, las personas que trabajan en ella o los miembros del CEA.
- Emitir juicios sobre la ética profesional o las conductas de los pacientes y usuarios.
- Sustituir la responsabilidad de quien ha pedido su asesoría.
- Tomar decisiones de carácter vinculante.
- Realizar las que están atribuidas a los Comités de Ética de la Investigación (MIR 2019-2020, P053).
- Realizar estudios cuyo objetivo fundamental sea el análisis de asuntos sociales o económicos, directa o indirectamente relacionados con la asistencia sanitaria.

5. Responsabilidad del médico residente en la atención en Urgencias

El médico residente (MIR) tiene una serie de responsabilidad cuando desarrolla su labor en la atención en Urgencias:

- El MIR debe identificarse de forma clara como médico que presta una asistencia al paciente, dejando constancia en la historia clínica. Si no consulta con el adjunto y emite un informe de alta, el adjunto adquiere una responsabilidad indirecta (*in vigilando*), ya que debería conocer las actuaciones del MIR; pero el MIR adquiere la responsabilidad directa por la toma unilateral de decisiones si no solicita la supervisión de un MIR con experiencia (residente «mayor» de cuarto o quinto año) o del adjunto responsable en el servicio de urgencias.

- ✔ Puede existir responsabilidad compartida entre el MIR y el adjunto si, habiendo sido supervisado el paciente por el médico adjunto, hay algún problema con el paciente.
- ✔ La realización de altas médicas es una más de las múltiples tareas (historiar, explorar, diagnosticar, etc.) que el médico debe llevar a cabo. A dicho informe tiene derecho todo paciente, familiar o persona vinculada a él en su caso. Será emitido por el médico responsable del paciente y tendrá como contenido básico los datos relativos al paciente, un resumen de su historial clínico, la actividad asistencial prestada, el diagnóstico y las recomendaciones terapéuticas. Independientemente de dicho contenido mínimo, las características, requisitos y condiciones de los informes de alta se determinarán reglamentariamente por las administraciones sanitarias autonómicas.
- ✔ El MIR de primer año debe ser supervisado de presencia física por el facultativo responsable, y todo informe que emita debe estar firmado por él mismo y por el facultativo responsable del servicio de Urgencias en cada momento (tanto en la rotación como en las guardias).
- ✔ Los MIR (a partir del segundo año y siempre que hayan sido evaluados positivamente en su evaluación anual) pueden dar altas en función de sus conocimientos y responsabilidad profesional alcanzada (lo cual será evaluado por el tutor), teniendo siempre en cuenta que deberá contar con la aprobación de su médico adjunto en el destino final del paciente.

Alta voluntaria. Es la que se produce cuando el enfermo solicita irse de Urgencias sin haber completado sus pruebas o tratamiento a pesar de las recomendaciones del personal médico, o en caso de que el facultativo prescriba el ingreso, pero el paciente se niegue a ello. En estos casos, si el enfermo tiene plena capacidad para entender el alcance de su negativa, deberá firmar los impresos de solicitud de «Alta voluntaria» que existen a tal efecto en los servicios de Urgencias. En caso contrario, se deberá informar y solicitar la firma de dicho documento a los representantes legales. Hay que tener en cuenta que siempre que la opinión de los padres suponga poner en peligro la vida o la integridad física del enfermo, se deberá poner el caso en conocimiento del jefe de la guardia y de la autoridad judicial competente para que decida.

6. Transfusiones de hemoderivados en situaciones especiales. Consentimientos prestados con limitaciones

A veces el paciente limita su consentimiento solo a una determinada parte o a un determinado procedimiento diagnóstico y/o terapéutico, lo cual debe ser respetado salvo que nos encontremos ante pacientes menores de edad o incapacitados. Algunos ejemplos serían los siguientes casos:

- ✔ Los testigos de Jehová pueden negarse a recibir transfusiones de sangre; sin embargo, ello no implica la negativa al resto del tratamiento o a otro tratamiento alternativo que el interesado acepte. El médico deberá valorar la posible existencia de alternativas terapéuticas que no requieran transfusión de sangre. En todo caso, en la actualidad no plantea ningún problema la negativa de un paciente mayor de edad, y con su capacidad plena, para que sea respetada su voluntad de no ser intervenido si ello supone la necesidad de realizar una transfusión.
- ✔ Por el contrario, si nos encontrásemos ante pacientes menores de edad, y ni estos ni sus padres o tutores aceptan el tratamiento o la transfusión, se deberá solicitar la autorización judicial. En el caso de que nos encontrásemos ante pacientes mayores de 16 años con la suficiente madurez y estos aceptasen el tratamiento y la transfusión, aunque sus padres se nieguen, se deberá proceder a realizarla (MIR 2014-2015, P132).
- ✔ Un paciente afecto de cualquier enfermedad, por grave que esta sea, puede consentir únicamente un tratamiento paliativo, pero no hacerlo en aquellos que tienen por objeto prolongar la vida.

7. Rechazo de tratamiento o denegación de consentimiento

Así como en la toma de decisiones de limitación del esfuerzo terapéutico el peso principal de la decisión recae en el profesional (el profesional conoce lo que está o no indicado en una determinada situación), en las decisiones de rechazo de tratamiento o denegación de consentimiento el protagonismo total corresponde al paciente (MIR 2022-2023, P182).

En un contexto de toma de decisiones compartida el médico ha de respetar el derecho del paciente a rechazar total o parcialmente una prueba diagnóstica o un tratamiento. Para poder hacerlo, es necesario que el paciente haya recibido y haya entendido toda la información necesaria sobre las indicaciones de dichas técnicas y tratamientos, así como de las consecuencias que se puedan derivar de no realizarlos. Las decisiones autónomas de los pacientes pueden ser de aceptación o de rechazo de la propuesta del tratamiento indicado por los profesionales como el más beneficioso para su situación clínica, aunque el rechazo puede implicar la posibilidad de que el paciente ponga en serio peligro su salud o su vida. Solo en situaciones excepcionales, como el peligro para la salud pública o ante una emergencia vital súbita e inesperada que no permite demoras en la atención y cuando no haya constancia previa de las preferencias del paciente, los profesionales pueden actuar sin su consentimiento.

La Ley 41/2002, de 14 de noviembre, básica reguladora de la autonomía del paciente y de derechos y obligaciones en materia de información y documentación clínica, con respecto al rechazo de tratamientos, en el artículo 2, apartados 3 y 4, dice lo siguiente respectivamente: «El paciente o usuario tiene derecho a decidir libremente, después de recibir la información adecuada, entre las opciones clínicas disponibles» y «Todo paciente o usuario tiene derecho a negarse al tratamiento, excepto en los casos determinados en la Ley; su negativa al tratamiento constará por escrito». Y en el apartado 5 del artículo 8 consigna el derecho a revocar el consentimiento: «El paciente puede revocar libremente por escrito su consentimiento en cualquier momento».

- El rechazo al tratamiento no puede confundirse con la eutanasia o el suicidio asistido.
- Si un paciente está incapacitado, no pierde su derecho a rechazar tratamientos ya que puede haber expresado sus deseos anticipadamente. La mejor manera de hacerlo es mediante el documento de instrucciones previas o voluntades anticipadas (coloquialmente conocido también como «testamento vital»). El respeto de las instrucciones previas, en una situación clínica claramente prevista por ellas, en la que un paciente solicita la suspensión o no inicio de un tratamiento es una obligación ética y jurídica vinculante para los profesionales, por encima incluso de sus opiniones sobre el posible beneficio clínico que se obtendría de instaurar la medida que se considera indicada. Esta obligación de respeto también está por encima de las opiniones de la familia o del representante designado por el propio paciente en su documento de voluntades anticipadas, ya que este no podrá contravenir lo explicitado por el interesado si la situación está claramente incluida.
- Si el paciente no es capaz y no existen instrucciones previas, será el representante legal o persona con vínculos familiares o de hecho con el paciente el que tome las decisiones en lugar del paciente. Ese representante o familiar velará por realizar los deseos expresos del paciente. Si estos no son conocidos, procurará reconstruir entonces, a partir de su conocimiento del paciente, lo que probablemente habría preferido, y si tampoco esto es posible, en última instancia buscará lo que se estime como mayor beneficio clínico para el paciente.

Puntos clave

- Los principios de la bioética que rigen la atención médica son el principio de autonomía, de justicia, de beneficencia y de no maledicencia. En la actualidad debe primar el de autonomía del paciente sobre los demás.
- La autorización y desarrollo de cualquier proyecto de investigación sobre seres humanos o su material biológico requerirá el previo y preceptivo informe favorable del Comité de Ética de la Investigación. Será siempre necesario el consentimiento informado por escrito de las personas que participen en una investigación biomédica.
- En el caso de que nos encontrásemos ante pacientes mayores de 16 años con la suficiente madurez y estos aceptasen el tratamiento y la transfusión de sangre, aunque sus padres se nieguen, se deberá proceder a realizarla.

13 Competencia y capacidad. Menor maduro. Aborto/interrupción voluntaria del embarazo. Donación y trasplante de órganos

Orientación MIR

Temas que cada vez cobran mayor importancia. En el examen MIR 2022 ha habido una pregunta de donación de órganos en menores. Hay que conocer y tener claro conceptos clave como menor maduro, competencia, menor maduro y donación de órganos, menor maduro e interrupción voluntaria del embarazo, etcétera.

1. Competencia y capacidad. Menor maduro

Respeto a la autonomía. La autonomía supone el derecho de los pacientes a tomar las decisiones que consideren mejor para su salud. La autonomía se ejerce a través del proceso de consentimiento informado (CI), que en el artículo 3 de la Ley 41/2002 queda definido como: «La conformidad libre, voluntaria y consciente de un paciente, manifestada en el pleno uso de sus facultades después de recibir la información adecuada, para que tenga lugar una actuación que afecta a su salud».

La Ley 41/2002, de 14 de noviembre, básica reguladora de la autonomía del paciente y de derechos y obligaciones en materia de información y documentación clínica, modificada en septiembre de 2015, establece lo siguiente (Tabla 13-1):

- Actualmente la mayoría de edad sanitaria es a los **16 años.**
- En los **menores de 12 años**, el consentimiento lo darán los padres o el representante legal.
- **Entre los 12 y los 16 años**, será necesario escuchar la opinión del menor.

Cuando el paciente menor de edad no sea capaz intelectual ni emocionalmente de comprender el alcance de la intervención, en este caso el consentimiento lo darán los padres o el representante legal del menor, después de haber escuchado su opinión, conforme a lo dispuesto en el artículo 9 de la Ley Orgánica 1/1996 de Protección Jurídica del Menor.

Tabla 13-1. Autonomía del paciente

Menor de 12 años	Deciden los representantes legales
12-16 años	Si se considera menor maduro, puede tomar decisiones (salvo excepciones)*
16 años	Mayoría de edad sanitaria: puede tomar decisiones (salvo excepciones)*
18 años	Mayoría de edad legal: decide en todo

*Excepciones: interrupción voluntaria del embarazo, donación de órganos, ensayos clínicos, técnicas de reproducción asistida.

En **menores emancipados legalmente, o con 16 años cumplidos,** no cabe prestar el consentimiento por representación.

Menor maduro. Si el facultativo considera que el menor tiene capacidad intelectual y emocional completa suficiente para comprender la intervención concreta que se le propone, puede expresar su consentimiento sin necesidad de que esté complementado por el de sus progenitores.

Excepciones. Esto no es aplicable para técnicas de reproducción asistida, donación de órganos y participación en ensayos clínicos, en los que se establecen los 18 años para decidir de forma autónoma.

Decisiones en caso de padres separados. En las decisiones ordinarias que haya que tomar en relación con el menor, será el progenitor que tenga la guarda y custodia quien las tome. Respecto a las decisiones extraordinarias, como pueden ser las que impliquen la salud del menor, la decisión se tomará conjuntamente. En caso de desacuerdo, cualquiera de los dos progenitores del menor acudirá al juez. En este caso es recomendable que se aporte un informe médico donde se haga constar la necesidad de aplicar determinados tratamientos, lo que podrá ayudar a la autoridad judicial a decidir sobre la cuestión.

¿A quién debemos informar del proceso clínico y solicitar el consentimiento informado? Se informará y se solicitará el consentimiento informado al paciente. Aun en el caso de que se trate de menores de edad o incapacitados, se dará la información de modo adecuado a sus posibilidades de comprensión (MIR 2018-2019, P220). La ley establece como norma general que el consentimiento prestado por el menor maduro tiene valor jurídico, y únicamente el consentimiento será prestado por el representante legal del mismo si, después de haber escuchado su opinión (si tiene más de 12 años cumplidos), el facultativo considera que el paciente no es capaz ni intelectual ni emocionalmente de comprender el alcance de la intervención, las consecuencias y los riesgos que suponen rechazar el tratamiento.

Dentro de los menores de edad, existe una presunción respecto a la madurez de los **menores de edad emancipados o con 16 años cumplidos**, salvo en los casos de ensayos clínicos o por práctica de técnicas de reproducción humana asistida. Estos casos se rigen por las normas generales sobre la mayoría de edad y por las disposiciones especiales de aplicación.

En caso de duda sobre la capacidad o madurez del paciente se puede solicitar la valoración del paciente por parte de un psiquiatra. En el caso de que el médico dudase de la capacidad de hecho del paciente para tomar decisiones, siendo este mayor de 16 años o estando emancipado legalmente, y haya dado su consentimiento a la intervención, parece recomendable recabar de los familiares que asuman o no la decisión del paciente y, en caso de discordancia, ponerlo en conocimiento de la autoridad judicial. Por ello, la actitud a adoptar ante los requerimientos que plantee el menor con motivo de su asistencia debe definirse, en primer lugar, según la necesidad asistencial. Siempre, a partir de los 12 años, el menor debe ser informado y oído de cuanto se refiera a su dolencia y al tratamiento asistencial.

A partir de los 16 años, y siempre que las condiciones de madurez del menor se aprecien suficientes, su consentimiento es determinante de la asistencia y no cabe prestar el consentimiento por representación, pero se deberá informar a sus padres y su opinión será tenida en cuenta para la toma de la decisión correspondiente en los casos de actuaciones de grave riesgo. En caso de duda podrá ponerse el hecho en conocimiento de la autoridad judicial. Cualquier circunstancia irregular que pueda perjudicar al menor o que constituya un riesgo para su salud debe ser comunicada a la fiscalía de menores para la actuación que corresponda.

El **consentimiento informado** debe otorgarlo el paciente de forma libre y voluntaria siempre que sea competente. Cuando no sea así, se realizará el **consentimiento por representación.**

2. Interrupción voluntaria del embarazo

En agosto de 2022, con la nueva ley de la interrupción voluntaria del embarazo, que reforma la Ley Orgánica 2/2010, de 3 de marzo, las mujeres de entre 16 y 17 años podrán interrumpir voluntariamente su embarazo sin necesidad de ningún permiso de los padres o tutores legales. Se eliminan los 3 días de reflexión obligatorios para reafirmarse en su decisión desde que una mujer solicita abortar.

3. Donación de órganos

La donación tipo III de la clasificación de Maastricht modificada de Madrid (Tabla 13-2) hace referencia a la donación de órganos que acontece a partir de personas fallecidas por criterios circulatorios y respiratorios tras una limitación de tratamiento de soporte vital.

3.1. Activación del código de donante en asistolia

Todos los procedimientos existentes en España en este momento utilizan una secuencia muy similar en la activación del código de donante en asistolia, que se resume de la siguiente manera:

1. Llamada desde el lugar donde se está realizando el proceso asistencial de intento de reanimación del potencial donante al coordinador de trasplantes de guardia.
2. Constatación de los criterios de inclusión *in situ* como potencial donante de órganos en asistolia y primera comprobación del tiempo de asistolia y reanimación cardiopulmonar.
3. Activación del procedimiento por el coordinador de trasplantes hospitalario, aceptando el traslado del potencial donante al servicio de Urgencias. Aviso a todos los miembros del equipo de trasplantes.
4. Aviso a los servicios de Urgencias y Medicina Intensiva del hospital receptor de la inminente llegada del potencial donante.

3.2. Donación en asistolia controlada

Los pacientes más graves están sometidos a medidas de soporte vital, que sustituyen o apoyan la función de distintos órganos y sistemas: respiratorio, renal y hemodinámico. Cuando el estado de estos pacientes se deteriora hasta un punto de irreversibilidad o irrecuperabilidad, se procede de manera consensuada entre los profesionales y los familiares a retirar medidas desproporcionadas.

En la actualidad, la gran mayoría de los pacientes que fallecen en las unidades de cuidados intensivos (UCI) lo hacen después de alguna forma de limitación de tratamiento de soporte vital, que en muchos casos consiste en la extubación.

La consideración de la donación de órganos y tejidos tras el fallecimiento debería formar parte integral de los cuidados al final de la vida en la UCI. La donación de órganos tras la muerte en parada cardíaca tiene la enorme limitación de la isquemia caliente, que daña los órganos hasta hacerlos inviables para trasplante. Pero en los pacientes en quienes se ha decidido la retirada del soporte respiratorio y circulatorio, el fallecimiento suele ocurrir de forma inminente, en un margen temporal suficientemente corto, con un tiempo mínimo de isquemia caliente. Esto los diferencia de los donantes en asistolia no controlada, en los que la parada cardíaca se produce de manera imprevista y sin un conocimiento exacto de los tiempos de isquemia.

Es evidente que la extracción de un órgano de un donante vivo vulnera dos de los principios que regulan la relación clínica desde los tiempos de la medicina hipocrática: el principio de beneficencia y el de no maleficencia. No hay ningún beneficio para la salud del donante y, en cambio, se le causa un daño, una mutilación corporal. Si queremos que el acto de la extracción sea aceptado como una buena práctica médica, hemos de identificar los principios y valores que permitan justificar la excepción en el cumplimiento de los principios de beneficencia y no maleficencia. Resulta evidente que el motivo de la donación (el hecho de que un tercero, el receptor del órgano, pueda beneficiarse) puede ser un argumento para tener en cuenta; pero, precisamente por tratarse de un motivo ajeno a la relación clínica, no parece suficiente para que sea posible transgredir dos de los principios más tradicionales y sólidos en los que se asienta esta relación.

4. Trasplante de órganos

En el contexto de los trasplantes de órganos, la bioética desempeña un papel fundamental debido a los numerosos dilemas éticos que surgen en este campo. Algunos de los puntos clave son:

- ✔ **Escasez de órganos.** La demanda de órganos para trasplantes supera con creces la oferta disponible, lo que plantea interrogantes sobre la distribución justa y equitativa de los órganos escasos.

Tabla 13-2. Clasificación de Maastricht modificada (Madrid 2011)

Donación no controlada	I	Fallecido a la llegada	Incluye víctimas de una muerte súbita, traumática o no, acontecida fuera del hospital que, por razones obvias, no son resucitadas y que son trasladadas al hospital sin medidas de resucitación
	II	Resucitación infructuosa	Incluye pacientes que sufren una parada cardíaca y son sometidos a maniobras de reanimación que resultan no exitosas. En esta categoría se diferencian dos subcategorías: ✔ **IIa. Extrahospitalaria.** La parada cardíaca ocurre en el ámbito extrahospitalario y es atendida por el servicio de emergencias extrahospitalario, quien traslada al paciente al hospital con maniobras de cardiocompresión y soporte ventilatorio ✔ **IIb. Intrahospitalaria.** La parada cardíaca ocurre en el ámbito intrahospitalario, siendo presenciada por el personal sanitario, con inicio inmediato de maniobras de reanimación
Donación controlada	III	A la espera del paro cardíaco	Incluye pacientes a los que se aplica limitación del tratamiento de soporte vital tras el acuerdo entre el equipo sanitario y este con los familiares o representantes del enfermo
	IV	Paro cardíaco en muerte encefálica	Incluye pacientes que sufren una parada cardíaca mientras se establece el diagnóstico de muerte encefálica o después de haber establecido dicho diagnóstico, pero antes de que sean llevados a quirófano. Es probable que primero se trate de restablecer la actividad cardíaca, pero, cuando no se consigue, puede modificarse el proceso al de donación en asistolia

- **Consentimiento informado.** El proceso de obtención de órganos generalmente implica la donación voluntaria de un donante vivo o fallecido. Es esencial garantizar que el donante haya dado su consentimiento informado de manera libre y sin coerción.
- **Equidad y justicia.** La asignación de órganos debe basarse en criterios justos y equitativos, como la gravedad de la enfermedad, el tiempo en la lista de espera y la compatibilidad médica, en lugar de consideraciones discriminatorias o basadas en privilegios.
- **Donación de órganos de fallecidos.** Es crucial determinar el momento y los criterios adecuados para declarar la muerte de una persona y utilizar sus órganos para trasplantes. Además, es necesario asegurarse de que no se realicen extracciones de órganos sin el consentimiento adecuado y respetando la integridad y dignidad del fallecido.
- **Comercio de órganos.** El tráfico ilegal de órganos y el turismo de trasplantes plantean serios problemas éticos. La venta de órganos se considera inaceptable, ya que puede conducir a la explotación de los donantes y a desigualdades socioeconómicas.
- **Cuidado del donante y del receptor.** Se deben tomar todas las precauciones necesarias para garantizar la seguridad y el bienestar tanto del donante como del receptor durante todo el proceso de trasplante, incluida la evaluación exhaustiva, el seguimiento médico y el apoyo psicológico.

En general, la bioética busca equilibrar el avance científico y médico con los valores éticos y morales, asegurando la protección de los derechos y el bienestar de todas las partes involucradas en el proceso de trasplante de órganos.

Puntos clave

- El concepto de «menor maduro» se refiere a la capacidad de un menor de edad para tomar decisiones informadas y autónomas sobre su propia salud y bienestar.
- El principio ético subyacente es que, si un menor tiene la capacidad de entender plenamente los riesgos y beneficios de un tratamiento médico o una intervención, y puede tomar una decisión informada y razonable, su autonomía y derecho a participar en decisiones relacionadas con su propia salud deben ser respetados y considerados.
- La determinación de si un menor es maduro para tomar decisiones se basa en una evaluación individual de su capacidad de comprensión, razonamiento y juicio. Los profesionales de la salud y los especialistas en ética médica pueden estar involucrados en esta evaluación, considerando factores como la edad, el desarrollo cognitivo y emocional, la capacidad de entender la información relevante y la capacidad de apreciar las consecuencias de sus decisiones.
- Nueva ley de la interrupción voluntaria del embarazo de 2022 que reforma la Ley Orgánica de 2/2010, de 3 de marzo.
- La clasificación de Maastricht modificada es un sistema utilizado para categorizar y clasificar los tipos de donantes de órganos en el contexto de la donación y el trasplante de órganos. Se basa en diferentes criterios y características de los donantes, y ayuda a los médicos y profesionales de la salud a evaluar la viabilidad y el potencial de éxito de un trasplante de órganos. Las categorías principales de la clasificación de Maastricht modificada son:
  - Tipo I: fallecido a la llegada.
  - Tipo II: resucitación infructuosa.
  - Tipo III: a la espera del paro cardíaco.
  - Tipo IV: paro cardíaco en muerte encefálica.
- Trasplante de órganos: es necesario un enfoque ético riguroso y una legislación adecuada para garantizar que los trasplantes de órganos se realicen de manera justa, equitativa y respetuosa con los derechos y la dignidad de todos los involucrados.

14 Últimos días. Adecuación del esfuerzo y obstinación terapéutica. Cuidados paliativos. Sedación, eutanasia y suicidio asistido

Orientación MIR

En los últimos años ha habido varias preguntas referentes a los diferentes escenarios en torno al final de la vida. Son preguntas muy fáciles de responder si se tienen los conceptos claros.

1. Introducción

Los últimos días en la vida del enfermo requieren una atención especial (Fig. 14-1). En esta fase el paciente está encamado, estuporoso y/o desorientado (Fig. 14-2) y con una ingesta muy limitada, lo que impide la administración oral de fármacos.

Pueden aparecer nuevas necesidades y causas de sufrimiento tanto para el enfermo como para la familia, lo que requiere un enfoque dirigido a potenciar el confort físico, emocional y espiritual; a fomentar la consecución de una muerte en paz; y a apoyar a familiares para que el recuerdo de esta fase sea lo más positivo posible.

Es importante:

- Informar de forma sensible acerca de la agonía y de la muerte.
- Prescribir de forma adecuada: suspender tratamientos inapropiados, prescribir fármacos para tratar los síntomas en la agonía (MIR 2008-2009, P135), proceder a la transición de la vía oral a la subcutánea.
- Suspender todas las pruebas e intervenciones innecesarias.
- Pactar con el paciente y su familia aspectos como la resucitación, la retirada o el mantenimiento de tratamientos o terapias fútiles.
- Considerar los ritos o tradiciones culturales y religiosas.
- Proporcionar un ambiente tranquilo donde pasar los últimos días con el paciente.

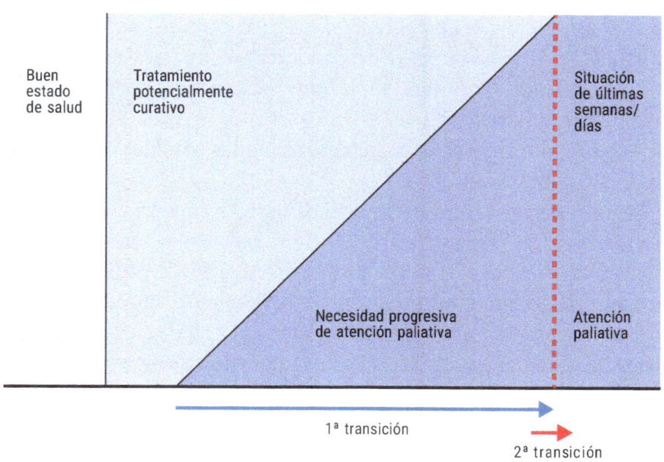

Fig. 14-1 | Fases del final de la vida.

2. Escenarios en torno al final de la vida

En el final de la vida puede ser necesaria la toma de decisiones clínicas en una serie de escenarios que deben ser identificados de forma adecuada:

- Eutanasia y suicidio asistido.
- Adecuación del esfuerzo terapéutico.
- Rechazo de tratamiento.
- Obstinación terapéutica.
- Sedación paliativa.
- Suspensión de atención médica por fallecimiento.

3. Enfermedad terminal

Una enfermedad terminal se refiere a una condición médica en la que no se espera una cura o una remisión completa y en la que el paciente tiene una esperanza de vida limitada. Estas enfermedades suelen ser graves, progresivas e incurables, y suelen estar asociadas con un deterioro físico y una disminución de la calidad de vida.

Las enfermedades terminales pueden tener diversas causas, como el cáncer en etapa avanzada, enfermedades cardíacas o pulmonares crónicas, enfermedades neurodegenerativas como el Alzheimer o el Parkinson en etapas avanzadas, y enfermedades terminales pediátricas, entre otras.

Cuando se diagnostica una enfermedad terminal, el enfoque del tratamiento se centra generalmente en aliviar los síntomas, controlar el dolor y mejorar la calidad de vida del paciente. Los cuidados paliativos y los cuidados de fin de vida desempeñan un

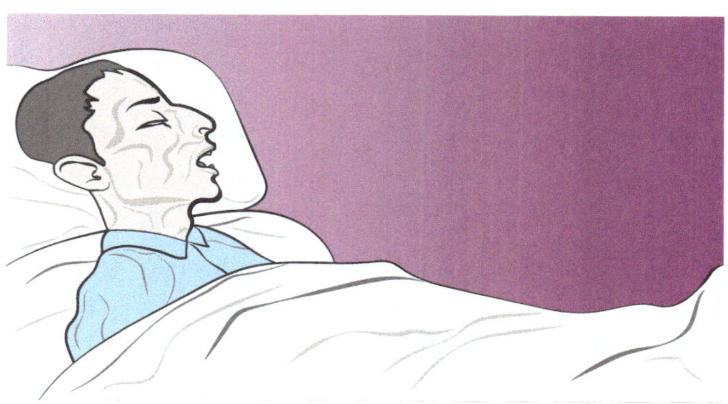

Fig. 14-2 | Agonía.

papel fundamental en el manejo de la enfermedad terminal, proporcionando apoyo físico, emocional y espiritual tanto al paciente como a sus seres queridos.

Es importante tener en cuenta que el pronóstico y la duración de una enfermedad terminal pueden variar de un paciente a otro. Algunos pacientes pueden tener una esperanza de vida de semanas o meses, mientras que otros pueden vivir durante varios años con una enfermedad terminal. El enfoque principal es brindar atención compasiva y digna al paciente, así como apoyo a sus seres queridos durante este difícil momento.

4. Eutanasia y suicidio médicamente asistido

En junio de 2021 entró en vigor la Ley Orgánica 3/2021 de Regulación de la Eutanasia (LORE). El objeto de esta ley es regular el derecho que corresponde a toda persona que cumpla las condiciones exigidas por ley a solicitar y recibir la ayuda necesaria para morir, el procedimiento que ha de seguirse y las garantías que han de observarse. La prestación de ayuda para morir es la acción derivada de proporcionar los medios necesarios a una persona que cumple los requisitos previstos en esta ley y que ha manifestado su deseo de morir. Dicha prestación se puede producir en dos modalidades:

- ✔ La administración directa al paciente de una sustancia por parte del profesional sanitario competente (**eutanasia**).
- ✔ La prescripción o suministro al paciente por parte del profesional sanitario de una sustancia, de manera que esta se la pueda autoadministrar, para causar su propia muerte (lo que se ha llamado **suicidio médicamente asistido**).

Se elimina el concepto de «eutanasia pasiva» (la no adopción de tratamientos tendentes a prolongar la vida y/o la interrupción de los ya instaurados conforme a la *lex artis*), o aquellas que se deriven de la utilización de fármacos o medios terapéuticos, utilizados con otros fines, que puedan acelerar la muerte del paciente. La ley de regulación de la eutanasia exige además que exista lo que denomina el **«contexto eutanásico»**: situación de padecimiento grave, crónico e imposibilitante o enfermedad grave e incurable que produce un sufrimiento insoportable que no puede ser aliviado en condiciones que el paciente considere aceptables.

La eutanasia es, por tanto, la actuación de un profesional sanitario que produce, de forma deliberada, la muerte de su paciente con una enfermedad irreversible, porque este, siendo capaz, se lo pide de forma expresa, reiterada y mantenida, por tener una vivencia de sufrimiento derivada de su enfermedad que experimenta como inaceptable y que no se ha conseguido mitigar.

★ **Eutanasia:**

- ✔ Produce la muerte del paciente, es decir, la causa de forma directa mediante una relación causa-efecto única e inmediata.
- ✔ Se realiza a petición expresa, reiterada en el tiempo, e informada de los pacientes en situación de capacidad.
- ✔ Se lleva a cabo en un contexto de sufrimiento, debido a una enfermedad incurable, que el paciente experimenta como inaceptable y que no ha podido ser mitigado por otros medios, por ejemplo, mediante cuidados paliativos.
- ✔ La realizan profesionales sanitarios que conocen a los pacientes y mantienen con ellos una relación clínica significativa.

El **suicidio médicamente asistido** es la actuación de un profesional sanitario mediante la que proporciona, a petición expresa y reiterada de su paciente capaz y con una enfermedad irreversible que le produce un sufrimiento que experimenta como inaceptable y no se ha conseguido mitigar por otros medios, los medios intelectuales y/o materiales imprescindibles para que pueda terminar con su vida suicidándose de forma efectiva cuando lo desee. El suicidio médicamente asistido es considerado por algunos médicos una alternativa a la eutanasia, al ser moralmente menos comprometido que la administración al paciente de una sustancia letal. En su lugar se prescribe una dosis oral de medicación que se deja que el paciente tome por sí mismo, o se prepara una infusión con una dosis letal precargada y que se administra intravenosamente de forma controlada por el paciente cuando se encuentra preparado. En cualquiera de los dos casos el médico puede considerar que no ha sido el administrador directo de la medicación que termina con la vida del paciente, mientras que en el acto de la eutanasia se da por hecho que es el médico quien administra la inyección letal.

Para hablar de eutanasia es un requisito que exista una petición expresa y reiterada del paciente. Que **no haya consentimiento informado expreso del paciente** hace que la actuación del profesional deba ser etiquetada, sin más, como **homicidio**. Habitualmente, dado que se realiza en un contexto de sufrimiento intenso, y lo que pretende el profesional es, en última instancia, el alivio de ese sufrimiento, quizá podría añadírsele la atenuante de la «compasión». Pero, en cualquier caso, parece que existe acuerdo general en que el homicidio es siempre, en principio, una actuación contraria a la ética, y por supuesto jurídicamente punible según el Código Penal, con o sin atenuantes.

5. Adecuación del esfuerzo terapéutico y obstinación terapéutica

5.1. Adecuación del esfuerzo terapéutico

La adecuación del esfuerzo terapéutico consiste en no aplicar medidas extraordinarias o desproporcionadas para la finalidad terapéutica que se plantea en un paciente con mal pronóstico vital y/o mala calidad de vida.

Existen **dos tipos**: no iniciar determinadas medidas o retirarlas cuando están instauradas.

Una decisión de adecuación del esfuerzo terapéutico debe estar fundamentada en unos criterios rigurosos. En primer lugar, se tienen que conocer los detalles más relevantes del caso para tomar una decisión: las preferencias del paciente, las preferencias de los allegados cuando sea pertinente, el pronóstico (la gravedad), la calidad de vida y la distribución de los recursos limitados. Después, se ha de tomar la decisión. En esta fase se tiene que establecer una deliberación participativa para aclarar el fin de la intervención. Seguidamente, si se decide realizar una adecuación del esfuerzo terapéutico, habría que ver cómo se lleva a cabo. No se deberían iniciar procedimientos extraordinarios, medidas desproporcionadas, inútiles ni fútiles para el objetivo terapéutico trazado (y retirarlas si se han instaurado). Habría que mantener el tratamiento de las patologías que se han decidido tratar (medidas intermedias). Esta compleja fase puede precisar una estratificación de las medidas. Finalmente, se han de instaurar las medidas paliativas que sean precisas.

La aplicación de la adecuación del esfuerzo terapéutico debe presentar varios puntos comunes:

- Consenso con el médico tratante.
- Cambios siempre en beneficio del confort del paciente.
- Los cambios no pretenderán acelerar el fin de la vida: la adecuación del esfuerzo terapéutico «permite» la muerte, ya que no la impide, pero no la produce o la causa. Esta diferencia entre permitir la muerte y producir la muerte es lo que diferencia la adecuación del esfuerzo terapéutico de la eutanasia.
- Los tratamientos que se retiran deben ser considerados inútiles por la medicina basada en la evidencia después de un período razonable de aplicación en el que se ha demostrado su ineficacia.
- La adecuación del esfuerzo terapéutico no excluye cuidados paliativos, sino que se complementan.
- Los tratamientos de soporte se pueden reinstaurar si las condiciones clínicas lo requieren.
- Todas las decisiones deberán ser consignadas en el expediente médico.
- Si las condiciones lo permiten, el paciente debe ser partícipe de las decisiones, y si no fuera capaz o competente, la familia cercana deberá ser partícipe de dichas decisiones.

5.2. Testamento vital o documento de instrucciones previas

El testamento vital o documento de instrucciones previas es un documento por el cual una persona manifiesta anticipadamente su voluntad con objeto de que esta se cumpla en el momento de que llegue a situaciones en cuyas circunstancias no sea capaz de expresarla.

Las razones para otorgar este documento son varias:

- Respeto a la libertad de decisión sobre la salud.
- Previene la obstinación terapéutica y evita el sufrimiento innecesario.
- No es la única vía.
- Beneficio para todos los implicados:
  - Fomento de la comunicación, participación y satisfacción de los enfermos.
  - Pacientes:
    - Vivir sin miedo.
    - Sensación de control sobre la asistencia que van a recibir.
  - Familiares: evita la confusión y el sufrimiento, y les da tranquilidad.
  - Profesionales: decisiones compartidas, protección.

Los **requisitos** para otorgar el documento de instrucciones previas son:

- Ser mayor de edad (en algunas comunidades autónomas lo pueden otorgar los menores).
- No estar incapacitado judicialmente.
- Firmar una declaración de «voluntad libre».

Siempre se debe otorgar por escrito y las instrucciones pueden ser modificadas, sustituidas o revocadas en cualquier momento, también por escrito y siempre que se conserve la capacidad.

En cuanto al **modo de hacerlo**, hay que tener en cuenta lo siguiente:

- Cada comunidad autónoma tiene su propia forma (Documento de la Comunidad de Madrid).
- Se puede tramitar:
  - En centros sanitarios.
  - Ante personal de la administración, en el Registro de Voluntades Anticipadas.
  - Ante notario.
  - Ante testigos que sean mayores de edad y con plena capacidad de obrar, y que no guarden parentesco cercano, relación laboral u otro vínculo obligacional con el otorgante.

Las instrucciones previas se aplican cuando el paciente es incapaz para expresarse y en situación clínica de:

- Enfermedad incurable avanzada.
- Enfermedad terminal.
- Situación de últimos días/horas.

En cuanto al **procedimiento**, cabe señalar lo siguiente:

- El documento de instrucciones previas se consultará solo cuando el paciente no pueda expresar personalmente su voluntad. Y siempre prevalece la voluntad expresada por el paciente.
- Ante pacientes incapacitados/incompetentes hay que plantearse siempre si han otorgado testamento vital.
- Se debe comprobar que se están utilizando las últimas instrucciones otorgadas por el enfermo.
- Tiene obligación de cumplirlas el médico responsable de prestar la asistencia, que debe reflejarlas en la historia clínica.
- Se debe informar a la familia y/o allegados del paciente de la existencia y de la aplicación de las instrucciones previas, salvo que conste que el paciente no desea que los familiares (o alguno de ellos) sea informado. Si son contrarios a su aplicación, se debe explicar que son vinculantes, ética y legalmente.
- Papel del representante:
  - Actúa como interlocutor.
  - Debe interpretar las instrucciones previas en la situación clínica actual del paciente.
  - No puede modificar las instrucciones previas otorgadas por el paciente.

En la Tabla 14-1 se recogen algunos de los problemas que suscita el testamento vital.

Tabla 14-1. Problemas que plantea el testamento vital o documento de instrucciones previas

Procedimiento (dificultad)	Aplicación (miedos)
Burocracia	Dudas sobre la autenticidad
Lugar de realización	Negativa de los allegados del paciente a que se cumplan las instrucciones
Valoración de competencia	Dudas ante cómo actuar en una emergencia mientras llegan las instrucciones previas
Valoración de la *lex artis*	
¿Debemos consultar siempre o en cierto tipo de pacientes?	

5.3. Obstinación terapéutica

El llamado «encarnizamiento terapéutico» es una expresión coloquial (popularizada por los medios de comunicación social en las lenguas románicas) que traduce de manera parcial, aunque expresiva, el término más académico de «distanasia», palabra de origen griego que significa «muerte difícil o angustiosa». En el vocabulario de la ética se utiliza la palabra «distanasia» para indicar la utilización en el proceso de morir de tratamientos que no tienen más sentido que la prolongación de la vida biológica del paciente.

5.4. Rechazo al tratamiento

5.4.1. Deber de no abandono

Se consideran **situaciones clínicas de abandono**:

- Grave enfrentamiento verbal entre paciente y médico:
  - Actuación del médico correcta, pero incomprensión por parte del familiar con la evolución del paciente.
- Amenaza de muerte por parte de un familiar ante el inminente traslado del paciente a otro centro sanitario.
- Reiteradas muestras de desconfianza ante el manejo de un paciente, solicitud de cambio de especialista:
  - Certeza de que el mejor experto en la materia eres tú y también quien puede proporcionarle un mejor tratamiento.

Los diferentes **tipos de abandono** son:

- Directo:
  - Negar la asistencia.
  - Evitarla.
- Indirecto:
  - Delegar la asistencia, no dedicar suficiente tiempo, hacerse antipático, etcétera.
  - Conseguir que el paciente se cambie de médico.
- Relativo: no hacer lo necesario o hacerlo a disgusto en opinión del paciente.

En estas situaciones se produce un **conflicto** entre el deber de cuidado/beneficencia y la libertad del médico y su respeto profesional.

El profesional debe aprender a **responder** adecuadamente a estas situaciones:

- Ha de intentar poner los medios para mejorar la relación clínica.
- Debemos conocer nuestras «zonas de irritación»:
  - Paciente que abusa de bajas.
  - Paciente que no nos da crédito.
  - Paciente que no se va de la consulta.
  - Paciente que usa ya 10 minutos para entrar.
  - Comentarios del tipo: «¿Es usted ya doctora? ¡Qué jovencita!» o «Lo que me recetó por poco me mata».
- Si cesa la relación, debemos garantizar que se sigue prestando el servicio al paciente.

5.4.2. Rechazo al tratamiento

El rechazo al tratamiento supone la **no aceptación** por parte de un paciente de una **intervención médica** (preventiva, diagnóstica o terapéutica) de forma **libre y voluntaria.**

Legalmente, este derecho está contemplado en:

- La Constitución Española.
- La Ley 41/2002, de 14 de noviembre, básica reguladora de la autonomía del paciente y de derechos y obligaciones en materia de información y documentación clínica, que en su artículo 2.4 dispone: «Todo paciente tiene derecho a negarse al tratamiento excepto en los casos previstos por la ley...».

Este derecho del paciente puede suponer un **conflicto ético** entre los principios de beneficencia y autonomía (Fig. 14-3).

El **respeto a la autonomía** exige:

- **Información:** ha de ser completa, veraz, actualizada y comprensible; es un deber del médico ofrecerla.
- **Capacidad de obrar:** condición intelectual y emocional.

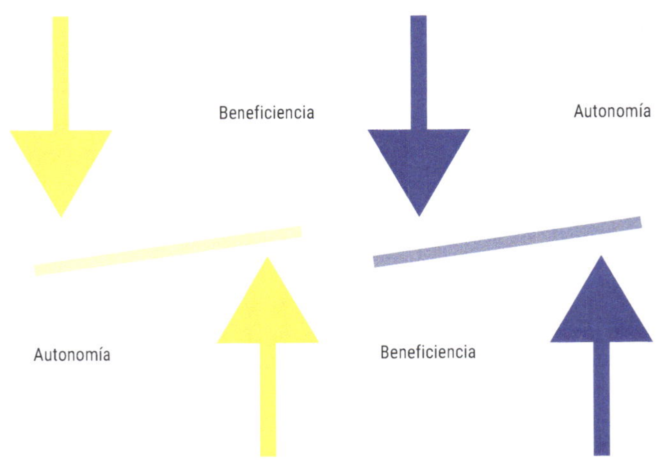

Fig. 14-3 | Rechazo al tratamiento: conflicto ético.

- **Coherencia personal:** decisión acorde con el proyecto personal.
- **Ausencia de coacción o imposición externa.**

La **actuación del profesional** ante el rechazo al tratamiento comprende los siguientes aspectos (Tabla 14-2):

- **Información:**
  - Naturaleza de la situación clínica.
  - Pronóstico/consecuencias sin la intervención.
  - Grado de eficacia de la intervención.
  - Riesgos/efectos adversos de la intervención.
  - Tratamientos alternativos: curativos o paliativos.
  - Deber de no abandonar al paciente.
- **Edad:**
  - Menores de 12 años: a criterio de los padres/tutores.
  - Entre 12 y 16 años: a criterio de los padres/tutores.
    - Teoría del «menor maduro».
  - Mayores de 16 años: mayoría de edad sanitaria.
    - 16-18 años y grave riesgo: la decisión es de los tutores, siempre que sea buscando el «mejor interés del menor».
  - Mayores de 18 años: salvo incapacidad/incompetencia, la decisión la toma el paciente.
- **Capacidad/competencia:**
  - Consultar si existe incapacidad legal:
    - Decisión por el representante o tutor legal: consentimiento por sustitución.
    - El paciente incapacitado puede tener competencia para tomar determinadas decisiones y no otras (p. ej., en una cirugía menor sí tiene competencia, pero en una intervención vital no).

Tabla 14-2. Actuación del profesional ante el rechazo al tratamiento del paciente

- Dar información completa (informar sobre posibles alternativas)
- Determinar si el paciente puede decidir:
  - Edad:
    - 16 años cumplidos
    - Entre 12 y 16 años
    - Menor de 12 años
  - Capacidad legal
  - Grado de competencia
- Comprobar si la decisión es libre
- Analizar la decisión del paciente
- Realizar una comunicación persuasiva
- Considerar la objeción de conciencia
- Tomar la decisión:
  - 16 años no cumplidos, competente y libre
  - 16 años cumplidos, competente y no libre
  - Menor de 16 años
- Si se acepta el rechazo, ofrecer las alternativas disponibles

- Valoración de la competencia mediante escalas de competencia:
  - Criterios de capacidad de Appelbaum y Grisso (1988).
  - Escala móvil de Drane (1984).

- **Incompetencia:**
  - Transitoria: posponer la decisión hasta la recuperación (si es posible).
  - Permanente (o transitoria y no se puede esperar): decisiones de sustitución:
    - Documento de instrucciones previas en vigor.
    - Juicio sustitutivo:
      - En caso de duda, proteger la salud.
      - Siempre debe primer el mejor interés del paciente.
      - Otros: historia de valores/información del médico de Atención Primaria.
      - Información sobre ideas/valores aportados por la familia o personas vinculadas.

6. Cuidados paliativos

Los cuidados paliativos dejaron de ser una atención opcional para los sistemas de salud contemporáneos en el siglo XX.

En 2022 la Organización Mundial de la Salud (OMS) definió los cuidados paliativos como: «Enfoque que mejora la calidad de vida de pacientes y familias que se enfrentan a los problemas asociados con enfermedades amenazantes para la vida, a través de la prevención y alivio del sufrimiento por medio de la identificación temprana e impecable evaluación y tratamiento del dolor y otros problemas, físicos psicológicos y espirituales» (OMS 2002).

En la actualidad se ha demostrado un avance científico de gran importancia en el campo de los cuidados paliativos. Todos aquellos que se dedican al cuidado sanitario deben hacer una reflexión sobre el contexto de los cuidados paliativos y de una asistencia sanitaria que cada vez se apoya más en la tecnología, anhelando una humanización que ayude a prestar una atención integral. Se ha de perseguir unos objetivos de la medicina paliativa para la población en global, no por individuo; para ello se requiere tanto el conocimiento del concepto, objetivos y principios éticos por los que se rigen los cuidados paliativos por parte de los profesionales sanitarios, como que estos actúen de manera justa repartiendo y distribuyendo los beneficios de estos cuidados de manera equitativa, es decir, que cada individuo reciba el cuidado más apropiado según sus necesidades, y que se maximicen los beneficios de manera global.

7. Sedación paliativa

La sedación paliativa debe contemplarse como una herramienta terapéutica para el manejo de un síntoma refractario, para cuyo control el resto de los tratamientos se han mostrado ineficaces, y que provoca un malestar o un sufrimiento intenso en el paciente en situación de enfermedad avanzada o terminal.

Consiste en la administración de fármacos para provocar la disminución deliberada del nivel de consciencia, que siempre debe ser proporcionada a la necesidad de alivio del sufrimiento.

Es necesario para ello contar con el consentimiento informado y expreso del paciente o, si esto no es factible, con el de su familia o representante.

La sedación paliativa es una práctica clínica que, si se realiza conforme a las indicaciones clínicas y prescripciones técnicas, y contando con el consentimiento informado del paciente o de su representante, no debería ser considerada de un modo muy diferente de cualquier otra actuación médica. Es importante señalar que este consentimiento debe ser expreso, bien del propio paciente, bien de su representante, lo cual no quiere decir que tenga que ser necesariamente obtenido por escrito. Hoy no parece ni ética ni jurídicamente adecuado aceptar el consentimiento presunto, implícito o tácito.

Ha podido recibir los nombres incorrectos de «eutanasia encubierta» y de «eutanasia indirecta», pero **la sedación paliativa no es ninguna forma de eutanasia**.

8. Suspensión de atención médica por fallecimiento

Hay situaciones en que un paciente cumple los criterios de muerte encefálica y no iniciar o retirar todas las medidas terapéuticas de soporte vital no produce ni permite la muerte del paciente, porque en realidad esta ya ha acontecido. Si el paciente ya fallecido es candidato a ser donante de órganos, la única diferencia es que, antes de proceder a la desconexión final, se realizan una serie de intervenciones clínicas destinadas a posibilitar la conservación y la extracción de esos órganos. No cabe aquí hablar de eutanasia ni de adecuación del esfuerzo terapéutico. Todas esas expresiones tienen sentido cuando se habla de pacientes vivos, no de personas ya fallecidas.

Cuando se produce una parada cardiorrespiratoria, la muerte del paciente se deberá constatar tras el adecuado período de aplicación de maniobras de reanimación cardiopulmonar avanzada, siguiendo los pasos especificados en los protocolos de reanimación cardiopulmonar avanzada que periódicamente publican las sociedades científicas competentes. Así pues, la suspensión de las medidas de reanimación se produce cuando se constata el fallecimiento del paciente y, por lo tanto, dicha suspensión no es ninguna forma de eutanasia ni de adecuación del esfuerzo terapéutico. Sí hablaríamos de adecuación del esfuerzo terapéutico si dichas maniobras no se inician porque el médico las considera fútiles o en el caso de rechazo al tratamiento si el paciente ha expresado su deseo de no ser reanimado. En ningún caso no realizar una reanimación cardiopulmonar podría ser denominado eutanasia.

9. Otros términos

Conviene recordar otros conceptos relacionados:

- ✔ **Auxilio, ayuda o cooperación al suicidio.** Realización de actos que son necesarios para que una persona pueda llevar a cabo un suicidio.
- ✔ **Inducción al suicidio**. Instigar, persuadir, animar a otra persona a llevar a cabo un suicidio.
- ✔ **Asesinato**. Matar a alguien con alevosía, ensañamiento o mediando precio.
- ✔ **Homicidio**. Matar a alguien sin que concurran las circunstancias de alevosía, precio o ensañamiento.
- ✔ **Omisión del deber de socorro**. Situación en la que los profesionales sanitarios deniegan o abandonan la asistencia sanitaria debida a un paciente, de lo que se deriva un grave riesgo para su salud.
- ✔ **Última cama UCI.** La expresión «última cama UCI» se refiere a una situación en la que un paciente críticamente enfermo es admitido en una unidad de cuidados intensivos (UCI) con muy pocas probabilidades de sobrevivir. En esta situación, se considera que la «última cama» de la UCI se ha asignado al paciente, ya que se cree que no hay más opciones de tratamiento disponibles y que los recursos médicos se están utilizando de manera exhaustiva. Se debe considerar no solo la probabilidad de supervivencia del paciente, sino también otros factores como la calidad de vida futura, los deseos del paciente y las posibles repercusiones para otros pacientes que también necesitan atención intensiva. La asignación de la «última cama UCI» plantea preguntas éticas fundamentales, como la justicia distributiva, la autonomía del paciente y la toma de decisiones médicas basadas en el beneficio y el principio de no maleficencia. Los comités de ética y los protocolos de triaje suelen ser utilizados para ayudar a los profesionales de la salud en estas decisiones difíciles, buscando equilibrar los principios éticos y tomar decisiones justas y transparentes.

Puntos clave

- ✔ En los últimos días del enfermo es importante informar sobre la nueva situación del paciente; suspender tratamientos inapropiados, prescribir fármacos para tratar los síntomas en la agonía, facilitar la transición de la vía oral a la vía subcutánea; considerar los ritos o tradiciones culturales y religiosas; proporcionar un ambiente tranquilo donde pasar los últimos días con el paciente.
- ✔ Es importante diferenciar eutanasia de suicidio asistido.
- ✔ Hay que tener claros los conceptos de cuidados paliativos, sedación paliativa, sedación en la agonía, etcétera.
- ✔ Instrucciones previas: importancia de la educación. Gran avance en la discusión y en la organización de la toma de decisiones anticipadas.
- ✔ Rechazo al tratamiento: el respeto a la autonomía, en los casos de rechazo a las intervenciones médicas, es un deber moral del médico.